高等学校眼视光医学教材　南开大学"十四五"规划核心课程精品教材

供眼视光医学专业（五年制）用

斜视弱视 与双眼视觉学

主　　编　张　伟

副 主 编　史学锋

编　　者　（以姓氏笔画为序）

史学锋（南开大学附属眼科医院）

刘　虎（南京医科大学）

刘陇黔（四川大学华西临床医学院）

李月平（南开大学附属眼科医院）

李宁东（上海交通大学医学院）

李晓清（北京大学医学部）

张　伟（南开大学附属眼科医院）

陈　霞（南开大学附属眼科医院）

周炼红（武汉大学人民医院）

赵　晨（复旦大学上海医学院）

编写秘书　谢　芳（南开大学附属眼科医院）

人民卫生出版社
·北　京·

图书在版编目（CIP）数据

斜视弱视与双眼视觉学 / 张伟主编 . —北京：人
民卫生出版社，2024.4
ISBN 978-7-117-36230-6

Ⅰ.①斜… Ⅱ.①张… Ⅲ.①双眼视觉 —眼科学 —教
材 Ⅳ.①R77

中国国家版本馆 CIP 数据核字（2024）第 082416 号

人卫智网	www.ipmph.com	医学教育、学术、考试、健康， 购书智慧智能综合服务平台
人卫官网	www.pmph.com	人卫官方资讯发布平台

斜视弱视与双眼视觉学
Xieshi Ruoshi yu Shuangyan Shijue Xue

主　　编：张　伟
出版发行：人民卫生出版社（中继线 010-59780011）
地　　址：北京市朝阳区潘家园南里 19 号
邮　　编：100021
E - mail：pmph @ pmph.com
购书热线：010-59787592　010-59787584　010-65264830
印　　刷：北京瑞禾彩色印刷有限公司
经　　销：新华书店
开　　本：889×1194　1/16　印张：13
字　　数：385 千字
版　　次：2024 年 4 月第 1 版
印　　次：2024 年 5 月第 1 次印刷
标准书号：ISBN 978-7-117-36230-6
定　　价：89.00 元
打击盗版举报电话：010-59787491　E-mail：WQ @ pmph.com
质量问题联系电话：010-59787234　E-mail：zhiliang @ pmph.com
数字融合服务电话：4001118166　E-mail：zengzhi @ pmph.com

前　言

党的二十大报告提出"教育是国之大计、党之大计",首次将教育、科技、人才作为一个整体进行论述,深刻揭示了建设教育强国、科技强国、人才强国的内在联系。只有加快建设教育强国,才能为建设科技强国、人才强国涵养源头活水。

教育传承过去、造就现在、开创未来。为扎实推进习近平新时代中国特色社会主义思想进课程教材,国家教材委员会制定了《习近平新时代中国特色社会主义思想进课程教材指南》(以下简称《指南》)。《指南》指出:大学阶段重在形成理论思维,实现从学理认知到信念生成的转化,增强使命担当。主要以系统学习和理论阐释的方式,运用理论与实践、历史与现实相结合的方法,引导学生全面深入地理解习近平新时代中国特色社会主义思想的理论体系、内在逻辑、精神实质和重大意义,理解其蕴含和体现的马克思主义基本立场、观点和方法,增进对其科学性系统性的把握,提高学习和运用的自觉性,增强建设社会主义现代化强国和实现中华民族伟大复兴中国梦的使命感。《指南》针对医学类课程教材指出:要结合学科专业特点,阐释人民至上、生命至上思想,培养学生胸怀祖国、服务人民的爱国精神,勇攀高峰、敢为人先的创新精神,追求真理、严谨治学的求实精神,淡泊名利、潜心研究的奉献精神。

斜视弱视与双眼视觉学课程是以眼科学和视光学专业为主,结合神经生理学、光学、医学等知识构成的一门专业性很强的学科,是眼视光医学学科中非常重要的理论基础,也是临床应用部分的重要内容之一。此门课程是构筑眼视光医学学生合理专业知识结构、培养学生综合素质的重要课程,在眼视光医学人才培养中起重要作用。1957 年,天津市眼科医院眼科专家赫雨时教授在国内最早创建了斜视专业,其所著《临床眼肌学》一书是我国最早的有关斜视方面的专著,至今仍是该专业从业医生的重要参考书目。2011 年,由天津市眼科医院赵堪兴教授担任主编的国家卫生部"十二五"规划教材(供眼视光学专业用)《斜视弱视学》出版,并于 2018 年再版,极大地推动了我国眼视光专业的学科发展和人才培养,同时,该教材也成为临床医学眼科学专业从事斜视与小儿眼科亚专业广大医生的重要学习参考书,推动了我国斜视与小儿眼科专业的进一步发展。南开大学眼视光医学专业是南开大学与南开大学附属眼科医院(天津市眼科医院)于 2019 年开始共同举办的五年制本科专业。该专业是南开大学获批的高度契合"新工科"和"新医科"建设的新型专业。眼视光医学专业拟借助眼视光学与光谱学、新材料科学、大数据科学、人工智能科学等新兴学科领域的发展新机遇,通过理、工、医的有机结合,实现医学人才培养模式的创新,为服务人民视觉健康和国家安全培养和输送高端复合型人才。作为国内目前唯一的"985 工程"院校举办的眼视光医学专业,本专业将采取先进的教学体系和培养模式,以培养适应现代医学发展需求的创新型国际眼视光医学人才为目标,响应党的二十大精神,创建一流专业,培育一流学生。在既往教学工作中,我们深切体会到,斜视弱视与双眼视觉学课程作为眼视光医学的核心课程,既往教材尚无法很好地满足眼视光医学作为临床医学专业分支的教学需求,尚无法很好地满足新医科建设的形势需求。为此,我校委托天津市眼科医院张伟教授牵头组织国内斜视与小儿眼科一流专家学者队伍组织编写了本教材。

　　本教材是在斜视弱视和双眼视觉学领域的经典理论和知识的基础上，总结斜视弱视和双眼视觉学领域的最新进展，响应党的二十大精神，以创建一流专业和培育一流学生为目标，尝试在眼视光医学教材建设方面创造新模式，提供新实践。通过本课程的教学，我们希望使眼视光医学专业学生能够掌握斜视、弱视和双眼视觉学的核心知识和概念；理解各种类型斜视和弱视发生的神经生理基础，掌握各类型斜视和弱视的检查方法和治疗方法；能够理解相关疾病引起的双眼视觉障碍，了解患者诉求；应用所学知识进行双眼视觉异常相关临床病例分析并开展实践；了解相关基础知识和相关学科的发展历史、研究进展和发展趋势；培养勇于探索的创新精神，系统和严谨的临床思维，树立人民至上、生命至上的医德医风；培养适应社会和医疗卫生事业发展需要，具备较强的实践能力、终身学习能力和创新意识的应用型专门人才。

　　尽管参与编写的专家已尽其努力，但因初次尝试新时代核心课程教材的编写，恐有疏漏，望广大师生不吝指出。真心希望本教材能够为眼视光医学专业任课教师、医学生，以及斜视与小儿眼科青年医生学习斜视弱视和双眼视觉学提供一本重要的基础资料。让我们一起努力，使这门课程成为大家最爱教、最爱学的新时代课程，共同推动眼视光医学专业的发展。

2024年3月

目　　录

第一章　双眼视觉概论 ·· 1

第一节　双眼视觉的概念 ·· 1

第二节　双眼视觉的分级 ·· 1

一、同时知觉 ·· 1

二、融合 ·· 2

三、立体视觉 ·· 2

第三节　产生双眼视觉的条件 ·· 2

一、知觉的条件 ·· 2

二、运动的条件 ·· 2

三、中枢的条件 ·· 2

全英文扩展内容：双眼视觉的种属差异 ···································· 3

Extended Reading: Species Differences in Binocular Vision ················ 3

第二章　正常双眼视觉的神经生理基础 ···································· 5

第一节　视觉方向和视网膜对应成分 ···································· 5

一、实际空间与视觉空间 ·· 5

二、视觉方向 ·· 5

三、眼位中心视觉方向和头位中心视觉方向 ···························· 6

四、视网膜对应成分 ··· 7

第二节　双眼单视圆和 Panum 空间 ······································ 7

一、双眼单视圆 ·· 7

二、Vieth-Müller 圆 ··· 7

三、经验单视圆 ·· 8

四、Panum 融合区和 Panum 空间 ···································· 8

第三节　融合功能 ·· 8

一、知觉性融合 ·· 9

二、运动性融合 ·· 9

第四节　立体视觉 ·· 9

一、立体视觉的产生 ··· 9

二、立体视觉的分类 ··· 10

三、立体视觉的影响因素 ·· 10

第五节　生理性复视 ·· 11

一、产生机制 ·· 11

二、临床意义 ·· 11

全英文扩展内容：正常双眼视觉的知觉与运动整合的神经生理基础 ········ 11

Extended Reading: Neurophysiological Basis of Sensory and Motor Integration for Normal
Binocular Vision ·· 11

第三章　双眼视觉发育及其异常 ··· 15

第一节　双眼视觉发育关键期 ··· 15

第二节　异常视觉经验对双眼视觉发育的影响 ······························· 15

一、斜视对双眼视觉发育的影响 ··· 15

二、弱视对双眼视觉发育的影响 ··· 15

第三节　复视与混淆视 ··· 16

一、复视 ··· 16

二、混淆视 ··· 16

第四节　眼位偏斜后的代偿性变化 ··· 17

一、抑制 ··· 17

二、异常视网膜对应 ··· 18

全英文扩展内容：双眼视觉发育与 Hubel 和 Wiesel 的历史性贡献 ········ 19

Extended Reading: Development of Binocular Vision and Hubel and Wiesel's Historical Contributions ········ 19

第四章　眼球运动的解剖学和机械动力学 ··································· 24

第一节　眼眶和筋膜 ··· 24

一、眼眶解剖 ··· 24

二、Tenon 囊 ·· 24

三、肌圆锥 ·· 24

四、肌间隔 ·· 24

五、节制韧带 ··· 25

六、Lockwood 韧带 ··· 25

七、眶脂肪 ·· 25

第二节　眼外肌起点、走行、附着点和作用 ··································· 25

一、水平直肌 ··· 25

二、垂直直肌 ··· 26

三、斜肌 ··· 26

四、提上睑肌 ··· 26

五、直肌附着点的相互关系 ·· 27

第三节　眼外肌的神经支配与血液供应 ·· 27

一、神经支配 ··· 27

二、血液供应 ··· 27

第四节　眼外肌的精细结构 ··· 28

一、慢纤维 ·· 28

二、快纤维 ·· 28

全英文扩展内容：Pulley 与眼外肌机械动力学 ······························· 28

Extended Reading:The Pulley System and Mechanical Kinematics of Extraocular Muscles ········ 28

第五章　眼球运动的神经生理学 ·· 30

第一节　眼球运动的基本概念 ·· 30
一、旋转中心和眼球的旋转中心 ··· 30
二、平移、转动和 Listing 平面 ··· 30
第二节　眼球运动的基本法则 ·· 31
一、Sherrington 法则 ··· 31
二、Hering 法则 ·· 32
三、Donders 法则和 Listing 法则 ·· 32
第三节　眼球运动的特点 ·· 33
第四节　注视和注视野 ·· 33
一、注视和注视性眼球运动 ··· 33
二、注视野 ·· 34
第五节　近反应 ·· 34
一、调节 ·· 34
二、集合 ·· 34
三、瞳孔缩小 ·· 36
全英文扩展内容：眼球运动及其核上控制系统 ··· 36
Extended Reading: Eye Movements and Their Supranuclear Control Systems ·············· 36

第六章　双眼视觉与眼球运动的相互作用 ··· 39

第一节　正常双眼视觉对眼球运动的依赖 ··· 39
一、眼球运动的目的 ··· 39
二、自主性眼球运动与非自主性眼球运动 ··· 39
三、双眼视觉是建立在眼球运动反射的基础上的 ····································· 40
四、双眼视觉依赖的基本反射 ··· 40
五、双眼视觉反射的发育 ··· 41
六、协调的眼球运动对维持双眼视觉的作用 ··· 42
第二节　异常双眼视觉对眼球运动发育的影响 ··· 42
一、双眼视觉反射障碍的原因 ··· 42
二、双眼视觉异常对眼球运动发育的影响 ··· 43
全英文扩展内容：双眼视觉和眼球运动的协同发育 ····································· 43
Extended Reading: Synergistic Development of Binocular Vision and Eye Movement ········· 43

第七章　斜视弱视与双眼视觉功能检查 ··· 45

第一节　主诉和病史 ·· 45
一、主诉 ·· 45
二、病史 ·· 45
第二节　视力检查 ·· 46
一、远视力与近视力检查 ··· 46
二、儿童视力的评估 ··· 47
第三节　屈光检查 ·· 50
第四节　眼外肌检查 ·· 50

一、头位评估 ··· 50
二、眼位检查和斜视度检查 ·· 51
三、眼球运动检查 ·· 54
四、AC/A 比值 ·· 57
五、双眼单视野 ··· 57
六、牵拉试验 ·· 57
第五节　双眼单视功能检查 ··· 58
一、Worth 四点灯试验 ·· 58
二、融合幅度测定 ·· 59
三、红色滤光片试验 ·· 59
四、Bagolini 线状镜检查 ·· 59
五、同视机检查 ·· 60
六、后像试验 ·· 61
七、4$^{\triangle}$基底向外三棱镜试验 ·· 62
八、立体视锐度测定 ·· 62
全英文扩展内容：斜视弱视的常规检查及影像学在斜视检查中的应用 ················· 64
Extended Reading:Routine Examinations of Strabismus and Amblyopia and The Application
of Imaging in Strabismus Examination ··· 64

第八章　斜视概论 ··· 70
第一节　斜视相关术语与斜视分类 ··· 70
一、斜视相关术语 ·· 70
二、斜视的分类 ·· 71
第二节　斜视的治疗 ··· 72
一、治疗时机 ·· 72
二、非手术治疗 ·· 72
三、手术治疗 ·· 72
全英文扩展内容：斜视学的国际史和国内史 ····································· 74
Extended Reading: International and Domestic History of Strabismus ················· 74

第九章　内斜视与外斜视 ·· 78
第一节　概述 ··· 78
第二节　假性斜视和隐斜视 ··· 78
一、假性内斜视 ·· 78
二、假性外斜视 ·· 79
三、内隐斜视 ·· 79
四、外隐斜视 ·· 80
第三节　婴儿型内斜视 ··· 81
一、临床特征 ·· 81
二、鉴别诊断 ·· 82
三、治疗 ·· 82
第四节　共同性内斜视 ··· 82
一、调节性内斜视 ·· 83

二、部分调节性内斜视 ……………………………………………………………… 85

三、非调节性内斜视 ………………………………………………………………… 85

四、急性共同性内斜视 ……………………………………………………………… 86

五、周期性内斜视 …………………………………………………………………… 87

六、微小内斜视 ……………………………………………………………………… 87

第五节　非共同性内斜视 ……………………………………………………………… 88

一、展神经麻痹 ……………………………………………………………………… 88

二、甲状腺眼病 ……………………………………………………………………… 89

三、高度近视性内斜视 ……………………………………………………………… 90

四、眶内壁骨折 ……………………………………………………………………… 90

五、Duane 眼球后退综合征 ………………………………………………………… 91

六、Möbius 综合征 …………………………………………………………………… 92

第六节　先天性外斜视 ………………………………………………………………… 92

一、定义 ……………………………………………………………………………… 92

二、病因 ……………………………………………………………………………… 92

三、临床表现 ………………………………………………………………………… 93

四、治疗 ……………………………………………………………………………… 93

第七节　间歇性外斜视 ………………………………………………………………… 93

一、定义 ……………………………………………………………………………… 93

二、病因 ……………………………………………………………………………… 93

三、临床表现 ………………………………………………………………………… 93

四、临床分型 ………………………………………………………………………… 94

五、治疗 ……………………………………………………………………………… 94

第八节　恒定性外斜视 ………………………………………………………………… 95

一、定义 ……………………………………………………………………………… 95

二、病因 ……………………………………………………………………………… 95

三、临床表现 ………………………………………………………………………… 95

四、治疗 ……………………………………………………………………………… 95

全英文扩展内容：继发性内斜视、其他类型外斜视、集合不足和集合麻痹 ……………… 96

Extended Reading: Secondary Esotropia, Other Types of Exotropia, Convergence Insufficiency

and Convergence Paralysis ……………………………………………………………… 96

第十章　A-V 型斜视 …………………………………………………………………… 100

第一节　概述 …………………………………………………………………………… 100

第二节　临床表现 ……………………………………………………………………… 101

第三节　A-V 型斜视的分型和诊断标准 ……………………………………………… 101

第四节　A-V 型斜视的治疗 …………………………………………………………… 103

全英文扩展内容：A-V 型斜视的病因 …………………………………………………… 104

Extended Reading: Etiology of A and V Patterns …………………………………………… 104

第十一章　麻痹性斜视 ………………………………………………………………… 106

第一节　概述 …………………………………………………………………………… 106

一、麻痹性斜视的临床特征 ………………………………………………………… 106

二、麻痹性斜视与共同性斜视的鉴别 ·· 107

三、麻痹性斜视与限制性斜视的鉴别 ·· 108

第二节　动眼神经麻痹 ··· 108

一、病因 ··· 109

二、临床表现 ··· 109

三、鉴别诊断 ··· 109

四、治疗 ··· 110

第三节　滑车神经麻痹 ··· 110

一、病因 ··· 110

二、临床表现 ··· 111

三、鉴别诊断 ··· 112

四、治疗 ··· 112

第四节　展神经麻痹 ··· 112

一、病因 ··· 112

二、临床表现 ··· 113

三、鉴别诊断 ··· 113

四、治疗 ··· 114

全英文扩展内容：眼性斜颈 ··· 114

Extended Reading: Ocular Torticollis ·· 114

第十二章　垂直斜视 ··· 116

第一节　概述 ··· 116

一、定义和命名 ·· 116

二、病因 ··· 116

三、临床特点 ··· 116

四、治疗原则 ··· 117

第二节　下斜肌功能亢进 ·· 117

一、临床表现和诊断 ··· 117

二、治疗 ··· 117

第三节　上斜肌功能亢进 ·· 118

一、临床表现 ··· 118

二、治疗 ··· 118

第四节　垂直分离性斜视 ·· 118

一、病因及发病机制 ··· 118

二、临床特征 ··· 119

三、鉴别诊断 ··· 119

四、治疗 ··· 119

全英文扩展内容：单眼上转不足 ··· 120

Extended Reading: Monocular Elevation Deficiency ····························· 120

第十三章　特殊类型斜视 ··· 122

第一节　概述 ··· 122

第二节　Brown 综合征 ·· 123

一、概述 ………………………………………………………………………………… 123

二、病因 ………………………………………………………………………………… 123

三、临床表现 …………………………………………………………………………… 123

四、诊断与鉴别诊断 …………………………………………………………………… 124

五、治疗 ………………………………………………………………………………… 124

第三节　先天性脑神经异常支配眼病 ……………………………………………………… 124

一、Duane 眼球后退综合征 …………………………………………………………… 124

二、Möbius 综合征 ……………………………………………………………………… 125

三、先天性眼外肌纤维化 ……………………………………………………………… 125

四、水平注视麻痹伴进行性脊柱侧弯 ………………………………………………… 126

第四节　甲状腺眼病 ………………………………………………………………………… 126

一、概述 ………………………………………………………………………………… 126

二、临床表现 …………………………………………………………………………… 127

三、眼科检查 …………………………………………………………………………… 127

四、诊断标准 …………………………………………………………………………… 127

五、治疗 ………………………………………………………………………………… 127

第五节　眼眶爆裂性骨折 …………………………………………………………………… 128

一、临床特点 …………………………………………………………………………… 128

二、鉴别诊断 …………………………………………………………………………… 129

三、处理原则 …………………………………………………………………………… 129

全英文扩展内容：其他特殊类型斜视：慢性进行性眼外肌麻痹、重症肌无力 ………… 129

Extended Reading: Other Special Forms of Strabismus: Chronic Progressive External

Ophthalmoplegia, Myasthenia Gravis ……………………………………………………… 129

第十四章　中枢麻痹性斜视 …………………………………………………………………… 133

第一节　概述 ………………………………………………………………………………… 133

第二节　核上性麻痹 ………………………………………………………………………… 133

一、眼倾斜反应 ………………………………………………………………………… 133

二、丘脑性内斜视 ……………………………………………………………………… 135

三、共轭异常 …………………………………………………………………………… 135

四、背侧中脑综合征 …………………………………………………………………… 135

第三节　核间性麻痹 ………………………………………………………………………… 135

一、注视麻痹 …………………………………………………………………………… 135

二、核间麻痹 …………………………………………………………………………… 136

三、一个半综合征 ……………………………………………………………………… 136

第四节　核性麻痹 …………………………………………………………………………… 137

一、动眼神经核性麻痹 ………………………………………………………………… 137

二、滑车神经核性麻痹 ………………………………………………………………… 138

三、展神经核性麻痹 …………………………………………………………………… 138

全英文扩展内容：斜视与神经眼科学 ……………………………………………………… 138

Extended Reading: Strabismus and Neuro-ophthalmology …………………………………… 138

第十五章　弱视 ……………………………………………………………………………… 139

第一节　概述 …………………………………………………………………………… 139

第二节　弱视的病因与分类 …………………………………………………………… 139

一、弱视的病因 …………………………………………………………………… 139

二、弱视的分类 …………………………………………………………………… 140

第三节　弱视的临床特征 ……………………………………………………………… 140

一、视力低下 ……………………………………………………………………… 140

二、拥挤现象 ……………………………………………………………………… 141

三、旁中心注视 …………………………………………………………………… 141

四、立体视觉损害 ………………………………………………………………… 141

五、对比敏感度下降 ……………………………………………………………… 141

六、调节功能异常 ………………………………………………………………… 141

七、其他特征 ……………………………………………………………………… 141

第四节　弱视的临床检查 ……………………………………………………………… 141

一、视力检查 ……………………………………………………………………… 141

二、屈光状态检查 ………………………………………………………………… 142

三、眼位检查 ……………………………………………………………………… 142

四、注视性质和注视行为检查 …………………………………………………… 142

五、电生理检查 …………………………………………………………………… 142

六、眼底检查 ……………………………………………………………………… 142

七、其他检查 ……………………………………………………………………… 142

第五节　弱视的诊断与鉴别诊断 ……………………………………………………… 143

一、弱视的诊断依据 ……………………………………………………………… 143

二、弱视的鉴别诊断 ……………………………………………………………… 143

第六节　弱视的治疗 …………………………………………………………………… 143

一、消除形觉剥夺 ………………………………………………………………… 144

二、矫正屈光不正 ………………………………………………………………… 144

三、遮盖治疗 ……………………………………………………………………… 144

四、压抑疗法 ……………………………………………………………………… 146

五、辅助治疗 ……………………………………………………………………… 146

六、疗效评估标准 ………………………………………………………………… 147

七、预后 …………………………………………………………………………… 147

八、弱视的复发 …………………………………………………………………… 148

第七节　弱视的筛查 …………………………………………………………………… 148

一、筛查的重要性 ………………………………………………………………… 148

二、弱视筛查的重点人群 ………………………………………………………… 148

三、筛查的方法 …………………………………………………………………… 148

全英文扩展内容：弱视及其神经生理学 ………………………………………………… 149

Extended Reading: Amblyopia and Its Neurophysiology ……………………………… 149

第十六章　先天性眼球震颤 ……………………………………………………………… 151

第一节　概述 …………………………………………………………………………… 151

第二节　先天性运动缺陷性眼球震颤 ·· 151
　一、病因 ·· 151
　二、临床表现 ·· 151
第三节　先天性感觉缺陷性眼球震颤 ·· 152
　一、病因 ·· 152
　二、临床表现 ·· 153
第四节　融合发育不良性眼球震颤综合征 ··· 153
　一、病因 ·· 153
　二、临床表现 ·· 153
第五节　眼球震颤波形描记与分析 ··· 153
　一、眼球震颤波形描记 ··· 153
　二、眼球震颤波形分析 ··· 154
第六节　先天性眼球震颤的治疗 ·· 154
　一、非手术治疗 ··· 154
　二、手术治疗 ·· 155
全英文扩展内容：其他类型的儿童眼球震颤 ·· 155
Extended Reading: Other Types of Nystagmus in Children ············· 155

第十七章　斜视遗传学 ·· 157
第一节　概述 ··· 157
第二节　共同性斜视的遗传机制 ·· 158
　一、遗传背景 ·· 158
　二、致病基因位点 ·· 159
　三、基因表达改变 ·· 159
第三节　非共同性斜视的遗传机制 ··· 159
　一、先天性眼外肌纤维化 ·· 159
　二、Duane 眼球后退综合征 ·· 160
　三、Möbius 综合征 ·· 161
　四、水平注视麻痹伴进行性脊柱侧弯 ·· 161
第四节　先天性眼球震颤的遗传机制 ·· 161
　一、常染色体显性遗传 ··· 161
　二、常染色体隐性遗传 ··· 161
　三、X 连锁遗传 ·· 161
全英文扩展内容：东亚人群和欧洲人群斜视的遗传学差异、对 CCDDs 认识的发展 ········· 162
Extended Reading:Genetic Differences in Strabismus between East Asian and European Populations,
The Development of The Understanding of CCDDs ······················ 162

第十八章　眼外肌手术学 ·· 166
第一节　基本原则 ·· 166
　一、眼外肌手术的目的和作用 ·· 166
　二、眼外肌手术前的条件和准备 ··· 166
　三、眼外肌手术的时机的选择 ·· 167
　四、眼外肌手术基本作用原理 ·· 167

　　五、眼外肌手术常规矫正量 ··· 168

　第二节　肌肉减弱手术 ··· 168

　　一、直肌后退手术 ··· 168

　　二、肌肉悬吊术 ··· 169

　　三、后退联合悬吊术 ··· 170

　　四、下斜肌减弱术 ··· 170

　第三节　肌肉加强手术 ··· 171

　第四节　斜视手术的设计 ··· 172

　　一、手术治疗的起点 ··· 172

　　二、共同性内斜视与外斜视的手术设计 ··· 172

　　三、垂直斜视的手术设计 ··· 173

　　四、A-V 型斜视的手术设计 ··· 173

　　五、牵拉试验对斜视手术设计的作用 ··· 173

全英文扩展内容：斜视手术器械 ·· 174

Extended Reading: Instruments for Strabismus Surgery ·· 174

第十九章　视觉训练与视能矫正 ·· 176

　第一节　弱视的单眼遮盖治疗与视觉训练 ··· 176

　　一、传统的弱视视觉训练方法 ··· 176

　　二、弱视的行为治疗方法 ··· 177

　第二节　斜视的非手术治疗与视能矫正 ··· 178

　　一、屈光矫正 ··· 178

　　二、棱镜治疗 ··· 178

　　三、视能矫正 ··· 179

全英文扩展内容：视能矫正师 ·· 180

Extended Reading: Orthoptist ·· 180

附录　我国斜视分类专家共识（2015 年） ·· 182

参考文献 ·· 184

索引 ··· 187

第一章

双眼视觉概论

 　　导读：双眼视觉是学习斜视弱视学的基础，本章介绍了双眼视觉的基本概念。通过对本章的学习，应掌握什么是双眼视觉，理解双眼视觉的意义，掌握双眼视觉的临床分级，熟悉产生双眼视觉的条件，通过对双眼视觉相关知识的学习培养全局思维、系统思维和多角度看问题的科学素养。

第一节　双眼视觉的概念

　　双眼视觉（binocular vision）是外界物体的像分别落在两眼视网膜对应点上（主要是黄斑部），神经兴奋沿视觉神经系统传入大脑，在大脑高级中枢把来自两眼的视觉信号分析、整合成一个完整的、具有立体感知影像的过程。

　　双眼视觉是动物由低级到高级发展进化过程中形成的，是认识环境的一种高级的、最完善的适应的表现。低级生物虽有原始的眼睛，但并不具有完善的视觉系统。当动物由两栖类逐步进化到哺乳类，眼睛的构造越来越完善，但许多动物的眼睛仍位于头的两侧，虽有较宽的单眼视野范围，但多缺乏双眼视觉。直到高级哺乳类动物，双眼视觉才逐渐发展起来，到人类达到最完善的地步。人类直立行走、头部抬起、两眼直向前方，双眼视野与单眼视野相比达到最大比例。由于获得了双眼视觉，人类能更准确地获得有关物体的位置、方向、距离和大小，同时产生了立体视觉，能正确判断自身与客观环境之间的位置关系。这些变化在人类进化过程中起到了重要作用。由于双眼视觉是一种在动物种属发展进化过程中比较晚获得的本领，同时也是一种非常复杂精细的生理机制，所以在内、外环境因素的影响下容易遭到破坏而产生紊乱。斜视的本质是双眼视觉的紊乱，无论是先天性或生后早期的，还是后天获得性的，无论何种病因，如未能得到及时恰当的治疗矫正，均将导致双眼视觉的破坏或丧失。斜视治疗的最高原则就是消除引起双眼视觉紊乱的障碍，设法恢复或重建双眼单视。

第二节　双眼视觉的分级

　　双眼视觉是一个完整的生理功能，在临床上为了诊断和治疗的方便，多采用三级功能分级方法，即同时知觉、融合和立体视觉。

一、同时知觉

　　同时知觉（simultaneous perception）是指两眼对物像有同时接收能力，但不必两者完全重合。两眼能同时看一个物体是形成双眼视觉最基本的条件，至于看的方式和结果则可能各种各样。如果受检者双眼视功能正常，两眼不仅同时看见同一物体，而且每眼所接收的物像都恰好落在视网膜黄斑部，传入大脑后被感觉成一个物像。但如果受检者眼位偏斜，由于物像落于两眼非对应点上（健眼视网膜黄斑部与斜眼黄斑外视网膜点），看到的将是两个影像。如有一眼抑制则没有双眼同时知觉。

二、融合

融合（fusion）是指大脑能整合来自两眼的相同物像，并在知觉水平上形成一个完整印象的能力。这是在具有双眼同时知觉的基础上，能把落于两个视网膜对应点上的物像整合为一个完整印象的功能。融合的含意不仅指能把来自两眼的物像联合起来的能力，还必须能在两眼物像偏离正位的情况下有足够的能力反射性地保证两个像合为一个知觉像。

三、立体视觉

立体视觉（stereopsis）是由双眼视网膜物像的水平视差引起的深度觉，就是三维空间知觉，是在上述二级基础上较为独立的一种双眼视觉功能。

第三节　产生双眼视觉的条件

一、知觉的条件

（1）两眼视知觉正常或近似。两眼所接收物像的形状、大小、颜色、明暗等需要一致或近似。两眼迥异的物像无法融合在一起。如两眼物像大小差 5% 以上，即能影响融合。如果两眼接收了一对无法融合的物像，将引起"视网膜竞争"，即一会儿看见这一个物像，一会儿看见另一个物像的现象，或"马赛克"，即两个物像交错重叠在一起的现象。最终将只接收来自一眼的物像，并抑制来自另一眼的物像。

（2）单眼黄斑部应能恒定地注视同一目标。无论眼往何处看，或目标往何方向移动均能使目标不脱离黄斑注视范围，这种能力叫单眼注视力。

（3）两眼应能同时感知外界同一物体的形象。一眼视力太低或屈光间质有混浊均不能使两眼同时感知外界物体。双眼同时知觉是建立双眼视的基本条件。

（4）两眼的黄斑部具有共同的视觉方向，即两眼视网膜的对应关系正常。因为两眼视网膜各成分之间有配偶的定位关系，两眼黄斑部具有共同的视觉方向，两物像只有落在有共同视觉方向的视网膜成分上才能被感觉为同一物体。如果视网膜对应关系不正常，落在两眼视网膜上的物像就不能被大脑感觉为一个物像而感觉复视。

（5）两眼具有能把落在视网膜非对应点上的物像矫正至对应点的能力，即融合力。因为两眼物像并不一定恰好同时落在视网膜对应点上，具有正常融合力的人，能把两个物像调整到对应点上来。这种功能是通过大脑枕叶的心理视觉反射（psycho-optical reflexes）活动实现的。

二、运动的条件

在运动功能上，要保持两眼的位置在各眼位上协调一致。注视远方时，两眼视线能达到平行；注视近物时，两眼要与所用调节协调地行使集合与分开。在向侧方做追随运动时，两眼能始终以相同速度和幅度同时运动。在眼球出现任何肌肉、神经障碍（包括神经源性、肌源性以及来自平衡器的障碍），均将影响双眼运动协调一致。小的差异可以用融合力加以控制成为隐斜，双眼视觉尚可保持；大的障碍将无法形成双眼单视。

三、中枢的条件

（1）两眼视野重叠部分必须够大，使注视目标能随时落在双眼视野内。重叠视野的大小在种属发展过程中也起了很大变化。较低级动物，其眶部角度分开很大，眼多位于头之两侧，其单眼视野很大，但两眼视野重叠部分却很小。高级动物两眼逐渐转向前方,单眼视野逐渐缩小,双眼视野显著增加。低级动物两眼视网膜物像完全不同,其视神经纤维两眼完全互相交叉到对侧大脑皮质。为了产生双眼视野,一定要使同侧大脑半球皮质能感知对侧视野内的物体,因此必须有两眼同侧视神经纤维到达本侧大脑皮质,这样每眼相同一半视野将为同侧大脑所感知。人类和猿类来自鼻侧一半视网膜的视神经纤维全部交叉到对侧;而来自颞侧一半视网膜的视神经纤维,则不交叉而到达同侧大脑。在人类,同侧纤维的比例达到最高。

(2)大脑中枢必须发育正常,能正确地接收从视觉及其他感觉器官得来的信号,并加以整合、分析,自主地或反射地通过传出系统发出神经冲动以调整眼球位置。大脑如不能同时知觉来自两眼的物像,或者不能把两者整合成单一的、完整的印象,在必要时不能及时地发出神经冲动调整眼球位置,均将不能形成双眼单视。

全英文扩展内容: 双眼视觉的种属差异
Extended Reading: Species Differences in Binocular Vision

Animals and birds with eyes on the side of their head see two different objects at the same time using their two different eyes. Having eyes on the side gives them the ability to see at a much wider angle without moving their head a lot as compared to those organisms that have eyes in front. They can focus on two different things at the same time. This type of adaptation has helped them to keep an eye on their predator while doing their other necessary things together, as they can see two things at the same time. In the wild, having the ability to focus on two different objects at any particular moment, provides different kinds of vision by helping the different kinds of birds/animals survive in the wild. But, the depth and clarity of the vision of the organisms with eyes on the side isn't that much in-depth as compared to the vision of those organisms having eyes in front. However, for monocularly viewing organisms, depth perception doesn't seem too significant in their daily vision and so the biggest advantage is that they don't get any interference from the other eye when aiming at their viewing objects. Monocularly viewing animals are often known to be the prey organisms, for example, zebras, horses, cattle, pigeon, peacock, hen, parrot, etc., that are vulnerable to be killed by the predators. Monocular vision enables them (the prey) to respond more quickly upon visually sensing a threat, such as seeing a predator while viewing other pieces of stuff as well.

Binocular vision is the type of vision that is seen when the organism can focus on only one object at the same time using its two different eyes. For binocularly viewing animals, they can see more widely what's in front of their eyes and can see less widely what's at the side of their eyes. They can see in-depth and with much clarity but they are not able to see more than one thing at the same time without turning their head. Binocular vision means both eyes focus on the same object at any particular moment, and this is normal for humans, cats, owls, and other predatory animals.

Binocularly, primates are quite unusual, with frontal eyes and exceptionally wide binocular overlap. Since Wheatstone's discovery of stereoscopic vision, binocular vision has been linked closely to binocular stereopsis, which was originally believed to be restricted to primates. Virtually all animals have some binocular overlap, however, and the number of animals found to have some form of stereopsis is increasing.

Humans have an enormous binocular overlap of some 120° between the fields of view of the two eyes. Thus, virtually everything that we are aware of seeing is seen twice, once through each eye, yet we perceive our surroundings as if from a single cyclopean point of view. How this binocular single vision is achieved and"why in seeing with both eyes we do not always see double"are among the oldest questions in vision research, exercising minds since Aristotle, Ptolemy, and Ibn al-Haytham. The value of studying binocular vision as a tool for probing the neural correlates of consciousness was highlighted by Descartes and Sherrington, and it is still actively used in this way today.

（史学锋）

第二章
正常双眼视觉的神经生理基础

 　　导读：视觉系统是脑的重要组成部分，具备脑科学的相关知识对于学习和理解正常双眼视觉形成的机制是非常重要的。本章介绍了涉及正常双眼视觉形成机制的基础知识和基本概念。通过对本章的学习，应掌握什么是视网膜对应成分，理解视觉方向的概念，掌握双眼单视圆和 Panum 空间的概念，掌握融合功能和立体视觉的基础知识，理解生理性复视的形成机制，通过了解与本章知识密切相关的视觉神经科学研究的历史，增强对探索视觉科学奥秘和学习斜视弱视与双眼视觉学的浓厚兴趣，培养自主学习能力和勇攀科学高峰的勇气。

第一节　视觉方向和视网膜对应成分

一、实际空间与视觉空间

　　为了能够在周围环境中安全活动，人需要确定其与周围物体的相对位置和方位朝向。人的触觉、听觉、本体感觉和前庭反射都可以提供一定帮助，但是在所有感觉中，视觉提供了最精确和细致的信息。

　　人周围的世界是一个客观的外在三维空间，称为实际空间（actual space），也称为物理空间（physical space）。人眼所看到的空间，则称为视觉空间（visual space）。视觉系统通过接收实际空间中物体发出或反射的光刺激信号，感知物体所处的空间位置，利用物体光线的方向性，结合其他视觉线索，建立对于三维物理空间的理解，形成自己的视觉空间。

二、视觉方向

　　空间中物体的位置由两个特性决定，即它相对于人的方向和距离。视觉方向（visual direction）是对物体的二维定位，包括水平的和垂直方向的定位。距离则是第三维度的定位。视觉方向可以通过视线加以描述。当单眼注视外部物体或目标时，目标通过瞳孔中心与视网膜上的特定点位相连成一假想的直线，即视线（line of sight），而视网膜特定点向空间中投射的方向即该视网膜点的视觉方向。空间中在这一视野范围内所有落在这条线上的点，无论距离眼的远近，都位于相同的视觉方向上。

　　视觉神经元处理视觉方向的能力被称为部位标记（local sign）。每个视觉神经元都编码一个独特的二维方向。当一个特定神经元被刺激时，人感知该刺激位于视觉空间的某一特定方向，视网膜特定区域所形成的图像将使接收该视网膜区域神经元信号输入的外侧膝状体和相应视皮层神经元受到刺激。换言之，外侧膝状体或视皮层特定神经元受刺激，将标定视网膜受刺激的位置，视网膜特定点位神经元受到刺激，将感知为光线刺激来自空间中的特定视觉方向（图 2-1）。

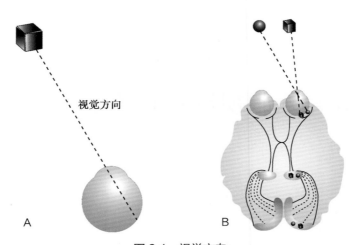

图 2-1 视觉方向
A. 每一个视网膜点位都对应一个视觉方向；B. 外侧膝状体和视皮层的视网膜区域定位标记。

三、眼位中心视觉方向和头位中心视觉方向

1. 眼位中心视觉方向（ocular-centric visual direction） 当单眼注视外界物体或目标时，黄斑中心凹受刺激，视觉方向在眼的正前方，称为主要视觉方向，也称为零点方向。其他方向的光线进入眼内，均成像于中心凹之外，位于中心凹鼻侧、颞侧、上方或下方，称为次要视觉方向。视觉方向的准确性与视觉细胞感受野大小成反比，中心凹的神经元感受野较小，形成的视觉方向定位更准确；周边视网膜的神经元感受野大，物体需要在不同视觉方向上有更大的位移才能被感知到。越靠近周边视网膜，定位越不准确。以中心凹为零参考点来确定的视觉方向称为眼位中心视觉方向。眼位中心视觉方向法则为 Hering 视觉方向第一法则，即视网膜某一位点受到单一刺激时，视觉系统将解读为刺激物位于外部空间的某一方向。当某一视网膜位点被许多具有同一方向的刺激物所刺激时，视觉系统将解读为刺激物位于相同视觉方向，且是相互重叠的。当眼球运动时，眼位中心视觉方向也发生移动。

2. 头位中心视觉方向（head-centric visual direction） 人通常是使用两只眼而不是一只眼看世界的。在双眼注视条件下，前方的物体将会成像在两眼黄斑中心凹上，视觉方向不再以某一眼的中心凹作为零参考点，而是取正前方，位于两眼主要视觉方向中间的点位作为参考点。双眼视觉方向按照相同视觉方向法则确定，即位于两眼相同视觉方向的物体，在双眼条件下将看作位于唯一一个视觉方向上。在此，两眼中心凹都作为参考点，标记同一个主要视觉方向。人所看的方向不仅与每只眼相关，还与头脑中心单一参照点相关，这个单一参照点又称为自我中心（egocenter）。

在双眼注视条件下确定的视觉方向称为头位中心视觉方向。当头位不变，仅眼球转动时，头位中心方向仍然不变，这是赖以进行自身定位的绝对视觉方向。

在两眼中心凹都成像的物体，就像是在两眼正中间的中央眼或独眼（cyclopea eye）所成的像一样。模仿图 2-2 做个试验，可以感受中央眼

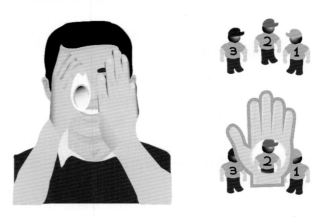

图 2-2 中央眼的视觉方向
闭上左眼，右眼通过一个纸筒注视前方的 2 号玩偶，然后将左手掌贴于纸筒旁，睁开双眼，将看到左手掌中间出现一个纸筒大小的圆洞，洞中间为右眼所见 2 号玩偶。

的视觉方向。在双眼注视条件下，中央眼定位视觉方向，是头位中心的，或自我中心的。

四、视网膜对应成分

两眼有相同视觉方向的视网膜成分称为视网膜对应成分或视网膜对应点（corresponding retinal points）。他们是配对的点，两眼各有一个，当对应点同时被刺激或者相继快速交替被刺激时，就会感知刺激目标位于共同的视觉方向。当两眼共同注视时，目标成像于两眼中心凹，将被看作在正前方的同一个方向上，称为共同主要主观视觉方向。而成像于两眼视网膜其他对应点上的图像则位于共同次要主观视觉方向。

相同视觉方向法则为 Hering 视觉方向第二法则，即当物体成像于两眼视网膜对应点时，物体看起来位于单一的共同主观视觉方向上。

视网膜成分是从视网膜到大脑视中枢作为一个整体而言的，并非指视网膜感觉细胞本身。视网膜对应点具有相同的眼位中心、中央眼和头位中心方向。

第二节 双眼单视圆和 Panum 空间

一、双眼单视圆

双眼单视圆（horopter）是在视觉空间中刺激两眼成对视网膜对应点的所有点的轨迹，它是三维结构。在不同距离，这样的圆弧面将有无数个，此弧面距离眼睛越远越接近平面。对于双眼视觉而言，位于水平面的一个薄层纵长的双眼单视圆是最主要的（图 2-3）。

二、Vieth-Müller 圆

在双眼注视条件下，两眼的黄斑中心凹形成视网膜对应点，其他视网膜区域点位，也形成相应的视网膜对应点，比如，左眼中心凹鼻侧视网膜的一个点，将与右眼中心凹颞侧视网膜的一个点形成对应点，假如视网膜对应点在视网膜上形成严格的几何对应点，那么在外界空间中刺激这些对应点的目标点位将形成 Vieth-Müller 圆，也称为理论单视圆（theoretical horopter）（图 2-3）。在该圆上的任何一个点至两眼视网膜的夹角均相等。将成像于视网膜对应点上，因而被看成一个单一的点。

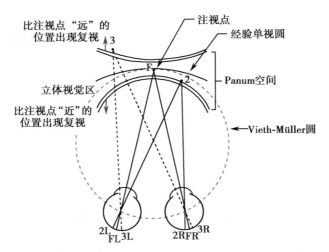

图 2-3 Vieth-Müller 圆、经验单视圆与 Panum 空间

红色虚线圆圈所示为 Vieth-Müller 圆，注视 F 点位于 Vieth-Müller 圆和经验单视圆上，点 2 位于 Panum 空间和立体视觉区内，其投射至两眼的物像能够被融合并产生立体视觉，点 3 位于 Panum 空间和立体视觉区之外，其投射至两眼的物像不能被融合，产生复视。

三、经验单视圆

Vieth-Müller 圆属于理论上的单视圆,它是基于两眼视网膜对应点具有相等视角的假设,但真实的单视圆并非如此。通过试验方法测量双眼单视圆时发现,经验单视圆(empirical horopter)不像 Vieth-Müller 圆弯曲度那么大。产生差异的原因是人对实际空间的感知存在变形。视网膜对应点并非在两眼视网膜均等分布,鼻侧视网膜区域的点彼此距离近,颞侧视网膜区域的点彼此距离远,因而鼻侧的点偏心角度小,颞侧的对应点偏心角度大,产生视网膜对应点的非对称、非等角分布。经验单视圆与 Vieth-Müller 圆之间的差异称为 Hering-Hillebranad 单视圆偏差,不因注视距离变化而改变。真实生活中对经验单视圆应用的一个很好的例子是影院中 3D 电影的弯曲屏幕。此外,由于两眼集合与分开角度不够精准而产生的注视差异、两眼物像不等大、屈光参差,都可能使视界圆弯曲度发生改变。两眼放大倍率不同的光学矫正镜片、置于眼前的三棱镜,也可以造成视界圆弯曲度的变形。

四、Panum 融合区和 Panum 空间

物体的像落在视网膜对应点上将被感知为一个单一的像,这是两眼视网膜点与点的对应,但 Wheatstone 早在 1838 年就用立体图检测证实,有些图像并未落在视网膜对应点上,却依然能够融合为单一像,而且这个单一像被看出位于不同深度。这一发现支持了 Panum 融合区(Panum's fusional area)的概念。Panum 融合区是指当一眼视网膜上的一个区域与另一眼视网膜上的某一特定点共同被刺激时,将产生双眼单视。这就形成了点与区的对应,这时两眼的视觉方向有一个微小差异(图 2-4)。

Panum 融合区的存在对两眼物像融合很有益处,它可以允许两眼在注视过程中发生微小漂移和颤动或眼位发生小的偏斜产生注视差异时,仍然能够融合形成单一物像,不发生复视。

Panum 空间是 Panum 融合区在外界空间的投射,这个较窄的空间范围包括双眼单视圆及其前后区域,双眼单视圆即位于该区域中间。位于这一区域内的物体将被两眼融合为单一像。并且由于视觉方向存在微小差异,促进了深度觉的产生。

Panum 融合区的水平边界和垂直边界可以通过 Panum 极限情况试验进行测量,中心区域的 Panum 融合区范围较窄,越靠近周边部范围越宽。水平区域比垂直区域大 3~6 倍,中心凹处在 5′~20′ 之间,偏离中心凹 5° 之外区域,范围增至偏心角度的 6%~7%。

超过 Panum 空间的物体,不能被融合成单一像,将产生复视。

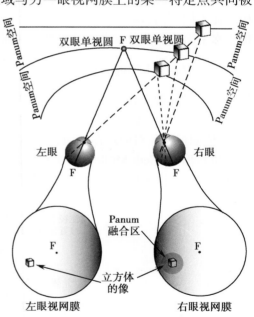

图 2-4　Panum 融合区

右眼 Panum 融合区与左眼视网膜特定点共同被刺激时,依然能够融合为单一像,不产生复视。

第三节　融合功能

融合(fusion)是指大脑能整合来自两眼的物像,并在知觉水平上形成一个完整印象的能力,是在双眼同时知觉基础上,把来自两眼视网膜对应点上的物像整合为一个完整印象的功能。融合不仅是把两个物像联合起来,还包括在两眼物像偏离正位的情况下,有能力反射性地把两眼的物像再合为一个知觉印象。能引起融合反射的视网膜物像移位幅度称为融合范围。融合范围一般可以作为双眼视

功能的标志。融合分为运动性融合和知觉性融合。

一、知觉性融合

知觉性融合（sensory fusion）是视觉皮层的神经生理和心理过程，整合两眼各自获得的图像信息，形成对视觉空间的统一感知。知觉性融合是将两眼互相重叠的像合并为单一知觉印象，不仅需要两眼物像落在视网膜对应位置，而且图像有很好的相似度，包括形状、大小、亮度和清晰度等都是一致或相似的。物像不等是形成知觉性融合最严重的障碍，颜色和轮廓不同可能会导致视网膜竞争的产生。

二、运动性融合

运动性融合（motor fusion）是通过矫正性融合反射产生的定位性眼球运动，使偏离对应点的物像重新回到对应点，以保持双眼单视的能力。它是一种双眼集合分开运动反射，通过双眼集合分开运动，使两眼视网膜对应点能够相互重合。例如，为了看清眼前几厘米处的笔尖，使两眼图像融合在一起，人的两眼必须向笔尖集合，直至笔尖能成像于两眼黄斑中心凹上。引起这种双眼融合运动的刺激是双眼视轴偏离一致的倾向。超出 Panum 融合区的视网膜偏差，可以发生在双眼异向运动（集合或分开）时。当物像落在两眼中心凹时，便没有了刺激运动性融合的因素。

运动性融合是中心凹之外周边视网膜的独有功能。临床上，评估融合能力的检查，主要就是检查运动性融合能力。

知觉性融合与运动性融合两者不是截然分开的。运动性融合使两眼保持注视方向一致，是知觉性融合得以维持的基础，运动性融合缺乏，知觉性融合也会受到影响。

在有抑制的斜视患者，可存在不完善的眼球运动和知觉性融合的缺乏。而通过异常视网膜对应进行补偿的斜视患者，可存在不完善的知觉性融合，有一定的粗糙双眼视，但运动性融合不足。

第四节　立体视觉

一、立体视觉的产生

立体视觉是人类的高级视功能，是双眼合作的最高级形式。它是人们判断三维空间中物体间的距离关系及物体与自身距离关系的能力。1838 年，Wheatstone 发明了世界上第一台立体镜。它模拟生理状态下两眼视轴的方向，通过观察从不同角度拍摄的两张照片，从而产生立体视觉。不仅通过平面的图片再现了立体视觉，还向人们揭示了双眼同时视和双眼视差的存在是立体视觉产生的重要条件。

立体视觉主要是对双眼视网膜图像水平视差形成的相对深度的感知。但立体视觉与深度觉并非同一概念，单眼深度线索对深度觉也可以起作用。此外，形成立体视觉的双眼视差区域比 Panum 融合区实际略宽一点，所以立体视觉并非把两个视网膜对应位置上略有差异的图像融合为一个视知觉图像时所产生的副产品。

双眼深度线索是产生立体视觉的条件，包括：双眼视差、频差、时间视差、色差及双眼运动深度觉。

1. 双眼视差　由于两眼水平分离，使两眼在观察立体物体时，角度略有不同，物体在两眼视网膜上所成的像间有细微的差别。这种视觉上的差异，称为双眼视差，简称视差。视差包括水平视差和垂直视差。由于两眼水平分离，实际生活中视觉系统体验到的多为水平视差。水平视差是重要的双眼深度线索。根据水平视差产生的位置与双眼单视圆的关系，又分为交叉视差和非交叉视差。通常提到的立体视觉，是指由水平视差产生的立体视觉。垂直视差在深度觉中所起的作用尚不清楚。

2. 频差　给受试者两眼不同空间频率的条栅刺激，受试者感到图板向低频的一侧倾斜。

3. 时间视差　视觉系统在低亮度水平对信息的处理较慢。两眼像间的亮度差，导致两眼间信息处理的时间差。

4. 色差　由于折射率的不同,波长较长的光形成的像更靠近颞侧。因此,同一距离不同颜色的物体间会有一个相对视差,可以产生颜色立体视觉。

5. 双眼运动深度觉　视觉系统可以利用双眼视差随时间的变化和双眼像间运动速度差异(双眼运动深度觉)来感知深度。

立体视觉极大地增强了人的深度感知,成为在环境中导航、避免与物体碰撞、使图形 - 背景分离,以及提升在近距离视觉工作中表现的重要基础。

二、立体视觉的分类

1. 按视差处理机制分为局部立体视(local stereopsis)和整体立体视(global stereopsis)。进行线条立体图检测时,视觉系统将两眼各自获得的线条立体图的线条、边缘或轮廓线索进行匹配后融合形成立体图像,即形成局部立体视,它是相对简单和低级的立体视觉,有单眼线索。而观看随机点立体图时,视觉系统将从整个立体图区域获得的信息整合在一起,建立对深度和形状的总体理解,形成整体立体视。这是在双眼视觉信息合并之后获得的形状感知,没有单眼线索。它是更为高级和复杂的精细立体视觉。

2. 按视差大小分为精细立体视(fine stereopsis)和粗糙立体视(coarse stereopsis)。前者在对高度特异图形进行匹配的过程中产生,主要感知精细视差和中心融合图像;后者在对非高度特异图形进行匹配的过程中产生,主要感知粗糙视差和周边融合图像。

3. 按视差分离的方向分为交叉立体视(crossed stereopsis)和非交叉立体视(uncrossed stereopsis)。交叉立体视形成于双眼单视圆之前;非交叉立体视形成于双眼单视圆之后。

4. 按视差的性质分为静态立体视(static stereopsis)和动态立体视(dynamic stereopsis)。静态立体视指的是位置深度觉,即通常所说的由水平视差产生的立体视觉;动态立体视指的是运动的物体在两眼视网膜上产生具有不同运动方向和运动速度的像,从而产生的运动深度觉。

5. 按注视距离分为近距离立体视(near-distance stereopsis)和远距离立体视(far-distance stereopsis)。

6. 按立体视锐度大小分为中心凹立体视(foveal stereopsis)、黄斑立体视(macular stereopsis)和周边立体视(peripheral stereopsis)。立体视锐度 ≤ 60″ 为中心凹立体视;80″~200″ 为黄斑立体视;400″~3 000″ 为周边立体视。

三、立体视觉的影响因素

1. 视力　视力在精细视差的辨认上有重要作用,单眼视力降低较双眼对称性视力降低更易损害立体视觉。

2. 视野　立体视锐度随视野的缩小而明显降低,视野的缩小和周边视野刺激减少都会对立体视锐度产生不良影响。

3. 影像不等　屈光参差会造成两眼像间大小的差异,维持基本立体视觉所能耐受的最大像差为 5%。

4. 亮度　周围环境的亮度越低,视觉系统对深度的敏感度越差。

5. 对比度　如果两眼像的对比度不同,立体视锐度会降到一个很低的水平。

6. 颜色　立体刺激的颜色也能影响立体视锐度。单独刺激蓝色视锥细胞检测的立体视锐度,比刺激红色及绿色视锥细胞者要差。

7. 暴露时间　缩短观看立体视标的时间,测得的立体视锐度阈值较高,延长观察时间,视觉系统对深度的敏感性就会增加,精细视差需要的辨认时间比粗糙视差长。

8. 学习　既往没有立体视觉检查经验的人,通过反复检查,立体视觉的阈值降低,辨认时间缩短,学习可以提高立体视功能的检查结果。

9. 运动　立体视锐度是一种高级视力,不会受到图像左右运动的影响。注视时细微的扫视和平移也不会影响立体视锐度;共轭性眼球震颤的患者立体视受影响的程度比其视力受影响的程度低。

第五节　生理性复视

一、产生机制

图像如果落在相距较远的视网膜非对应点上,也就是超出了 Panum 融合区的边界时,将不能被融合为一个图像,而是被看成两个,即发生复视。任何具有正常双眼视觉的人都可以发生生理性复视(physiological diplopia)现象(图 2-5)。

生理性复视是一种正常现象。当注视远处的手指时,该手指的影像落在两眼中心凹视网膜对应点上,被看成一个,而近处手指的影像则分别落在了两眼中心凹颞侧的视网膜非对应点上,而不能被融合成一个像,所以就出现了复视。当注视远处手指时,闭上左眼,会发现近处手指的右侧影像消失了,而闭上右眼,左侧手指的影像则消失了。也就是,近处手指形成的是交叉复视。这是因为,近处的手指成像在两眼中心凹颞侧视网膜,影像投射到对侧视觉空间。当注视近处手指时,闭上左眼,会发现远处手指的左侧影像消失了,闭上右眼时,右侧手指的影像消失了。也就是,远处手指出现的是非交叉复视。究其原因,是当注视近处手指时,近处手指成像在中心凹,远处手指则成像在两眼鼻侧视网膜非对应点上,其影像向同侧空间发生了投射。

二、临床意义

生理性复视是双眼视觉的基本特征,对生理性复视的正确运用有诊断和治疗的双重意义,既可以用于判断受检者是否有双眼视觉,也可以帮助确定双眼的注视位置。没有生理性复视提示存在单眼抑制。正位视训练中,生理性复视也发挥着重要作用。

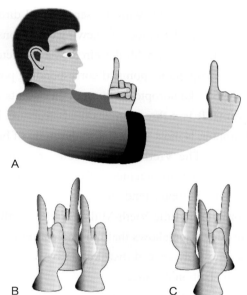

图 2-5　生理性复视
A. 将左手示指竖起置于两眼水平正前方的 30cm 处,再将右手示指竖起置于两眼水平一臂远处;B. 注视远处的示指,则看到近处的示指变为两个;C. 再注视近处的示指,这时远处的示指变成两个;这种现象即生理性复视。

全英文扩展内容: 正常双眼视觉的知觉与运动整合的神经生理基础
Extended Reading: Neurophysiological Basis of Sensory and Motor Integration for Normal Binocular Vision

Part 1: Concepts and take-home messages

1. Visual direction is a two-dimensional localization of objects taking into account only the direction (horizontal and vertical position) of the object. Distance is not a factor in visual direction. Each visual neuron has a local sign, a unique line of sight from a given point on the retina passing through the

nodal point of the eye and out into visual space. All objects falling along a line of sight appear to be in the same direction.

2. Monocular vision is oculocentric, with visual direction perceived relative to the principal visual direction, the local sign of the fovea. As the eye moves, so does the principal visual direction, as do all secondary visual directions. The law of oculocentric visual direction states that superimposed retinal images will be interpreted as arising from objects in the same visual direction.

Binocular vision is egocentric. Images formed on both foveas are seen in a single straight-ahead common subjective principal visual direction, as if their images actually had formed on a single cyclopean eye located midway between the two eyes.

3. Whenever the image of an object is formed on corresponding retinal points in each retina, the object will be seen as lying in a single common subjective visual direction. The law of identical visual directions states that objects with the same visual direction in each eye will be perceived as being in a single visual direction under binocular viewing conditions.

4. The Vieth-Müller circle is a predicted map of each location in space whose images will be formed on corresponding points if corresponding points are defined geometrically.

5. The horopter is the set of all points in visual space that will stimulate pairs of corresponding retinal points. It is a three-dimensional structure, but the slice of it along the horizontal plane, the longitudinal horopter, is most important to the study of binocular vision.

6. The Vieth-Müller circle or geometric horopter is a theoretical horopter that is based on an equiangular arrangement of corresponding retinal points in each eye. Empirical measures have revealed that the horopter tends to be less sharply curved than the Vieth-Müller circle. The difference between the horopter and the Vieth-Müller circle is called the Hering-Hillebrand horopter deviation. The existence of this deviation shows that our perception of space is warped a bit; our corresponding points are not laid out in an evenly spaced distribution between the two eyes. The Hering-Hillebrand deviation does not change with fixation distance.

7. Fusion occurs when a point in one eye and a corresponding region (Panum's fusional area) in the other eye are stimulated. Fusion, therefore, is not synonymous with identical visual direction. Images within Panum's area can be fused and seen as single yet still have slightly different visual directions in the two eyes. Panum's area allows for some imprecision or drift in eye movements without the introduction of diplopia.

8. Motor fusion denotes the use of vergence eye movements to align corresponding contours in the two eyes, whereas sensory fusion is the process by which the visual cortex combines the two monocular views into one unified percept. Sensory fusion requires similarity between the two monocular images. Disruption of sensory fusion may occur with unequal retinal image quality between the two eyes or the absence of motor fusion to align the monocular images. Suppression represents the absence of sensory fusion.

9. Stereopsis is automatic or preattentive, suggesting that it is a basic "feature" or "building block" (texton) of visual perception. Although we can perceive depth with monocular cues, our depth perception is more accurate under binocular conditions. Stereopsis greatly enhances depth perception, an important basis for figure-ground segregation, avoidance of collisions with objects, and navigation through our environment. Stereopsis also improves performance on near visual tasks.

10. Physiological diplopia can be useful in evaluating binocular vision. Because it is a function of normal binocular vision, its presence or absence can provide the clinician important insight. It not only tells us if a patient has binocular vision or not, but also helps us determine where they are fixating binocularly.

Part 2: Fundamental neuropathway of binocular vision

As we noted that the fovea is used as the primary visual direction of each eye. The two foveas are represented by corresponding retinal points in the visual cortex. The bifoveal fixation point can be thought of as the "fovea" of the cyclopean eye. Once the two eyes are pointing at the same location, the information from both eyes must be combined into a single unified percept.

The first structure in the visual system that contributes to binocular combination of information is the optic chiasm. The nerve fibers from the temporal retina of each eye progress without crossing at the optic chiasm, terminating at the ipsilateral lateral geniculate nucleus (LGN). The fibers from the nasal retina cross over at the optic chiasm, projecting contralaterally to the LGN on the opposite side of the brain. Only the nasal optic nerve fibers make this crossing, so it is called a hemidecussation or partial decussation. 53% to 57% of the optic nerve fibers make the crossing. The optic chiasm reorganizes the visual information of each eye so that points to the left of the fixation point progress to the right cerebral hemisphere, and vice versa. This brings optic nerve axons from corresponding points in each eye into close proximity (Figure 2-6).

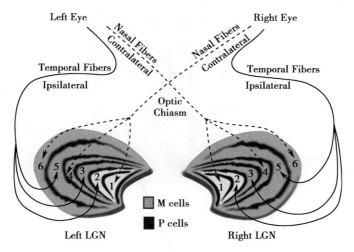

Figure 2-6　The structure and retinal inputs of the dorsal lateral geniculate nucleus (dLGN)
The dLGN within the thalamus contains six layers of cells, the two ventral layers containing M cells and the remainder P cells. Optic nerve fibers from the ipsilateral eye synapse in layers 2, 3, and 5. Optic nerve fibers from the contralateral eye synapse in layers 1, 4, and 6.

The second structure in the visual system that contributes to binocular combination of information is the lateral geniculate nucleus. The dorsal lateral geniculate nucleus is a multilayered structure. In primates, the LGN has six layers, with narrow interlaminar regions separating each layer. Layers 1 and 2, the most ventral layers, are comprised of the larger magnocellular (M) neurons, which are most sensitive to visual stimuli with low spatial frequencies, high temporal frequencies, faster velocities of motion, contrast, rapid axonal conduction velocities and are essentially achromatic. The remaining layers, 4 through 6, contain the smaller parvocellular (P) neurons which are more responsive to high spatial frequencies, stationary or slowly modulated, slowly moving stimuli, or chromatic stimuli. Their conduction velocity is slower than that of M cells. M and P neurons form the basis for two parallel visual pathways that are well suited for processing motion and pattern, respectively.

The organization of the LGN is retinotopic on a point-by-point basis. When you move from the medial part of the LGN to the lateral part, the receptive fields represent first the foveal region of the visual field and then progress toward the periphery. And the receptive fields progress from the lower visual field to the upper visual field when you move from anterior LGN to posterior LGN.

Although the information from each eye is rearranged to be brought closer together in the LGN, it is still kept in separate LGN layers. Optic nerve fibers from the ipsilateral eye synapse in layers 2, 3, and 5. Optic nerve fibers from the contralateral eye synapse in layers 1, 4, and 6.

Most important for explaining binocular vision is the striate cortex. The LGN neuron inputs from each eye terminate in layer 4 of striate cortex (Hubel and Wiesel, 1977), the first cells that LGN neurons synapse on. The cells of layer 4, are totally monocular and are segregated according to eye of origin. At the next synapse after this, neurons from each eye both converge to synapse on a single neuron in the layers above and below layer 4. The result is the first true binocular cells in the visual system (Hubel and Wiesel, 1959)(Figure 2-7). These binocular neurons are striate cortical simple cells and complex cells. About 50% of simple and complex cells exhibit binocular responses.

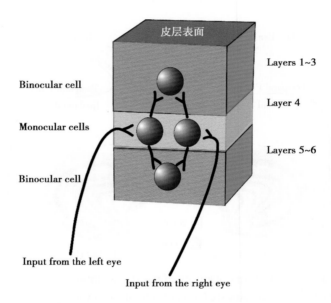

Figure 2-7　Formation of binocular cells in the visual cortex

The first neurons that receive geniculate inputs in striate cortex are purely monocular.
These synapse and converge on neurons outside of layer 4 that are true binocular cells.

（李晓清）

第三章

双眼视觉发育及其异常

 导读：生后视觉神经系统的发育受到视觉经验的影响。本章介绍了双眼视觉发育的关键期以及关键期内异常视觉经验对双眼视觉发育的影响，复视和混淆视的概念，以及眼位偏斜后视觉系统发生的代偿性变化，都是需要重点掌握的内容，这些对于后面相关临床知识的学习都是非常必需的。科学知识来之不易，是前人智慧的结晶。本章还介绍了两位诺贝尔奖获得者的工作，他们在20世纪的合作成果极大地推动了本学科的发展。

第一节　双眼视觉发育关键期

人类在出生时，视觉系统尚未发育成熟。生后在正常视觉经验的刺激下，视路的形态和功能不断发育和完善。这个时期，视觉系统对异常的视觉刺激非常敏感，可导致双眼视觉发育的异常。0~12岁为对视觉经验敏感的时期，为敏感期；其中0~3岁为对视觉经验异常敏感的时期，为关键期。视觉发育关键期内，短暂的单眼剥夺等异常视觉经验即能引起弱视的发生。儿童6~8岁时双眼视觉发育达到成熟。

第二节　异常视觉经验对双眼视觉发育的影响

视觉功能的各个方面都有其发育关键期，在此期间，视觉经验对于视觉系统的结构功能都发挥着强大的调控作用。异常视觉经验在双眼视觉发育的关键期可以扰乱正常发育，引起弱视和斜视等临床问题，可造成视力异常、空间知觉异常和立体视盲等，而斜视本身作为异常视觉经验也严重影响双眼视觉的发育。

一、斜视对双眼视觉发育的影响

斜视由于偏斜眼与非偏斜眼视网膜对应点不再接收相同物像，不能产生知觉性融合，从而对双眼视觉发育产生明显干扰。

在针对婴儿型内斜视的研究中发现，在立体视觉开始发育之后婴儿型内斜视的立体视觉功能缺陷变得逐渐明显。研究显示，6月龄前进行手术的内斜视婴儿80%以上可以获得立体视，但是仅有4%获得了正常立体视锐度。早期手术或能保护或修复婴儿型内斜视患者的立体视，但是获得精细立体视锐度仍然非常困难。晚期发生的调节性内斜视儿童，由于斜视发生于立体视觉快速发育期之后，斜视矫正后有可能获得较好的立体视锐度。间歇性外斜视常有正常的近立体视，而测量距离≥3m的远立体视则有可能不正常。

二、弱视对双眼视觉发育的影响

弱视是中枢视觉通路双眼性正常发育受阻的一种表现。当双眼接收的视觉信号明显来自不同视觉方向（斜视）或者不同焦点（屈光参差）时，就不能产生知觉性融合，视觉皮层即通过两眼间的抑制阻止来自一只眼不协调的信号传入。研究表明，双眼间抑制程度与弱视眼视力下降程度具有相关性。

形觉剥夺性弱视比斜视性弱视和屈光参差性弱视有更严重的视锐度及对比敏感度下降，尤其单眼形觉剥夺更具有破坏性。在单眼形觉剥夺中，被剥夺眼仅能驱动很少的视皮层细胞，其他大多数细胞则被非剥夺眼驱动。在视皮层眼优势柱发育中，单眼形觉剥夺可导致与剥夺眼相联系的眼优势柱发生萎缩和变窄，而非剥夺眼的眼优势柱增宽。

弱视经常表现出双眼视觉缺陷，有些缺乏立体视觉（立体视盲），有些仅有残缺的立体视，有些则存在抑制性暗点。

第三节 复视与混淆视

在双眼视觉得到一定程度发育的条件下，斜视所带来的直接的双眼视觉异常包括复视（diplopia）和混淆视（confusion）。

一、复视

复视是外界同一个物体投射在双眼视网膜非对应点上，因此一个物体被感知成两个物像。将一个物体看成两个，多数由后天获得性眼位偏斜引起。当一眼发生偏斜时，其黄斑中心凹不能与对侧眼黄斑中心凹保持相同的视觉方向，对侧眼注视的目标投射到对侧眼中心凹，同时该注视目标投射到偏斜眼中心凹之外的视网膜，也即 Panum 区之外的视网膜非对应点上。由于两个点视觉方向不同，因此，在主观视觉空间就处于两个不同位置，形成两个影像，即复视（图 3-1）。

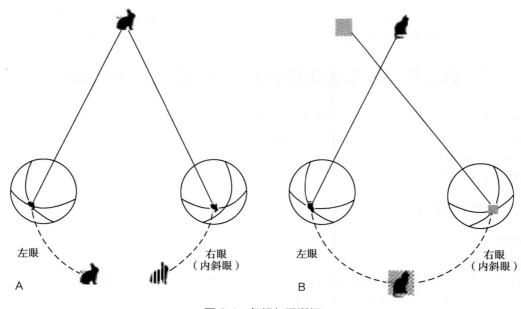

图 3-1　复视与混淆视
A. 复视；B. 混淆视。

二、混淆视

混淆视是外界不同物体分别投射在双眼视网膜对应点上，两个不同的物像在视皮层无法融合。当一眼偏斜时，偏斜眼中心凹与非偏斜眼中心凹朝向不同的视觉方向，非偏斜眼中心凹的图像为注视目标图像，而偏斜眼中心凹的图像则是另一个并非注视目标的图像。这两个不同的图像来自两眼中心凹的对应区,被感知为来自同一个视觉空间位置。由于视网膜对应点不能将完全不同的图像融合为一个物像,靠近黄斑中心凹的视网膜成分形成竞争,两个感知物像快速转换,形成混淆视(见图 3-1)。混淆视也可以是非中心凹视网膜区域的现象。临床上典型的混淆视很少见。

第四节 眼位偏斜后的代偿性变化

视觉发育未成熟期,眼位偏斜后两眼中心凹失去共同视觉方向,为避免出现复视或混淆视,视觉系统采用抑制和异常视网膜对应机制进行代偿。

一、抑制

抑制(suppression)是指在双眼活动中,其中一只眼的视网膜图像不能输出到达视知觉层面(信号被"关闭")。生理性抑制是用于避免生理性复视的机制,病理性抑制(pathological suppression)则是在斜视或其他造成两眼图像不一致的情况时,视觉系统为了避免复视而主动进行的双眼适应性改变(图 3-2)。

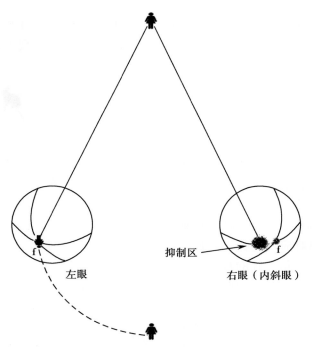

图 3-2 抑制

当右眼发生内斜视时,为避免复视,视觉系统主动对右眼黄斑中心凹及鼻侧视网膜可能发生成像的区域进行抑制,右眼形成抑制区,抑制区的大小通常与偏斜角度大小成比例。

抑制的临床分类有以下几种。

1. 中央抑制(central suppression)和周边抑制(peripheral suppression) 中央抑制是避免偏斜眼中心凹所成图像形成知觉,从而防止发生混淆视。周边抑制是避免偏斜眼周边与注视眼中心凹像形成对应的区域视网膜图像知觉,从而消除复视。视觉系统发育成熟的成人出现斜视时,常不能产生周边抑制以克服复视,此时只能通过遮挡或闭上偏斜眼来消除复视。

2. 交替抑制(alternating suppression)与非交替抑制(nonalternating suppression) 交替抑制是抑制在两眼之间交替发生,一般很少会发展成弱视。非交替抑制是抑制总是使主导眼的图像比偏斜眼图像更占主导地位,这有可能导致弱视的发生。

3. 偶发性抑制（facultative suppression）**与恒定性抑制**（constant suppression）　偶发性抑制是只有眼位发生偏斜时才出现抑制，在其他状态则不出现抑制，例如，间歇性外斜视患者，当眼位发生偏斜时可能出现抑制，正位时患者没有抑制，而且可能还有较好的立体视。恒定性抑制，是无论眼位偏斜与否均恒定存在的抑制。偏斜眼的抑制性暗点可以是相对的（存在一些视觉感知），或者是绝对的（不存在视觉感知）。

对于抑制采取的治疗措施通常包括：①正确的屈光矫正；②使用遮盖或者压抑疗法治疗弱视；③矫正视轴至正位，以使同一物体能够同时刺激视网膜对应成分；脱抑制正位视训练可能引起难治性复视，不作为常规方法。

二、异常视网膜对应

异常视网膜对应（abnormal retinal correspondence，ARC）是指一个物体在投射到注视眼黄斑中心凹的同时投射到偏斜眼周边视网膜成分，产生新的对应关系，而不产生复视的现象。它是为了在显斜视情况下，恢复一定程度双眼合作的皮层适应机制。在 ARC 的发展过程中，正常视觉发育逐渐不完全地被替代，偏斜持续时间越长，ARC 顽固存在的可能性越大。产生 ARC 的时段，可能从出生一直持续至大约 10 岁。

当 ARC 在斜视手术后还持续存在时，就可能产生矛盾性复视。内斜视经过手术矫正后，如果有交叉复视症状时，就是发生了矛盾性复视。矛盾性复视通常为术后短暂现象，很少持续超过数天或数周，但是也有少数存在更长时间。

异常视网膜对应的检查方法包括：Worth 四点灯、红镜片试验、同视机、线状镜检查等。

垂直斜视极少建立异常视网膜对应。间歇性外斜视很少见到典型异常视网膜对应，多为不同程度的视网膜抑制。各种不同类型的异常视网膜对应主要见于双眼视觉发育期产生的内斜视患者。

异常视网膜对应的临床分类分为以下两种。

1. 和谐异常视网膜对应　又称一致性异常视网膜对应，偏视眼和斜视角一致的视网膜成分与主导眼黄斑中心凹形成对应，从而两眼重新取得一致的视觉方向（图 3-3），两眼在此基础上产生周边融合及粗糙的立体视功能。主要见于微小斜视（小于 8$^\triangle$）和小角度内斜视（15$^\triangle$左右）。这类斜视一般不提倡手术矫正。

2. 不和谐异常视网膜对应　即不一致性异常视网膜对应，偏斜眼和斜视角一致的视网膜位置与其黄斑中心凹之间的视网膜成分与主导眼黄斑中心凹形成对应，这种状态不能实现斜视眼与主导眼建立新的共同视觉方向的目的，也不能直接消除复视和混淆视，还需要建立抑制区来消除干扰，常见于大角度内斜视。受检者一般没有双眼视觉功能。

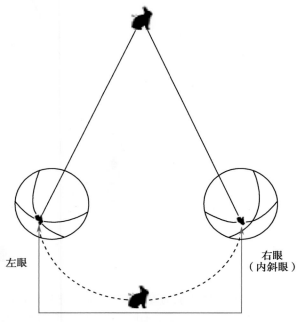

左眼　　　　　　右眼
（内斜眼）

图 3-3　异常视网膜对应

左眼黄斑中心凹图像为注视目标兔子，当右眼发生向内的偏斜时，注视目标兔子在右眼的影像落在右眼中心凹之外的视网膜区域，该区域与左眼黄斑中心凹为非视网膜对应点，但是视觉系统主动适应这一变化，使右眼该视网膜区域与左眼黄斑中心凹形成新的对应关系（红线），即异常视网膜对应，这样，兔子在两眼被感知为来自同一个视觉空间位置，不再产生复视。

全英文扩展内容：双眼视觉发育与 Hubel 和 Wiesel 的历史性贡献
**Extended Reading: Development of Binocular Vision and
Hubel and Wiesel's Historical Contributions**

Part 1: Concepts and take-home messages

1. Dramatic changes in the human visual system occur during the first few months after birth. During this critical period, infants are extremely susceptible to severe visual disorders arising from inadequate visual experience. Abnormal visual experience is more likely to disrupt spatial vision and binocularity, which have longer critical periods. Therefore, abnormal development leads to the classical clinical problems of amblyopia and strabismus: abnormal acuity and space perception and stereoblindness.

2. Diplopia and binocular confusion are major consequences of strabismus. When an eye is turned so that its fovea is no longer aiming at the same object fixated by the fellow eye, the result is diplopia and binocular confusion. Diplopia of the fixation point occurs because the fixation target is not stimulating corresponding points. Confusion results because the two foveas do not point in the same direction. Many strabismics learn to eliminate the diplopia or confused image by "switching off" the input from the strabismic eye, a process called suppression.

3. Suppression is the alteration of visual sensation that occurs when an eye's retinal image is prevented from reaching consciousness during binocular visual activity. Physiologic suppression is the mechanism that prevents physiologic diplopia (diplopia elicited by objects outside Panum's area) from reaching consciousness. Pathologic suppression may develop because of strabismic misalignment of the visual axes or other conditions resulting in discordant images in each eye, such as cataract or anisometropia. Such suppression can be regarded as an active binocular adaptation within the immature visual system to avoid diplopia.

4. Anomalous retinal correspondence (ARC) is a cortical adaptation that restores some degree of binocular cooperation despite a (usually small) manifest strabismus. In ARC, an object projects to the fovea of the fixating eye and to a peripheral retinal element in the deviating eye without diplopia. Anomalous binocular vision is a functional state that is superior to total suppression.

Part 2: Nobel prize winners in physiology and medicine, Torsten Nils Wiesel and David Hunter Hubel

Torsten Nils Wiesel

He was born in Uppsala, Sweden in 1924, the youngest of five children. His father, Fritz S Wiesel, was a chief psychiatrist and head of Beckomberga Hospital, a mental institution located on the outskirts of Stockholm. He was brought up by his mother, Anna-Lisa, at the hospital and were sent by bus to Whitlock-ska Samskolan, a coeducational private school in the city. He was a rather lazy, mischievous student, interested mainly in sports. His election as president of the high school's athletic association was his only memorable achievement during that period. Suddenly, at the age of 17, he became a serious student and he did reasonably well as a medical student. In 1947, he began his scientific career in Carl Gustaf Bernhard's laboratory at the Karolinska Institute, where he received his medical degree in 1954. His curiosity about the workings of the nervous system was stimulated by the lectures of Carl Gustaf Bernhard and Rudolf

Skoglund, his professors in neurophysiology. Because of his background he was also interested in psychiatry, and he spent one year while he was a medical student working with patients in different mental hospitals. He went on to teach in the Institute's department of physiology and worked in the child psychiatry unit of the Karolinska Hospital in 1954. The following year he had the good fortune to be invited to the United States as a postdoctoral fellow in ophthalmology in Dr. Stephen Kuffler's laboratory at the Wilmer Institute, Johns Hopkins Medical School.

David Hunter Hubel

He was born in Windsor, Ontario, Canada, to American parents in 1926. His grandfather emigrated as a child to the United States from the Bavarian town of Nördlingen. In 1929, his family moved to Montreal, where he spent his formative years. His father was a chemical engineer. Hubel developed a keen interest in science right from childhood, making many experiments in chemistry and electronics. He soon tired of the electronics because nothing he built ever worked. But with chemistry he discovered potassium chlorate and sugar mixture and set off a small cannon that rocked Outremont, and it released a hydrogen balloon that flew all the way to Sherbrooke. From age six to eighteen, he attended Strathcona Academy in Outremont, Quebec. He studied mathematics and physics at McGill University, and then completed medical school there in 1951 and followed that with three years of residency at the Montreal General Hospital. On setting foot into the United States in 1954 for a Neurology year at Johns Hopkins, he was promptly drafted by the army as a doctor. But he was lucky enough to be assigned to the Walter Reed Army Institute of Research. His main project was a comparison of the spontaneous firing of single cortical cells in sleeping and waking cats. It was first necessary to devise a method for recording from freely moving cats and to develop a tungsten microelectrode tough enough to penetrate the dura. That took over a year, but in the end, it was exciting to be able to record from a single cell in the cortex of a cat that was looking around and purring.

When Hubel met Wiesel

Hubel had planned to do a postdoctoral fellowship at Johns Hopkins Medical School with Vernon Mountcastle, but the timing was awkward for him because Mountcastle was remodeling his laboratories. One day Stephen Kuffler called and asked if Hubel would like to work in his laboratory at the Wilmer Institute of Ophthalmology at the Johns Hopkins Hospital with Torsten Wiesel, until the remodeling was completed. That was expected to take about a year. In the early spring of 1958 Hubel drove over to Baltimore from Washington, D. C., and in a cafeteria at Johns Hopkins Hospital he met Kuffler and Wiesel. They had a discussion that was more momentous for their future than either of them could have possibly imagined. Hubel didn't have to be persuaded; some rigorous training in vision was just what he needed, and though Kuffler himself was no longer working in vision the tradition had been maintained in his laboratory. Before the cafeteria meeting Wiesel and Hubel had visited each other's laboratories and it was clear that they had common interests and similar outlooks.

That same year, they started a collaboration that would last over twenty years.

Hubel and Wiesel's contribution to visual processing

[Adapted from Barlow (1982) *Trends in Neuroscience*]

They provided fundamental insight into information processing in the visual system and laid the foundation for the field of visual neuroscience. They published a paper 62 years ago, in 1962, that was a landmark in cortical neurophysiology. And then a year later, in 1963, they published their first work on the development of the visual pathway in kittens, and this too opened a completely new field for physiological study. Together, they reported three main results: first, they believed that neurons in primary visual cortex could always be excited by light if the appropriate patterned stimulus was found; second, the majority of neurons were binocular and could be excited through either eye; and third, they showed that cells of a given type were clustered according to a columnar microstructure. In their developmental work they showed both a high degree of ontogenetic determination of the features of the visual pathway, and striking plasticity resulting from abnormalities of experience. All of these findings were new, and all have been amply confirmed, though with certain qualifications and additions.

Let's take binocularity, we shall gain a fair idea of what they have achieved. The messages from objects in the right hemifields of each eye converge on the left LGN, and those from the left hemifields converge on the right LGN input from both eyes. The axons of the geniculate neurons project to the primary visual cortex (V1), and it is here that Hubel and Wiesel found cells responding to stimulation of either eye. These are numerous small granular cells confined to layer IV of V1 that receive the direct LGN input. When the pathways from the two eyes had finally converged onto a single neuron, Hubel and Wiesel found that they had the same type of receptive field in each eye, and responded preferentially to the same type of stimulus- for instance, a horizontal slit of light of a certain size moving as shown in Figure 3-4.

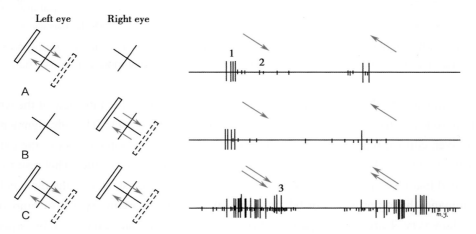

Figure 3-4　Binocular interaction in the primary visual cortex of cat

Three different neurons could be discriminated at this position of the electrode. A shows the responses to a slit of light moved back and forth over the receptive field for the left eye. B for the right, and C for both together. Note that the responses in Fig C are very much stronger than in Fig A or B. and that the spikes numbered 3 could not be elicited at all through either eye by itself. Since the responses in Fig A and B are approximately the same for neurons 1 and 2, these would belong to group 4 in an ocular dominance histogram.

The receptive field for each eye was also in approximately the same region of the visual field, so that it was reasonable to suppose that, with the eyes properly aligned in a conscious cat, an object in the external world would excite the same cell through both eyes. Not all cells bad the same strength of connection with the two eyes, however, and they graded them into seven groups according to the balance of the excitatory connections from each eye. Thus, arose the ocular dominance histogram shown to the left of Figure 3-5.

The left histogram reveals the results from normal cats. Group 1 has input from the contralateral eye exclusively, group 7 from the ipsilateral eye exclusively, and the intermediate groups have intermediate degrees of dominance. The center histogram shows the result from the left cortex of five kittens aged 8~14 weeks in which the right eyes were closed by lid suture at 10~14 days. Cells with normal properties are shown stippled, whereas cells in dotted columns had abnormal properties, lacking orientational selectivity; cells in the column marked X could not be excited at all. Note that all the cells with normal properties

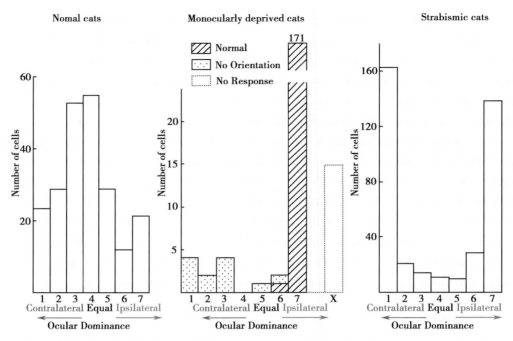

Figure 3-5　Ocular dominance histograms from primary visual cortex of young cats, showing the effect of monocular deprivation and surgically-induced strabismus

were strongly dominated by the ipsilateral eye that continued to give the kitten its view of the world. For the right histogram, four kittens were made strabismic by cutting an eye muscle. The misalignment of the eye means that a given cortical region will usually not be stimulated by the same object in the external world so that cortical neurons would be unlikely to be stimulated by both eyes together. This result is that fewer neurons are found that respond best to combined stimulation of the type shown by the three cells of Figure 1. Ocular dominance histograms do not take account of several important aspects of binocular interaction, but they show very clearly that the pattern of cortical connections can be modified by experience.

This displays the numbers of neurons in each group, from those responding only through the contralateral eye (group 1) through those responding only through the ipsilateral eye (group 7). As a display of the binocular connections in the cortex one can simply refer to ocular dominance histograms. They have been used extensively, both by Hubel and Wiesel and by others, and they have told us much of what we know about the columnar anatomy, the development and plasticity of the cortex. But their almost exclusive use is in many ways disastrous, because the binocular property displayed is only one of many binocular properties that ought to be considered.

First, they only deal with the excitatory properties of binocular inputs; it is now clear that input from one eye can, and frequently does, inhibit the effects of input from the other eye, but this type of binocular interaction is not shown at all in the dominance histogram. Second, in some cases a neuron responds equally vigorously to input through either eye, and not much more vigorously to excitation through both, whereas in other cases it responds poorly or not at all through each eye alone, but vigorously to both together; the distinction between the OR-type interaction and the AND-type must surely be important, but both types would be placed in group 4 of the histogram. Third, no attention was paid to the precise positioning of the optimal stimuli in the two eyes, and Hubel and Wiesel therefore missed the significance for stereopsis of the binocular interactions that occur in area 17. In their 1962 paper they had suggested that the monocularly dominated groups 1 and 7 play a role in stereopsis by relaying monocular information elsewhere, and they subsequently found disparity selectivity in cells of area 18 (V2), the second visual area. But it has now become clear that these so-called monocular groups in area 17 often have powerful inhibitory inputs from the non-dominant eye, and it is hard to see what role this inhibition could play according to their notion of the mechanism of stereopsis. On the other hand, it finds a natural place in the rival scheme where disparity is analyzed first in primary visual cortex (area 17), for it is the mechanism whereby selectivity for disparity is achieved. Their treatment of binocularity is perhaps the least satisfactory aspect of their work. However, although ocular dominance is an unrefined measurement, it does have the merit of being easy to use, and it led to further important anatomical discoveries.

（李晓清）

第四章

眼球运动的解剖学和机械动力学

 　　导读：对控制眼球运动的眼外肌的解剖及其功能的理解和掌握是学习斜视和处理各种复杂的眼球运动障碍的基础。本章对眼眶和眼外肌的解剖和机械动力学作用特点作了系统阐述。通过对本章的学习，应熟悉眼眶的重要组织结构，掌握眼外肌的起点、走行、附着点和力学作用，了解眼外肌的神经支配与血液供应及与临床诊疗密切相关的重要部位，了解眼外肌精细运动控制的组织基础。本章还介绍了眼外肌 Pulley 的知识及其在眼球运动机械动力学中的作用，以加深同学对眼球运动机械动力学的认识，并培养探索精神和创新意识。

第一节　眼眶和筋膜

一、眼眶解剖

眼眶由 7 块颅骨组成：额骨、筛骨、蝶骨、上颌骨、泪骨、颧骨、腭骨。眼眶呈尖端向后、底向前的锥体。眼眶内侧壁为筛窦，内侧后部为蝶窦，下方为上颌窦。其中眶下壁和内壁较薄，外伤后容易出现骨折，相应组织和眼外肌出现嵌顿，导致眼球运动障碍。

眶尖部有两个重要的通道：视神经孔和眶上裂。眶上裂位于视神经孔外侧，第Ⅲ、Ⅳ、Ⅵ对脑神经由此穿过，眶上裂的外伤或炎症累及这些脑神经时，出现相应的眼球运动障碍，称为眶上裂综合征，如同时累及视神经，称为眶尖综合征。

二、Tenon 囊

也称为筋膜囊，眼球在 Tenon 囊所形成的腔隙里活动。Tenon 囊是结缔组织，后部与视神经鞘融合，向前在距角膜缘 3mm 处与肌间隔融合。Tenon 囊后部薄且富有弹性，这使得视神经、睫状神经和睫状血管可以自由滑动，同时将肌圆锥内的眶脂肪与巩膜分隔开。在紧邻赤道后的 Tenon 囊厚且坚韧，支撑着眼球，并与眶周组织相连。在赤道前部，斜肌穿过 Tenon 囊。Tenon 囊向前延展包裹所有 6 条眼外肌，将他们与眶脂肪和肌圆锥外的组织分隔开。

三、肌圆锥

肌圆锥位于赤道后，包含眼外肌、肌鞘和肌间隔。肌圆锥向后延展至眶尖部的 Zinn 总腱环。肌圆锥内含有脂肪垫，其外部亦被脂肪垫包绕，后部的肌间隔将肌圆锥与肌圆锥外的脂肪垫分隔开。

四、肌间隔

4 条直肌之间由结膜下的被称为肌间隔的薄层组织相联系，肌间隔在距角膜缘 3mm 处与结膜融合。

五、节制韧带

最初认为节制韧带有限制眼外肌活动的作用,但是,后来的研究发现,这些筋膜组织既没有限制眼外肌活动的作用,也不是韧带。这些筋膜组织从赤道前的肌鞘开始向前延展,穿过 Tenon 囊,终止于相应的眶壁,起到支撑眼球的作用。只有在它们形成瘢痕的时候才有限制眼球运动的作用。

六、Lockwood 韧带

下斜肌的肌鞘(非肌肉本身)与下直肌相连,相连接的部分被称为 Lockwood 韧带。该韧带与下睑缩肌相连。

七、眶脂肪

眼球在眼眶内由大量的脂肪组织支撑,从肌圆锥到角膜缘后 10mm 都有脂肪组织包裹,肌圆锥内也有脂肪组织,Tenon 囊将其与巩膜分隔开。

角膜缘后 10mm 处 Tenon 囊的完整性非常重要,如果手术中损伤了 Tenon 囊,会造成脂肪脱出,形成限制性粘连,从而影响眼球的正常运动功能。

第二节　眼外肌起点、走行、附着点和作用

眼外肌共有 7 条:4 条直肌、2 条斜肌以及提上睑肌(图 4-1)。

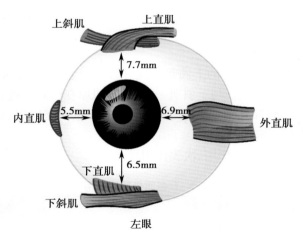

图 4-1　6 条眼外肌与眼球的位置关系
图示左眼 4 条直肌和 2 条斜肌的空间位置及 4 条直肌止端距离角膜缘的距离。

一、水平直肌

水平直肌(horizontal rectus muscles)包括内直肌和外直肌,两者均起自 Zinn 总腱环。内、外直肌仅有水平方向的作用。

1. 内直肌　内直肌沿着眶内侧壁走行,肌止点距角膜缘 5.5mm。内直肌仅有水平方向内转的作用。内直肌是 4 条直肌中唯一不与斜肌相邻的直肌。

2. 外直肌　外直肌沿着眶外侧壁走行,肌止点距角膜缘 6.9mm。外直肌仅有水平方向外转的作用。

二、垂直直肌

垂直直肌(vertical rectus muscles)包括上直肌和下直肌。上、下直肌亦均起自 Zinn 总腱环。

1. 上直肌 上直肌起自 Zinn 总腱环,上直肌沿着眼球上方向前、偏向颞侧走行,肌止点距角膜缘 7.7mm,原在位时与视轴的夹角成 23°。上直肌的主要作用是上转,次要作用是内转和内旋。

上直肌与提上睑肌的联系虽不如下直肌与下睑紧密,但是减弱或加强上直肌也能造成睑裂的变化,对于上直肌落后造成的下斜视,常常伴有假性上睑下垂。

2. 下直肌

下直肌起自 Zinn 总腱环,下直肌向下、向前、沿着眶底偏向颞侧走行,肌止点距角膜缘 6.5mm,原在位时与视轴夹角成 23°。下直肌的主要作用是下转,次要作用是内转和外旋。

下直肌与下睑紧密相连,手术中后徙或减弱下直肌可使下睑退缩,从而使睑裂开大。而下直肌的缩短或加强手术则使睑裂变小,因此,任何与下直肌相关的手术都有可能影响睑裂的大小。

4 条直肌止点后缘的部位巩膜最薄,在手术时应格外小心,避免穿透巩膜。

三、斜肌

斜肌(oblique muscles)包括上斜肌和下斜肌。

1. 上斜肌 上斜肌起自眶尖部 Zinn 总腱环上方,沿着眶壁的内上方向前走行,到达滑车时形成反转腱并向下、向后偏颞侧走行,终止于上直肌下方。上斜肌止端位于眼球的后上象限,几乎或全部位于眼球垂直正中平面或旋转中心颞侧。原在位时与视轴夹角成 51°。上斜肌滑车为上斜肌功能起点。上斜肌主要作用是内旋,次要作用是下转和外转。需要注意的是,当眼球从原在位转到鼻侧 51°时,也即视轴与肌肉作用方向相同时,上斜肌收缩仅产生下转作用。而眼球转到颞侧 39° 时,视轴与肌轴垂直,上斜肌收缩仅产生内旋作用。

2. 下斜肌

下斜肌起自鼻泪管口外侧、眶缘后的上颌骨骨膜,向外、向上、向后穿过下直肌,终止于外直肌下缘、眼球的后外侧靠近黄斑的巩膜上。与上斜肌一样,下斜肌原在位时与视轴夹角也成 51°,下斜肌主要作用是外旋,次要作用是上转和外转。当眼球从原在位转到鼻侧 51° 时,仅产生上转作用。而眼球转到颞侧 39° 时,产生外旋和一定的外转。

单独眼外肌在第一眼位时的主要作用、次要作用见表 4-1。

表 4-1 6 条眼外肌的作用

肌肉	主要作用	次要作用	
内直肌	内转		
外直肌	外转		
上直肌	上转	内转	内旋
下直肌	下转	内转	外旋
上斜肌	内旋	下转	外转
下斜肌	外旋	上转	外转

四、提上睑肌

提上睑肌起自眶尖部 Zinn 总腱环上方的蝶骨小翼,其起点向下与上直肌、向内侧与上斜肌的起点混合在一起。提上睑肌在上直肌的上方向前走行,两者的肌鞘连结在一起。提上睑肌在上穹窿部分变成腱膜,终止于皮肤和睑板。

五、直肌附着点的相互关系

4 条直肌的肌止点距离角膜缘的距离依照内直肌、下直肌、外直肌、上直肌的顺序逐渐变远,如果依照 4 条直肌的肌止点画一条连续的线,则得到一条螺旋形的曲线,称为 Tillaux 螺旋。垂直直肌肌止点的颞侧端较鼻侧端距离角膜缘要远一点,即更靠后。

表 4-2 总结了眼外肌的特征。

表 4-2　眼外肌的特征

眼外肌	起源	止点	与视轴夹角	肌腱长度 / mm	接触弧 / mm	肌腹宽度 / mm
内直肌	Zinn 总腱环	距角膜缘 5.5mm	90°	4.5	7	10.4
外直肌	Zinn 总腱环	距角膜缘 6.9mm	90°	7	12	9.6
上直肌	Zinn 总腱环	距角膜缘 7.7mm	23°	6	6.5	10.4
下直肌	Zinn 总腱环	距角膜缘 6.5mm	23°	7	6.5	8.6
上斜肌	眶尖 Zinn 总腱环上方（功能起点在滑车）	颞上象限赤道后	51°	26	7~8	
下斜肌	泪腺窝后部	靠近黄斑区巩膜	51°	1	15	
提上睑肌	眶尖 Zinn 总腱环上方	眼睑和睑板	—	14~20	—	

第三节　眼外肌的神经支配与血液供应

一、神经支配

第Ⅵ对脑神经(展神经)支配外直肌,第Ⅳ对脑神经(滑车神经)支配上斜肌,第Ⅲ对脑神经(动眼神经)支配提上睑肌、上直肌、内直肌、下直肌和下斜肌,第Ⅲ对脑神经分为上支和下支,上支支配提上睑肌、上直肌,下支支配内直肌、下直肌和下斜肌。支配瞳孔括约肌和睫状肌的副交感神经来自支配下斜肌的第Ⅲ对脑神经分支的下支。

支配直肌的神经纤维从 4 条直肌起点到止点大约 1/3 的部位进入眼外肌,支配上斜肌的神经纤维则从起点到滑车大约 1/3 的部位进入。眼外肌手术一般在前部进行,所以很少损伤到神经纤维。但是,如果手术过程中器械深入过于靠后超过止点后 26mm,则可能损伤神经。

支配下斜肌的神经纤维从下斜肌与下直肌相交的下直肌颞侧进入下斜肌,在这个部位手术有可能造成神经损伤。此外,由于支配瞳孔括约肌和睫状肌的副交感神经也来自支配下斜肌的第Ⅲ对脑神经下支,因此,上述损伤也能造成瞳孔异常。

二、血液供应

1. 动脉系统　眼动脉的分支为眼外肌提供最重要的血供。外侧的肌支供应外直肌、上直肌、上斜肌和提上睑肌。内侧的肌支较为粗大,供应内直肌、下直肌和下斜肌。外直肌的部分血供也由泪腺动脉供应,下直肌和下斜肌的部分血供由眶下动脉供应。

眼动脉的肌支形成睫状前动脉为眼外直肌提供血液供应。每条眼外直肌有 1~4 条睫状前动脉,它们穿行浅层巩膜,为眼前节提供血供。

同期进行 3 条眼外直肌手术有造成眼前节缺血的风险。

2. 静脉系统　静脉系统与动脉系统平行,汇入眶上和眶下静脉。通常情况下,4 条涡静脉位于赤道后,靠近上、下直肌的鼻侧和颞侧缘。

在涡静脉附近区域手术时容易损伤涡静脉。上直肌或下直肌的加强或减弱术、下斜肌后徙术以及暴露上斜肌肌腱时有可能损伤涡静脉。

第四节 眼外肌的精细结构

眼外肌参与的眼球运动是人体最快的运动之一,眼外肌的神经纤维与肌纤维的比例是 1∶5~1∶3,这个比例非常高,最大可以达到其他骨骼肌神经纤维与肌纤维比例的 10 倍,这使得眼外肌具有精确的运动功能。眼外肌是一种特殊类型的骨骼肌,由几种不同类型的肌纤维组成,包括慢纤维、快纤维和中间类型纤维。

一、慢纤维

慢纤维较细小,位于眼外肌表面,靠近眶层,是眼外肌特有的纤维,是一种慢收缩纤维,功能是维持眼外肌的张力。慢纤维含有很多线粒体、毛细血管以及氧化酶,并进行有氧代谢。慢纤维收缩缓慢而平稳,由许多葡萄状运动终板和细小的神经纤维支配,其反应的大小与重复刺激的状况有关。慢纤维参与平滑追随运动。

二、快纤维

快纤维是骨骼肌中常见的纤维类型,与体内的横纹肌相似。快纤维位于眼外肌深层,较粗大,是一种快收缩纤维。快纤维通常含有盘状运动终板、糖酵解酶、较大的有髓神经纤维,但线粒体较少。快纤维收缩快,对单一刺激反应迅速。快纤维参与快速扫视运动。

全英文扩展内容: Pulley 与眼外肌机械动力学
Extended Reading:The Pulley System and Mechanical Kinematics of Extraocular Muscles

The functional origin of superior oblique muscle is through an anatomical pulley at the trochlea. Modern imaging techniques such as computed tomography (CT) and magnetic resonance imaging (MRI) have showed that the path of rectus muscles remain fixed relative to the orbit, preventing sideslipping when movement from primary position to secondary gaze positions, because of the exit of orbital connective tissues form fibroelastic pulley-like structures around all other EOMs as well. These pulleys, act mechanically as the rectus muscle origins, which consist of collagen, elastin, and smooth muscle, are located 5 to 6 mm posterior to the equator, where the muscles pass through connective tissue sleeves to penetrate the Tenon's capsule.

The Active Pulley Hypothesis (APH) proposes that the mechanical interactions between extraocular muscles (EOMs) and their pulleys, implemented through active contraction of the orbital layers (Ols) of the rectus EOMs, contribute to ocular torsion described by Listing's law. This hypothesis is supported by MRI, neurophysiological, biomechanical, and histological evidence.

The APH suggests that active tension in the OL, in combination with passive elastic forces in the pulley suspensions, maintains a consistent distance between each rectus pulley and its corresponding scleral insertion throughout the entire range of ocular rotations. Electromyographic observations in the OL and global layers (GL) of human EOMs support this hypothesis, indicating differential contractile activity between the OL and GL. Consequently, the OL primarily facilitates translation of pulley tissues, while the GL predominantly rotates the eye.

However, the mechanical independence of fibers within the same EOM has been a subject of debate. Despite these contentions, the APH provides a mechanistic explanation for the coordinated movement of EOMs and their pulleys. Nevertheless, further research is required to enhance our understanding of this complex system.

（张　伟）

第五章

眼球运动的神经生理学

 导读：眼球运动受到每只眼 6 条眼外肌的控制，每条眼外肌受到脑内相关的核团和控制中枢的控制，两眼协调的运动遵循着一定的规律和法则。本章对眼球运动的基本规律和特点及相关概念进行了介绍。通过对本章的学习，应掌握眼球运动的基本概念，掌握控制眼球运动的基本法则，熟悉眼球运动的特点，了解注视和注视野概念，掌握近反应的概念、调节和集合的机制以及集合的类型等。通过对眼球运动的核上控制系统的学习，理解眼球运动的神经控制的复杂性，激发对眼球运动认识的深度思考。

第一节　眼球运动的基本概念

一、旋转中心和眼球的旋转中心

一个物体围绕一个固定的点，由一个位置转到另一个位置的运动称为旋转（rotation），该固定的点称为旋转中心（center of rotation）。

眼球运动也是围绕一个相对固定的点发生的，这个点称为眼球的旋转中心（center of ocular rotation）。眼球旋转中心仅为相对固定，眼球和其旋转中心可发生很小的移动，即内到外、上到下、后到前的移动。为了建立系统的参照坐标，可认为旋转中心位于角膜顶点后 13.5mm、眼球几何中心鼻侧 1.6mm 处，即眼球围绕此点进行旋转运动。近视眼的旋转中心比正视眼者稍后一些，大约在角膜顶点后 14.5mm。

二、平移、转动和 Listing 平面

眼球可在眼眶中移动，可围绕自身的旋转中心旋转。如果眼球不是围绕自身旋转中心旋转，而是在一定平面内沿某个方向移动一定的距离，从而使眼球在眼眶中位置发生改变，这种运动称为平移（translatory movement）。平移运动可以发生在眼球赤道平面，即眼球在赤道平面沿水平、垂直和斜向方向上移动；也可发生在眼球矢状面，出现眼球突出或内陷。平移运动一般是被动的，例如行眼科检查时检查者按压眼眶周围组织，从而推动眼球发生平移。当发生眼眶和眶内组织的损伤、炎症、肿瘤、血管性疾病等，也可引起眼球的平移。

眼球在眼眶中位置不发生改变，而是围绕自身的旋转中心旋转，这种运动称为转动（ocular rotation），通常称为眼球运动（eye movement）。

眼球运动是围绕眼球的旋转中心在三维空间内围绕三个轴进行的：围绕水平轴（x 轴）做垂直运动，围绕前后轴（y 轴）做旋转运动，围绕垂直轴（z 轴）做水平运动。该坐标系统称为 Fick 坐标轴（Fick's axes）。与头部矢状面正交且通过双眼旋转中心的平面称为 Listing 平面（Listing's plane）（图 5-1），又称额平面。当眼处于原在位时，Listing 平面通过双眼的赤道部。

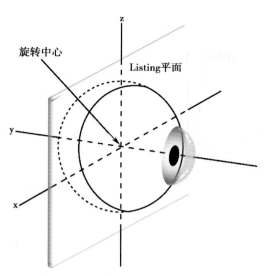

图 5-1 Fick 坐标轴和 Listing 平面

图中箭头所指为眼球的旋转中心,Fick 坐标轴以该旋转中心为原点,Listing 平面经过该旋转中心。

第二节 眼球运动的基本法则

一、Sherrington 法则

1. 主动肌(agonist)、拮抗肌(antagonist)和协同肌(synergist)

收缩时使眼球向某一个方向运动的肌肉称为主动肌,如外直肌收缩使眼球外转,所以外直肌是眼球外转的主动肌。与主动肌作用相反,对抗主动肌作用的肌肉称为拮抗肌,如内直肌是外直肌的拮抗肌。

与主动肌作用于相同方向的肌肉称为协同肌。协同肌的作用是协同主动肌完成某一方向的眼运动。如眼球上转时,下斜肌是上直肌的协同肌;眼球内旋时,上直肌是上斜肌的协同肌。

各种眼球运动的主动肌、拮抗肌和协同肌见表 5-1。

表 5-1 各种眼球运动的主动肌、拮抗肌和协同肌

眼球运动类型	主动肌	拮抗肌	协同肌
内转	内直肌	外直肌	上直肌、下直肌
外转	外直肌	内直肌	上斜肌、下斜肌
上转	上直肌	下直肌	下斜肌
下转	下直肌	上直肌	上斜肌
内旋	上斜肌	下斜肌	上直肌
外旋	下斜肌	上斜肌	下直肌

2. Sherrington 法则

Sherrington 法则又称为交互神经支配法则,它描述了主动肌与拮抗肌的关系,即当眼球运动时,某一主动肌收缩总是伴有同等量的拮抗肌的松弛。例如:当眼球内转时,内直肌(MR)收缩,同时有等量的外直肌(LR)松弛(图 5-2)。

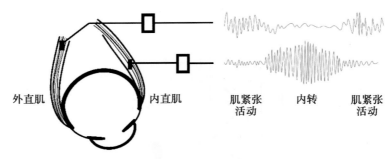

图 5-2　Sherrington 法则

图示当眼球不动时,内、外直肌均保持肌紧张活动,当眼球内转时,通过肌电图可测得
内直肌大量的电活动(紧张),同时其拮抗肌外直肌肌电活动减少(松弛)。

二、Hering 法则

Hering 法则又称配偶肌定律,即在双眼同向运动时双眼的配偶肌同时接收等量的神经冲动。双眼具有共同作用方向的肌肉称为配偶肌(yoke muscles),如左眼的外直肌与右眼的内直肌使双眼共同向左运动,为一对配偶肌。当双眼向左侧注视时,左眼的外直肌和右眼的内直肌同时接收等量的神经冲动(图 5-3)。双眼的配偶肌对见表 5-2。

表 5-2　双眼的配偶肌

运动方向	右眼	左眼
右	内直肌	外直肌
左	外直肌	内直肌
右上	上直肌	下斜肌
右下	下直肌	上斜肌
左上	下斜肌	上直肌
左下	上斜肌	下直肌

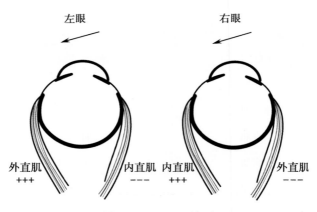

图 5-3　Hering 法则

图示当双眼向左同向运动时,左眼外直肌和右眼内直肌同时接收等量神经冲动。

三、Donders 法则和 Listing 法则

当眼球向斜方向运动时,除围绕 x、z 轴旋转外,还围绕 y 轴旋转。如左眼向左上方运动时,除围

绕 z 轴外转和围绕 x 轴上转外,还有围绕 y 轴发生外旋。根据 Donders 法则,不管眼球采用什么路径转向任何注视位置,所产生的旋转量都是一定的,与眼球到达该注视位置的路径无关。

　　Listing 法则进一步明确了眼球运动遵循何种规则产生一定的旋转量。可以想象一个与眼球赤道部相切的、并把眼球平分通过眼球旋转中心的垂直面(Listing 平面),有一个杆置于这个平面中心可以像钟的指针一样旋转。这个杆也是眼球的旋转轴。对于眼球向正上方运动时,这个轴放置在 3：00 到 9：00 水平位。对于眼球斜向运动时,这个轴置于一个斜轴的位置,比如 10：30 到 4：30 的位置。根据 Listing 法则,当头保持正直位,眼球从第一眼位转向斜方向眼位时,如果运动始终围绕着最初及最终视线所在的平面相垂直的轴进行,在所到达位置上所产生的旋转角都是相等的。

　　旋转的量随着眼球从原在位到注视位置运动的量增加而非线性增加。一般来说,对于 10° 垂直运动和 10° 水平运动到达的斜位,有 1° 的旋转;20° 的垂直和水平运动有 3° 的旋转;30° 的斜向运动有 8° 的旋转;40° 的斜向运动有 15° 的旋转。

第三节　眼球运动的特点

　　眼球运动可分为单眼运动(duction,monocular movement)和双眼运动(binocular movement)。在双眼运动中,双眼向同一方向运动称为同向运动(version)或共轭运动(conjugate movement)。双眼向相反的方向运动称为异向运动(vergence)或非共轭运动(disconjugate movement)。正常的眼球运动在各个注视方向维持相对共轴性,即保持双眼视轴的相对平行,称为共同性。当眼外肌功能减弱或受限制时,双眼出现不等量的运动,称为非共同性。

　　双眼同向运动遵循 Hering 法则,其运动速度较快。双眼异向运动可分为集合(convergence)和分开(divergence)。常见的双眼异向运动为水平异向运动,因此集合通常是指双眼同时向鼻侧方向运动,分开为双眼同时向颞侧方向运动。和双眼同向运动相比,双眼异向运动的速度较慢。刺激产生双眼异向运动的因素包括：视差、模糊、近感和肌紧张,相应的双眼异向运动分别称为①视差性双眼异向运动(disparity vergence),②调节性双眼异向运动(accommodative vergence),③近感性双眼异向运动(proximal vergence)和④张力性双眼异向运动(tonic vergence)。

第四节　注视和注视野

一、注视和注视性眼球运动

1. 注视(fixation)

　　注视是指将感兴趣的被注视目标的像努力保持在黄斑中心凹上。良好的注视应能将目标物像稳定地保持在黄斑中心凹上。在注视的过程中,来自视网膜的传入信息被用于触发产生适当的传出信号,并通过作用于眼外肌以维持眼位的稳定。这种感知和运动高度整合的功能在出生时是不成熟的,需要在生后视觉发育关键期开始后的 6 个月内获得,并伴随着黄斑中心凹结构的发育完善而逐渐成熟。

2. 注视性眼球运动(fixational eye movements)

　　注视性眼球运动即注视期间的眼球运动,是一种幅度微小的眼球运动,包括 3 种成分：颤动(tremor)、微扫视(microsaccade)和漂移(drift)。颤动为一种不规则、高频率的细微的运动,运动幅度为 5″~10″;微扫视在波形上与扫视(saccade)相似,但振幅较小,其幅度为 6′~60′。漂移则为微扫视运动之间存在的一些较慢的、不规则的偏移运动。眼球在注视状态下,完全的静止状态事实上是不存在的。稳定的注视并不意味着眼球需要保持静止不动,而恰恰是需要正常的注视性眼球运动来维持。

3. 其他类型的眼球运动

眼球为了能够注视感兴趣的目标,除了注视性眼球运动,也离不开其他类型的眼球运动的协调运作,包括:①扫视,即从当前注视目标转移到新的注视目标的过程中的快速的眼球运动;②平滑追随(smooth pursuit),即为了维持运动目标的物像始终落在中心凹上的缓慢的眼球运动;③异向运动,即从当前注视距离转移到新的注视距离时,双眼为使注视目标的物像同时落在双眼的中心凹而产生的眼球运动;④前庭眼反射(vestibulo-ocular reflex,VOR),即当头动时,眼球为了保持注视目标的物像继续落在中心凹上的一种运动方向与头运动的方向相反的反射性的代偿性眼球运动;⑤视动眼反射(optokinetic reflex,OKR),即当身体或周围环境处于运动中时,眼球为了保持视网膜上的物像处于稳定的一种反射性的眼球运动。

二、注视野

注视野(field of fixation)是指在头部固定不动,通过转动眼球改变中心注视目标位置所及的范围。可分为单眼注视野和双眼注视野。实际上注视野就是眼球运动范围,可以定量反映眼外肌功能状态。

注视野的检查一般采用弓形视野计。弓形视野计为180°弧形板,半径330mm,宽度75mm。在自然光线下,使头位固定不动,分别遮盖右眼、左眼或双眼开放,受检者眼睛注视弓形视野计的中心注视点,检查者手持视标,在视野弓上将视标从视野计的中央向周边匀速移动,同时嘱被检查者注视眼随着视标的移动而移动,并保持视标的清晰。当被检查者注视的视标变模糊时,视野计上所示度数即为该方向注视野的范围。通过旋转视野计的弓形弧板,在0°、45°、90°、135°、180°、225°、270°、315° 八个方向上分别以同样方式测定注视野。记录结果,并将八个方向的注视范围连接起来,即是受检者单眼注视野或双眼注视野。正常人单眼向下方注视范围最大,其次是向内、向外,向上方注视范围最小。双眼注视野比单眼注视野稍小一些。

第五节　近　反　应

当双眼由远向近注视时,将出现调节、集合和瞳孔缩小三联反射,统称为近反应(near reaction)。当注视目标的距离由远而近发生改变时,通过近反应,一方面保证注视目标能够清晰成像在视网膜上,另一方面确保目标能够成像在双眼的黄斑中心凹。

一、调节

眼睛的屈光系统改变屈光力以使不同距离的物体能够清晰成像在视网膜上的功能称为调节(accommodation)。调节是通过晶状体表面,尤其是前表面曲率的改变完成的。晶状体表面曲率的改变是通过睫状肌的收缩与松弛作用产生的。

当睫状肌松弛而无任何张力时,晶状体表面处于最平坦的状态,这时眼睛视网膜与物空间的远点发生共轭关系,称为负调节状态。当睫状肌收缩时,晶状体悬韧带逐渐松弛,晶状体表面的凸度逐渐增加,由远及近的物平面与视网膜相应发生共轭关系,即为眼的正调节。睫状肌收缩到最大限度时,晶状体表面的凸度也达到最大,即是晶状体达到完全调节,眼睛的屈光力最大,这时,视网膜与物空间的近点相共轭。

二、集合

集合(convergence)有两种不同的含义,一种是描述视轴的相对位置,双眼视轴相交于一定的注视点;另外一种含义是,当注视点由较远处向较近处改变时视轴的相对运动。近反射的集合即为后一种含义。与集合对应的为分开。分开同样有两种对应的含义。如果注视点从较近处移向较远点,视轴分开,最后的位置可能是处于集合或平行状态。在双眼准确注视一个真实目标时,不会出现分开状态。

1. 集合测量的单位

双眼在视轴中间集合或近功能眼位所对应的最近点,称为集合近点(near point of convergence,NPC),临床上检查一般为最近点到鼻梁的距离。视远时双眼视轴平行,集合作用完全静止,此时两眼能看清物体所在的点为集合远点(far point of convergence)。集合的程度通常使用集合角来表示,其测量单位可以使用米角(meter angle,MA)、三棱镜度($^\triangle$)或圆周度(°)。

(1)米角:为衡量集合角的单位,当两眼注视 1m 距离处的物体,两眼视轴所成的集合角为 1 米角。按米角为单位计算集合角的方法为注视物体至双眼旋转中心连线的垂直距离(以 m 为单位)的倒数。双眼旋转中心的连线称为眼间基线,它的长度(眼间距离)大约与视远瞳孔距离(pupil distance,PD)相等。当视轴朝向注视点时,总的集合角是双眼视轴之间的夹角,用 $\hat{C}$ 表示。如果眼间距离为 $2p$,注视点与基线的距离为 q,$Q=1/q$(q 的单位为 m)。以米角表示的集合角为:

$$C(MA)=\frac{1}{q}=Q \qquad \text{式 5-1}$$

(2)三棱镜度:以米角为单位衡量集合角未考虑瞳孔距离,而集合角的真正大小随瞳孔距离的变化而改变,其计算公式为:

$$\hat{C}=\tan^{-1}\left(\frac{2p}{q}\right)[\text{此处 } p \text{ 和 } q \text{ 的单位均为 m},\hat{C} \text{ 的单位为 °}] \qquad \text{式 5-2}$$
$$=\tan^{-1}2pQ$$

由于反正切函数在测量数值范围内接近于线性,并根据 1°=1.75$^\triangle$,以三棱镜度表示的集合角为:

$$C(^\triangle)=2pQ\times100=Q\times PD(\text{此处 PD 的单位为 cm}) \qquad \text{式 5-3}$$

米角和三棱镜度的换算为:

$$C(^\triangle)=C(MA)\times PD \qquad \text{式 5-4}$$

2. 集合的机制

集合可分为自主性集合和非自主性集合。通过练习,没有视觉刺激,仅由意志产生和控制的集合称为自主性集合。由视觉反射产生和控制的集合称为非自主性集合,是眼球维持双眼单视所产生的反射性位移。由于产生的机制不同,可分为以下几种类型。

(1)张力性集合(tonic convergence) 又称为紧张性集合。它来自肌肉的张力和中枢持续的神经冲动。张力性集合不足可导致外隐斜,过强可导致内隐斜。在眺望无穷远时,单眼外肌(主要是内直肌)的张力维持眼位的集合成分。

(2)调节性集合(accommodative convergence) 伴随调节产生的集合,是由于视近时调节和集合之间的联动所产生的。除了年龄较大的老视受试者,一般情况下,视近时调节和集合总是同时产生,不会出现只要求调节不要求集合,或相反的情形。

当眼睛注视一个近目标,调节和集合同时产生。集合必须准确到几分弧以内,以避免产生复视,而调节不需精确,眼睛的景深仍可使观察者获得清晰的知觉。

引起调节性集合的调节力与其所诱发的调节性集合的比值称为调节性集合调节比(ratio of accommodative convergence to accommodation,AC/A)。

(3)融合性集合(fusional convergence) 由融合性反射产生的集合。正常情况下,双眼黄斑中心凹互为对应点,融合反射引导眼睛,使注视目标同时成像在双眼黄斑中心凹。

(4)近感性集合(proximal convergence) 视近时由心理因素产生的集合,即通过已知注视目标位于观察者的近处所诱导的集合。即使通过镜片或一定的光学仪器使注视目标成像在无穷远,由于对注视目标位置的感知仍可诱导近感性集合。如同视机检查时,尽管检查画片通过镜筒中的镜片成像在无穷远,但被检查者已知画片在镜筒中,仍可产生近感性集合,导致同视机检查的斜视角,内斜视可能偏大。

三、瞳孔缩小

视近时,除了调节和集合,同时伴有瞳孔的缩小。瞳孔缩小(miosis)增加眼睛光学系统的景深,减小调节的需求,同时也是调节滞后的因素。

> **全英文扩展内容:眼球运动及其核上控制系统**
> **Extended Reading: Eye Movements and**
> **Their Supranuclear Control Systems**

Part 1: Concepts and take-home messages

1. The eye performs rotary movements around a center of rotation within the globe. This center of rotation has been assumed to be fixed, but studies have indicated that this is not the case. Even seemingly simple eye movements are complex.

2. Any movement of a freely suspended spheroid body can be reduced to a combination of one or more of six types of movements. This body can move upward or downward, and forward or backward (translatory movements), or it can rotate around a vertical, horizontal, or anteroposterior axis (rotary movements). If a translatory movement takes place, the center of the body moves with it. In a pure rotary movement the center would not change its position.

3. Since the eyeball has an essentially fixed center of rotation, the globe has three, not six, degrees of freedom. It can rotate around one of three axes, all going through the center of rotation, including anteroposterior or sagittal axis (y-axis), vertical axis (z-axis), and horizontal axis (x-axis). The vertical and the horizontal axes are assumed to lie in the equatorial plane, or Listing's plane, which is defined as a plane fixed in the orbit that passes through the center of rotation and the equator of the globe when the eye is in primary position.

4. Hering's law relates to yoke muscles and binocular eye movements (versions), whereas Sherrington's law explains agonist-antagonist relationships and monocular eye movements (ductions).

5. Disparity-driven (fusional) vergence occurs in response to retinal disparity. This can be horizontal disparity, which gives rise to stereoscopic depth perception. It can also be vertical disparity or torsional disparity. Each type of disparity drives the corresponding type of vergence movement. Blur-driven (accommodative) vergence occurs secondarily to an accommodative response. When the eye focuses to near targets, a convergence response occurs, which tends to bring the lines of sight nearer the target, even if only one eye sees the target. It should be noted that accommodative convergence is not usually sufficient to accurately bifoveate a target, and disparity vergence is required as well.

6. Until the 1990s, microsaccades were defined as having amplitudes smaller than 12 arc min. This cut-off value originated in earlier studies finding that the distribution of saccadic sizes during fixation declined sharply around 12 arc min. However, later studies found that microsaccade sizes frequently exceed this value. Thus, most contemporary researchers have adopted the convention of using a 1-degree upper magnitude threshold, which captures more than 90% of saccades produced during attempted fixation.

7. Two important oculomotor reflexes are the vestibulo-ocular reflex (VOR) and optokinetic nystagmus (OKN). The vestibulo-ocular reflex functions to keep the eyes steady when the head moves. Vestibular

stimulation, induced by turning the head, results in a compensatory movement of the eyes to maintain the position of gaze. If the head is rapidly turned to the left, the eyes move to the right with the same velocity. Optokinetic nystagmus is a visually mediated reflex consisting of smooth pursuit alternating with saccadic refixation as a series of objects cross the visual field. The eyes follow a moving object with smooth pursuit, then use a saccadic movement in the opposite direction to refixate on the next approaching target. The stimulus most commonly used to produce OKN is a pattern of black and white stripes presented on a rotating drum or moving tape.

8. It should be noted that the field of vision is the area within which, for a specific fixation distance, form, brightness, or color may be observed without moving the eye or the head. The field of fixation is the area within which central fixation is feasible when moving the eye but not the head. The practical field of fixation is achieved by moving both the head and eyes, as in casual viewing.

Part 2: Supranuclear control of eye movement

Normal visual behavior is accomplished by a continuous cycle of visual fixation and visual analysis interrupted by saccades. Individuals with intact sensory visual systems (optical and afferent) are capable of discerning small details comparable to Snellen acuity of 20/13, provided the image of the target is maintained within 0.5 degree of the center of the fovea. However, 10 degrees from fixation, the resolving power of the retina drops to 20/200. Although the peripheral retina has poor spatial resolution capabilities, it is exquisitely sensitive to movement (temporal resolution). The image of an object entering the peripheral visual field stimulates the retina to signal the ocular motor system to make a rapid eye movement (saccade) and fixate it on the fovea. Visual information concerning spatial resolution (fine detail) and color travels via retinal ganglion (P) cells to the parvocellular layers of the lateral geniculate nucleus (LGN), whereas information concerning temporal resolution (movement) travels via retinal ganglion (M) cells to the magnocellular layer of the LGN. In turn, neurons in the LGN project via the optic radiations to the primary visual area (V1), the striate cortex (area 17). Visual processing in the cortex begins in the primary visual area from which issues two processing streams. The ventral stream, responsible for form and object recognition and emphasizing foveal representation, projects to the temporal lobe via occipital areas V2 and V4. The dorsal stream, responsible for movement recognition, guiding actions in space, and emphasizing peripheral visual field representation, projects to the prestriate cortex; then it relays to the superior temporal sulcus region, which contains cortical areas MT (middle temporal) and MST (middle superior temporal) in monkeys, roughly equivalent to the parietotemporo-occipital junction (PTO) in humans, and encodes for location, direction, and velocity of objects. Both streams converge on the FEF (frontal eye field) and are involved in controlling saccades (Figure 5-4). Premotor neurons for controlling eye movements are located in the brainstem, including the paramedian pontine reticular formation (PPRF), the mesencephalic reticular formation (MRF), rostral interstitial nucleus of the medial longitudinal fasciculus (riMLF), the interstitial nucleus of Cajal (IC), the vestibular nuclei (VN), and the nucleus prepositus hypoglossi (NPH). The medial longitudinal fasciculus (MLF) is a major fiber tract containing the axons of these neurons.

Our understanding of the mechanisms for eye movements is based on clinicopathological and radiological correlation as well as animal and bioengineering experiments. With the exception of reflexive movements such as the vestibulo-ocular reflex (VOR) and fast phases of nystagmus, cerebral structures determine when and where the eyes move, whereas brainstem mechanisms determine how they move. In other words, voluntary eye movements are generated in the brainstem but are triggered by the cerebral cortex.

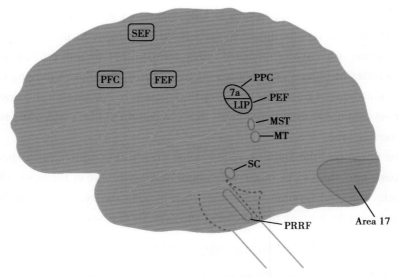

Figure 5-4　Areas in the human brain controlling eye movements

LIP, lateral intraparietal area; MST, medial superior temporal visual area; MT, middle temporal visual area; PEF, parietal eye field; PFC, prefrontal cortex; PPC, posterior parietal cortex area; PPRF, paramedian pontine reticular formation; SC, superior colliculus; SEF, supplementary eye fields in the supplementary motor area; 7a, area 7a.

Interruption of the saccadic and pursuit pathways before they reach the eye-movement generators in the MRF and PPRF results in a loss of voluntary eye movements but relatively spares reflex movements such as the VOR, optokinetic response, and the Bell phenomenon. This constellation of findings is referred to as a supranuclear gaze palsy and occurs classically in progressive supranuclear palsy (PSP) as well as a variety of disorders.

（史学锋）

第六章
双眼视觉与眼球运动的相互作用

　　导读：协调的眼球运动确保了在任何方向和任何距离维持双眼单视，同时知觉性和运动性融合机制的正常运作确保了双眼视轴方向始终保持一致。理解双眼视觉与眼球运动的相互作用对理解各种眼球运动和双眼视觉异常发生的机制是非常重要的。通过对本章的学习，应掌握双眼视觉的形成是如何依赖眼球运动的，以及双眼视觉异常又如何影响眼球运动功能，了解双眼视觉发育和眼球运动发育均具有敏感时限。只有认清事物之间相互作用的特点和规律，才能把握事物的本质，通过对本章的学习，亦将进一步增强对唯物辩证法的认识。

第一节　正常双眼视觉对眼球运动的依赖

一、眼球运动的目的

眼球运动的目的包括 3 个方面：①通过在注视野（field of fixation）内进行视野（field of vision）的转换以扩大可视范围（field of view）；②将注意目标的图像投射到黄斑中心凹，并保持在中心凹上；③准确地定位双眼的位置，使双眼视轴方向始终对准注视目标，从而确保维持双眼单视。

二、自主性眼球运动与非自主性眼球运动

眼球运动可分为自主性眼球运动（voluntary eye movements）和非自主性眼球运动（involuntary eye movements）。自主性眼球运动是意识控制的运动，其控制信号来源于皮层。非自主性眼球运动是在无意识的情况下发生的眼球运动，主要是受到视觉或听觉等来自身体外部的刺激，或来自前庭等身体内部的刺激所引起。

神经元是神经系统解剖和生理功能的基本组织单位。以神经元为基础的反射活动的概念，长期以来一直是神经生理学和神经病学的基础，因此也是理解视觉感觉与运动系统的基础。例如，当视网膜的照度发生变化时，眼睛的瞳孔会发生收缩或扩张。当将头向一侧肩膀倾斜时，眼睛会围绕其前后轴发生旋转运动，视网膜的垂直径线会朝着与头部运动相反的方向转动。这些运动反应都是无条件反射（unconditioned reflexes）。人并不能意识到这些反射的发生。介导这些反射的中枢神经系统结构不位于皮层，而是皮层下的结构。再比如，当一个视觉刺激到达视网膜周边时，如果该视觉刺激具有足够的显著性（saliency），眼睛会发生非自主的转动并将该刺激投射到分辨力最高的视网膜区域，即中心凹。如果一个被双眼所注视的物体接近眼睛时，双眼会非自主地发生集合运动使双眼视轴持续对准该物体，以维持双眼注视。如果由于某种因素使双眼视轴无法对齐，则会发生矫正性融合运动以恢复双眼注视。这些运动虽然基本上是反射性的，但需要大脑皮层的合作，特别是视觉注意力的状态。Hoffmann 和 Bielschowsky 在 1900 年发表了他们关于融合运动的经典研究，明确地提出了这

些运动的反射性质,但也指出它们不是在没有伴随注视的情况下产生的。当时,他们称其为心理视觉反射(psycho-optical reflexes)。现在,这些需要大脑皮层合作的反射运动被称为条件反射(conditioned reflexes)。

三、双眼视觉是建立在眼球运动反射的基础上的

由于人类需要能够注视任何方向并在任何距离维持双眼单视,所以必须具备一套高度精确和完全协调的机制。从机械学的角度来说,这套双眼视觉机器是自动化的,在自动化程度上又分为两种系统:①是完全按固定程序进行操作的机制;②是通过高级的控制系统根据对不同条件的分析来进行操作的机制。双眼视觉机器系统的组织结构和按一定程序的反射功能是与生俱来的,是在动物从低级到高级的进化过程中演化产生的,并且通过遗传方式而保留下来,这些反射为无条件反射。精确的双眼视觉反射则是在这一基础上发展起来的复杂的反射活动。这些反射活动是通过大脑的高级中枢,在意识的参与下实现的。这些反射的建立是有条件的,需要经过反复使用进行强化,并最终在强度上与无条件反射相似。但如果条件不具备或不充分,就可能建立得不好,或由于某种原因完全不能建立,或已经建立因不继续使用而消退。

人类出生后的发育成熟阶段相较于动物较长,有的感受器在出生时其组织结构尚未发育完善。双眼视觉有如机器,在出生时一切零件、线路虽已基本齐备,但生后需要接通和进行精细调整。这个过程就是双眼视觉的发育阶段,一般要到 6~8 岁以后才完全固定下来。婴儿出生时眼球运动虽与视觉无关,但已经有了基本的同向或异向运动的萌芽,其形式或是快而不稳定的,或是散漫而迟缓的。起初只能维持几秒钟,但很快通过视觉的刺激,使运动逐渐协调起来。随着视觉日益发育,外界视觉刺激频繁地将信号输入大脑,经过反复使用,同时伴随组织结构的日益发育成熟,逐渐建立起一系列巩固的视觉反射。

四、双眼视觉依赖的基本反射

1. 代偿固视反射(compensatory fixation reflex) 也称为重力反射(gravitational reflex),当头位改变或头随躯体一同改变位置时,可引起代偿固视反射。这种反射通过使眼睛转向头或躯体运动的代偿方向,从而有助于保持眼睛的位置。例如当头向右肩倾斜时,引起前庭反射,产生右眼内旋肌(右眼上直肌及右眼上斜肌)及左眼外旋肌(左眼下直肌及左眼下斜肌)收缩。由于此种反射运动之结果,两眼角膜垂直径线仍保持平行,且与正常直立体位相一致,与地心引力方向一致。代偿固视反射不需要视觉的参与。

2. 定位固视反射(orientation fixation reflex) 被注视的物体或全景发生移动所诱发的眼睛追随被注视目标的相对缓慢的持续运动。定位固视反射使眼睛能够保持对运动目标的持续固视。

3. 再固视反射(refixation reflex) 是让眼睛重新回到原定位点或转向新的定位点的反射。前者称为被动性再固视,后者称为主动性再固视。被动性再固视出现于眼睛注视一物体过程中逐渐偏离原注视目标时。由于发生了定位偏差,使眼睛反射性地快速回到原定位点。主动性再固视为视网膜接收一新的信号刺激时所引起的迅速的转向新的定位目标的反射活动。当一个新的具有知觉显著性(perceptual salience)的视觉刺激落在视网膜周边部时,在被感知后立即引起眼睛再固视反射活动从而将物像移至黄斑部。

4. 异向固视反射(vergence fixation reflex) 分为集合反射(convergence reflex)和分开反射(divergence reflex)。当被注视的物体由远及近运动或由近及远运动时,物像在两眼视网膜上向相反方向运动,刺激了双眼颞侧视网膜或双眼鼻侧视网膜。此时物像没有落在双眼视网膜对应点,为了维持物像持续落在两眼视网膜黄斑部,其两眼必须同时内转或外转。有时被注视的物体不在正前方而位于一侧,此时该物体由远及近或由近及远运动所诱发的两眼的反射运动将不对称,称为非对称性异向固视反射。生后 6 个月时的婴儿已具有集合功能,但尚不健全。2 岁左右的儿童集合功能的发育已

很充分,但融合反射与调节反射尚不健全。

5. 融合反射（fusion reflex）　由于两眼视网膜对应点的物像能被感知为同一物体,所以当一眼物像投射到非对应点时,即可引起融合反射,使物像回到对应点上,实现双眼单视。例如,在婴儿一眼前放置一小度数三棱镜,使物像偏离注视位,将诱发该眼转向正位的运动。引起融合反射的视网膜物像移位幅度称为融合范围。融合范围一般可以作为双眼视觉正常与否的重要参考。

6. 调节反射（accommodation reflex）　眼睛视近物时可引起调节反射。视近物所具有的充分的调节力是当原始动物发展到两栖类和陆栖类时才出现的。调节力在进化过程中的不断增长与视力的提升密切相关。调节力的增加在有黄斑的动物最明显。调节与集合存在有机联系,这在动物进化的早期即已开始存在,但直到哺乳类动物才发展得较为完善。生后4个月内的婴儿黄斑与睫状肌均未充分发育,尚不具有调节力。6个月至2岁半期间视力迅速增加,睫状肌亦开始发育,调节与集合进入平行发展阶段。在发育过程中调节与集合建立起有机联系,但两者仍可在一定限度内单独行使作用。例如在注视远方或一定距离的物体时,在眼前连续增加近视镜片,直至不能再看清该距离目标时所增加的屈光度,就是集合不变时调节力单独行使的限度。再如,当用同视机检查,双眼注视融合画片,不断向集合方向转动镜筒,直至二像分离时,所转角度即为调节不变时集合单独行使的限度。在调节与集合一同行使时,两者的比率也是可变的。这与屈光状态有直接关系,屈光矫正前与矫正后两者的比率也会有改变。当集合与调节存在显著不协调时,往往为了保持清晰视力,而产生斜视。

五、双眼视觉反射的发育

双眼视觉反射的发育具有时间性,是随着眼部组织结构和视觉神经系统的发育,并在生后反复使用的基础上逐渐建立起来的。生后早期不仅是视力发育的关键时期,同时也是眼球运动和双眼视觉反射发育的关键时期。2~3岁时各视觉反射均已发育至接近成人水平但尚未完善,至6~8岁时发育基本完成,即接近无条件反射的强度。

儿童双眼视觉反射及相关行为学的发育见表6-1。

表6-1　不同阶段双眼视觉反射发育的标志及相关行为学表现

年龄	双眼视觉反射及相关行为学表现
出生	无目的的眼球运动
2周	少量集合反应,能对迷路兴奋做适当的同向旋转运动反应
5~6周	可在较大的注视野内发现同向性固视反射及再固视反射
2个月	易发现集合反应,眼可追随运动中的人或移动的手
3个月	眼可追随运动的铅笔,头亦随之转动
4个月	头可抬起,能看自己的手,有时用手接触物体
6个月	集合持续时间延长,常可借增加集合对抗底向外的三棱镜,有的亦不能。随坐起的程度,身体随头及眼转动
12个月	企图站起
2岁	有很强的集合,各反射也更加精练,但也能很快地完全丧失
3岁	各反射较为巩固,但如失用易致丧失
4岁	各反射巩固,如失用可引起紊乱,但不致丧失,经使用能恢复
5岁	各反射达到无条件反射的强度,但如失用仍可能导致暂时紊乱
8岁	各反射达到如同无条件反射一样的巩固程度,波动期结束

六、协调的眼球运动对维持双眼视觉的作用

协调的眼球运动对维持双眼视觉是非常重要的。人注视视觉场景中任何方向都需要双眼运动的协调以及视轴方向的一致。此外,在不同距离的深度变换中,不仅须保持双眼注视,还需要同时不断地调节晶状体的焦距以保持每只眼睛接收的图像清晰。不仅如此,这些相互关联的运动,还需要使 2 个清晰的视网膜图像刚好落在 Panum 空间区域内,才能获得精细的立体视觉。

双眼同时接收清晰的注视目标的图像离不开调节和集合功能的精确联动。这对于人生后双眼视觉的发育也是非常重要的,从某种程度上来说,视觉系统自身调控了可以影响其发育的视觉经验。出生时,婴儿通常有远视,即光学图像将在视网膜后面形成,但由于调节的作用,其仍然可聚焦在视网膜上。因此,在适应不同注视距离的条件下,这种动态的精确的调节能力是双眼视网膜获得清晰图像的核心。对于小于 8 周龄左右的婴儿,通常需要在 30~50cm 的距离范围内聚焦。随着年龄的增长,其注视距离不断增加,双眼将在更大范围内进行焦距的动态调节。此外,婴幼儿的双眼间距离(瞳距)约为成人的 2/3,大约需要至少 10 年的时间发育至接近成年的水平。与成人相比,婴幼儿在注视距离变化相同的条件下可以采用更少的双眼异向运动的量即可实现双眼视轴方向对准深度变化的注视目标。随着年龄的增长,由于瞳距不断增加,对于集合的需求也随之增加。尽管存在这些发育过程中的挑战,在出生后 2 个月内,调节和集合响应的潜伏期便可以很短,且变化幅度越大,其变化的速度越快。此外,即使在注视静止物体的过程中,眼睛也永远不会完全静止,而是始终在进行无意识的微小的眼球运动,即注视性眼球运动。双眼协调的注视性眼球运动对于维持双眼视觉也是非常重要的。

第二节　异常双眼视觉对眼球运动发育的影响

一、双眼视觉反射障碍的原因

双眼视觉反射障碍发生的原因包括知觉性障碍、运动性障碍以及中枢性障碍。

1. 知觉性障碍　包括光学性的和神经知觉的因素。光学性因素主要是指在生后早期两眼视网膜成像差别很大,包括照明、物像之清晰度及大小之明显差异,以及无法将两眼的物像整合成脑内单一的像的诸多因素。在此情况下只能抑制一眼之物像来解决,因而使一眼脱离注视位而呈斜视。未经矫正的双眼物像不等,如发生于双眼视觉反射未充分巩固之前,可引起隐斜视及共同性斜视。由于病理性的因素,如角膜白斑、玻璃体积血、白内障等,使一眼视网膜上的物像模糊,妨碍正常双眼视觉反射的建立,将可能引起眼球震颤及共同性斜视。神经知觉的因素为自视网膜至视中枢视觉通路上的障碍。如其障碍属于先天性的,则将产生眼球震颤。如发生于已建立固视反射之后,可以引起共同性斜视。

2. 运动性障碍　包括静力性障碍、动力性障碍和神经性障碍。静力性的多为眼球位置或肌肉解剖学异常;动力性的主要是由于调节与集合比率的异常;最后为神经性的,多为下运动神经元、核上径路及本体姿势反射机制受累所致。

静力性障碍可影响肌肉牵引方向与眼球转动,一般造成隐斜视或共同性斜视,严重者将引起向一定方向之眼球运动障碍和非共同性斜视。动力性障碍系指调节与集合功能之间的比率异常所产生之眼位分离。远视眼患者需要经常使用调节,因而引起过强的集合兴奋。此时会发生两种情况,如果为了使集合弛缓必须少用调节,这样集合虽保持正常,但视力呈现模糊;如果使用调节以求看清物体,则视轴将产生向内偏斜。由于看清物体之欲望较强,所以视物时往往产生集合过强之倾向,并可形成内斜视,此情况主要发生于中高度远视眼。近视眼患者由于视物时需要的调节力很少,因而集合之使用亦相对减少,所以可能发生外斜视。先天性近视患者自幼看不清远方物体,所以不使用调节。但因经常注视近物,集合之使用已成习惯,日久之后无论远近距离视轴都向内偏斜。成年后天性近视患者,

集合不足发生于融合反射巩固以后,一般产生外隐斜,直至年长后因集合功能减退,此时始变为外斜视。如合并显著散光,患者无论如何努力,远近距离均看不清,常放弃使用调节而引起继发性集合减退,造成外斜视。神经性障碍包括在眼球运动控制系统任何水平上由于发育异常、外伤或疾病所致损害。病因多种多样,如颅脑外伤、血管疾病、炎症、退行性病变及肿瘤等。其临床症状因病变所在部位而不同。

3. 中枢性障碍　中枢性因素在斜视病因中亦很重要。如意志薄弱、痴呆等可妨碍反射功能的发育或造成不稳定。若中枢神经系统过于敏感,因过度的兴奋使反射活动产生不协调。其次在双眼视觉反射建立后,高级神经活动效率的减低可以使反射遭到破坏,如在重病、疲劳或中毒等情况下即有此种现象。这些情况均容易影响双眼视觉的平衡,因此原来可以充分代偿的眼位不平衡,可转化为显斜视。起初仅为间歇性的,但最后将变成恒定性的。

二、双眼视觉异常对眼球运动发育的影响

知觉性和运动性融合机制的正常运作确保了双眼视轴方向的一致。如果知觉性融合功能被干扰或破坏,运动性融合就会"受挫",就会出现可测量的双眼视轴方向的偏差。因此,双眼视觉异常常引起眼球运动功能发育的障碍,从而导致斜视、眼球震颤等发生。

出生后早期异常视觉经验可以引起双眼视觉发育异常,导致弱视的发生,表现为视力下降、立体视觉损害、对中高空间频率的对比敏感度降低、整体运动感知异常等。事实上,在弱视患者,由于双眼视觉异常,不仅仅是存在视觉感知功能的异常,也引起了眼球运动功能的异常。对弱视患者的研究已经揭示其还存在注视、扫视和视动性眼球震颤等眼球运动功能的破坏。这些运动异常的起源被认为可能既在于传入缺陷,也可能存在于传出系统发育的缺陷。眼球运动功能发育的异常又进一步促进了双眼视觉发育的异常。

> **全英文扩展内容: 双眼视觉和眼球运动的协同发育**
> **Extended Reading: Synergistic Development of Binocular Vision and Eye Movement**

Part 1: Concepts and take-home messages

1. The function of compensatory fixation reflex is to keep the eyes in a fixed position, i. e. looking in the required direction compensating for the movement of the body, head, limbs, etc.

2. Orientation fixation reflex can be demonstrated by the eye following a moving object or panorama, thus exhibiting a comparatively slow movement of continued fixation and not a rapid jerk fixation.

Part 2: Synergistic development of binocular vision and eye movement

Visual perception is optimal in humans at adulthood, providing that all the developmental processes in relation to it have occurred properly both before and after birth, including anatomical and functional processes. This includes not only the correct development of the eyes themselves, but also that of eye movements through the extraocular muscles (EOMs). In parallel, all of the central structures in the brain that are related to visual perception (including those concerned with eye movements) must also develop appropriately. As a result, for example, each neuron in primary visual cortex (V1) becomes progressively able to encode the different attributes of the visual scene, such as orientation and direction of movement. Progressively, most of them also become"binocular", i. e., able to be activated through both eyes while they are initially monocular. In parallel, cortical maps corresponding to each of these attributes of the visual scene, including the retinotopic map encoding space, develop. The different types of eye movements (saccades, pursuits) also mature with age. The"quality"of both the postnatal visual experience and that of the eye movements play a major role in this, in particular during the so called"critical period". At the end of all these processes, if they have occurred properly, an optimal visual perception in terms of acuity, color vision, perception of contrasts and binocular vision is acquired progressively with age.

Any alteration of postnatal visual experience and/or of eye movements during the critical period, which corresponds to the period of maximum plasticity, leads to the abnormal development of various structures in the brain, both anatomically and functionally. Strabismus is among these alterations. It has been identified for centuries and is characterized by a misalignment of the eyes. It presently affects approximately 2% of the human population worldwide. When occurring early in life, strabismus induces, for example, an abnormal development of both the geniculo-cortical pathway and interhemispheric connections through the corpus callosum. In parallel, neurons and neuronal maps in V1, as well as those in visual areas from the dorsal and the ventral streams, develop abnormal functional properties. Importantly here, the binocular activation of visual cortical neurons is altered because of strabismus. Normally, these neurons receive progressively excitatory inputs from first the contralateral and then the ipsilateral eye during postnatal development. The neurons then potentiate each other to ensure binocular vision. Instead, after strabismus, neurons still sustain excitatory inputs from both eyes but the fixating eye neutralizes the neural response from the deviated eye through inhibition. Binocularity is thus greatly disrupted. Although this phenomenon has been investigated less, neural basis for eye movements may also be abnormal, from the oculomotor muscles themselves to cortex. Altogether, this often leads to amblyopia and a loss of binocular vision.

（史学锋）

第七章
斜视弱视与双眼视觉功能检查

　导读:对斜视弱视和各种双眼视觉异常的诊断治疗首先离不开对患者进行全面和精准的临床检查。本章是帮助学生实现从基础理论学习转向临床实践学习的关键环节。通过本章的学习,应掌握针对斜视弱视和各种双眼视觉异常进行主诉和病史采集的要点,掌握视力检查的注意事项和儿童视力评估的方法,掌握屈光检查中的注意事项,掌握眼外肌功能评估的方法和各种斜视角测量方法,掌握双眼单视功能检查方法,了解斜视的影像学检查的研究进展。创造和使用工具是人类社会进步的动力,当前人类已进入人工智能的时代,通过本章的学习,亦将激发学生创造和创新的动力。

第一节　主诉和病史

一、主诉

斜视和弱视是常见的眼病,尤其在儿童中多见。对于斜视和弱视患儿,通常需要从他们的父母处了解病史。

常见的症状包括:

1. 眼位偏斜　眼位偏斜是斜视和弱视患者最常见的主诉之一。斜视和弱视儿童常常因家长发现其眼位异常而前来就诊。

2. 复视　非共同性斜视患者可以出现复视,少数间歇性外斜视和共同性内斜视患者在早期也可能出现复视。复视是斜视患者临床上最明显的症状之一,即使是年幼的儿童也能表达出来。

3. 头位异常　家长通常会发现斜视患儿头部姿势异常,尤其是麻痹性斜视者。由于复视会影响儿童的日常生活和学习,患儿通常会采取代偿性头位维持双眼单视。

4. 畏光　家长会抱怨患儿在户外或强光下经常闭眼,这是间歇性外斜视患者的一个特征。

5. 视力不良　一些患儿常常在入园或入学体检时发现一只眼或两眼视力不良,检查发现存在屈光异常或眼位偏斜。

6. 其他　甲状腺眼病、眼眶爆裂性骨折等限制性斜视患者,通常会出现眼球运动受限。伴随旋转性斜视的患者常常会抱怨视疲劳、眼胀痛、视物倾斜、眩晕等症状。

二、病史

通过询问病史,有经验的医生可以得出初步诊断,这对于首诊时检查不能合作的幼儿尤为重要。由于斜视和弱视患者多为儿童,病史采集时宜在轻松自然的状态下进行。如婴儿可以仍放置在婴儿车内,稍大一点的儿童可以任其随意玩自己的玩具。在询问病史的同时可对患儿作初步的评估,如观察患儿的斜视是单侧性还是交替性的、哪一眼是主视眼、有无异常头位等。病史采集还应包括发病时间和年龄、发病诱因、斜视的发生规律、家族史及既往史等。

1. 发病年龄　应仔细询问患者首次出现斜视的时间。如患者为儿童,则应询问其家长谁先发现患儿斜视,哪一只眼斜视。患儿家长有时会弄混斜视的眼别,因此询问时可以要求患儿家长用手指出是哪一只眼斜视,以进一步核对眼别。为区分先天性或后天性斜视,要求患儿家长最好能提供患儿出生后早期的照片(如百日照等),这对于判断斜视发生的时间有重要意义。

2. 发病诱因　要了解患儿是否存在发病诱因,如母亲妊娠初期饮酒或服用某些药物史,患儿同时伴有皮疹、发热、外伤以及其他疾病等。在记录母亲妊娠史时,应询问是否早产及患儿出生时的体重,是否顺产、产时胎位,以及是否使用助产器械等。

3. 斜视发生的规律　首先要弄清患者的斜视是恒定性还是间歇性的,这对于其双眼单视功能的评估至关重要。应进一步询问其斜视程度是否在疲劳或者疾病时加重、是否在看远或者看近时更明显、在精神集中或者精力分散时是加重或减轻。对斜视患儿而言,其家长会提供很多有价值的线索,譬如间歇性斜视患儿在阳光下喜闭一眼、调节性内斜视发病初期只有在集中精力看东西时才会出现等。

4. 家族史　不仅应询问其近亲属如父母、兄弟姐妹及祖父母等是否患有相关疾病,还应询问其他亲属有无相关病史。询问应不限于斜视及眼球运动障碍性疾病,还应包括屈光不正、眼球震颤及其他遗传性眼病等。

5. 既往史　了解患者既往的斜视治疗情况具有重要意义,应详细记录患者是否曾经戴镜治疗,是否接受过遮盖治疗,是否做过斜视、弱视训练,是否曾行眼外肌手术及手术方案等。对于眼球震颤患儿,还应了解其是否有先天性白内障手术史、眼外伤史及特殊用药史。

采集病史要注意两个方面的问题。一方面是病史陈述有一定主观性,某些有家族史的患者及亲属可能不愿意承认该疾病的家族史,而故意强调意外事故或者其他疾病的影响,因此对采集到的病史应客观评估。另一方面,也不能草率地否定患儿家长的陈述,因为他们常常是正确的。例如,如果一个家长明确陈述患儿的眼睛只有偶尔在精力不集中时才会偏斜,而医生在首诊时即使通过遮盖试验也无法发现其眼位偏斜,则不能下结论说这个患儿没有斜视。应该嘱其随访观察,在下一次患儿复诊检查时很可能会发现其眼位偏斜。

第二节　视力检查

视力检查是对斜视和弱视受检者最基本、最重要的一项视功能检查。在视力检查时,需要分别检查受检者的远视力和近视力、裸眼视力和矫正视力,并确定其注视性质。由于斜视和弱视受检者多数为儿童,因此视力检查不仅仅是查视力表,而应包括其他主观与客观视力评估方法,以及针对婴幼儿的注视力评估。

一、远视力与近视力检查

远视力是指人眼辨别最小物像的能力。国内常用的远视力表是**E**字视力表,年幼儿童也可应用儿童图形视力表。检查距离为 5m,先检查右眼,再检查左眼。一般采用排列成行的视标进行视力检查,对于年幼的儿童,也可以使用单个视标进行检查,但须予以注明。

近视力是指视觉系统在阅读距离内能够辨别微小视标的能力。常用的近视力表包括 Jaeger 近视力表和标准近视力表。近视力检查的距离为 30cm,方法与远视力检查相似。检查时光照应充足,但应避免视力表表面反光。除未矫正的老视眼以外,近视力通常等于或优于远视力。

视力检查是一项心理物理检查,很多因素如年龄、屈光状态、瞳孔大小、视力表的照明及对比度等均可能影响检查结果。对于部分弱视受检者,反应速度可能较慢,应提供足够的适应时间。弱视受检者对排列成行视标的分辨力较单个视标差(拥挤现象),因此,当测试视标为单个视标时要在记录时加以注明。麻痹性斜视受检者常有代偿头位等,进行视力评价时须综合考虑。此外,对于一些特殊的受检者,还要增加双眼视力检查,如隐性眼球震颤患者,进行双眼视力检查可以避免和减少诱发隐性眼球震颤,所得视力检查结果可较单眼遮盖所查的视力明显提高。对隐性眼球震颤受检者进行单眼视力检查时须嘱其双眼同时睁开,检查者在其一眼前增加足够屈光力的正球镜使之雾视,进而检查对侧眼的实际视力。此外,冲动型眼球震颤患者存在慢相和快相,由于头位偏斜,检查此类受检者时,不仅检查正前方双眼视力,还要检查代偿头位时的双眼视力,以准确评估受检者的视觉功能。上睑下垂的患儿应纠正其仰视头位,并轻抬患儿上睑暴露瞳孔区后检查视力。在进行视力检查时,应充分了解各种特殊情况,采取相应检查,确保检查结果的准确性。

二、儿童视力的评估

1. 正常儿童的视力发育　新生儿的扫视运动很少,注视和追随能力非常差。6周时,大多数婴儿可以有一定程度的平滑追随运动和中心注视。8周时,绝大部分婴儿能够中心注视,并有精确的平滑追随运动,对视动鼓有反应。然而,6个月前的婴儿平滑追随运动仍然是不对称的,单眼从颞侧到鼻侧的追随运动较鼻侧到颞侧更佳。表7-1列出了正常儿童的视力发育。然而,视力发育的个体差异很大,在一部分正常儿童中也可能出现视觉成熟迟缓的现象。

表 7-1　正常儿童的视觉发育

0~2 个月

瞳孔光反射

间或出现的注视和追随

不规则眼球扫视运动

眼位:常呈外斜视,罕见内斜位

视动性眼球震颤(optokinetic nystagmus,OKN):出生时即已存在,但慢相期速度受限

2~6 个月

扫视运动发育完成

中心注视和追随

准确的双眼平滑追随

不对称的单眼平滑追随

2~4 个月时对不同距离的视标产生一定程度的调节反应

存在准确的 OKN

眼位:正位,少数呈外斜位,内斜视为异常状态

3 个月时立体视觉开始发育

6 个月 ~2 岁

中心注视

准确、平滑的眼球追随运动

眼位:正位

3~4 岁

视力达到 0.5,两眼视力相差小于 2 行

5 岁

视力达到 0.6~0.7,两眼视力相差小于 2 行

6~7 岁

视力达到 0.7~1.0,两眼视力相差小于 2 行

2. 儿童视力的检查 儿童的视力检查方法应根据其年龄、发育水平和合作程度而定。对 1 岁以下的婴儿,可观察其注视行为,采用注视和追随,遮盖厌恶试验,视动性眼球震颤,选择性观看(preferential looking,PL),图形视觉诱发电位(pattern visual evoked potentials,pattern-VEP,PVEP)等检查方法。1~2 岁的儿童可采用垂直三棱镜试验、选择性观看等检查方法。2~3 岁的儿童可采用认知和图形配对等检查方法。3 岁以上的儿童可采用图形视力表、**E**字视力表检查。OKN、PL 和 PVEP 三种视力评估方法测得的视力会有一定差别(表 7-2)。对于患有大角度斜视、不配合视力检查的儿童,可采用双眼注视偏好试验(binocular fixation preference test)来评估视力。

表 7-2　OKN、PL、PVEP 视力的评估(Snellen 视力)

评估方法	1~2 个月	4 个月	6 个月	8 个月	10~12 个月	视力达到 20/20 的月龄
OKN	20/400	20/200	20/110	20/100	20/60	24~30
PL	20/400	20/200	20/150	20/100	20/50	18~24
PVEP	20/110	20/60	20/40	20/25	20/20	6~12

(1)注视和追随(fixation and following):用于评估儿童单眼注视的能力,包括注视的质量(稳定或不稳定)、注视持续时间(持续性或非持续性注视)以及注视的位置(中心或偏心注视)。临床上,CSM(central,steady,and maintained,稳定、持续、中心注视)或 FF(fixation and following,注视和追随)常用于描述儿童良好的单眼注视能力。

(2)遮盖厌恶试验:用于比较患儿两眼视力的差异,交替遮盖患儿的两只眼并观察其反应。通常情况下,患儿会拒绝检查者遮盖其视力较好的一只眼,表现为哭闹、扭脸等拒绝反应。

(3)垂直三棱镜试验:用于判断正位眼或小度数斜视儿童的弱视。该方法通过诱导斜视来鉴别注视偏好。例如,在患儿的右眼前放置一个基底向下的 $10^\triangle$~$20^\triangle$垂直三棱镜,患儿可能出现右眼上转(继续用右眼注视)或不动(继续用左眼注视)的情况。检查者再将三棱镜放在左眼前重复该测试,以明确注视偏好。根据注视偏好的结果判断两眼是否存在视力差异。

(4)双眼注视偏好试验:常用于不配合视力检查的大角度斜视儿童弱视风险的评估,对其两眼视力进行比较。例如,当检查一名右眼经常内斜视的儿童时,检查者遮盖患儿左眼,强迫右眼注视,此时左眼呈内斜位。当检查者移除遮盖板后,患儿右眼保持注视,左眼仍保持内斜位,提示双眼视力平衡(图 7-1)。

(5)视动性眼球震颤(OKN):是由运动的视标引出的反射性眼球运动,包括眼球短暂的追随运动和快速跳回的再注视运动。OKN 是一种定性而非定量的婴儿视力客观评估方法,适用于清醒且双眼注视的婴儿,可测定 4~6 个月婴儿的视力(图 7-2)。OKN 的视动性反应取决于婴儿的视力、注意力和完善的运动反应。

(6)选择性观看:是一种分辨视力的检查方法,

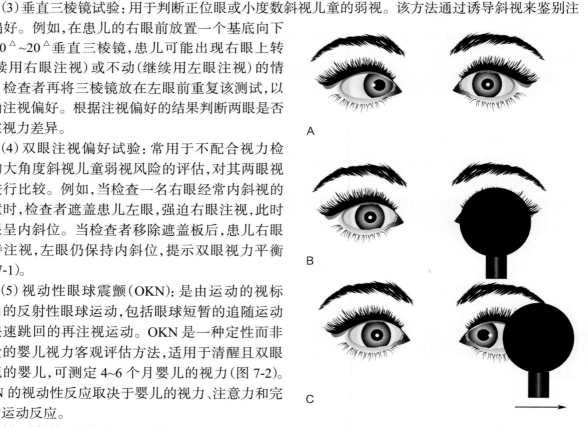

图 7-1　双眼注视偏好试验

其原理是根据婴幼儿更喜欢看图像、画片的特点，将不同宽度的黑白相间条纹或光栅盘格放在婴幼儿的眼前，观察其对不同宽度的光栅或盘格刺激的反应，记录能引起婴幼儿视觉刺激最窄的条纹或光栅盘格的空间频率，然后换算成视力值（图7-3）。该方法测得的视力较为可靠，但测试时间较长（需20~30分钟），对2岁以下儿童不易测单眼视力，不适用于眼球震颤患儿的视力评估。

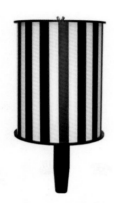

图 7-2　视动鼓

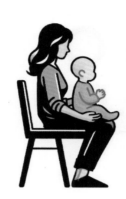

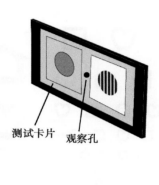

测试卡片　观察孔

图 7-3　选择性观看检查

（7）图形视觉诱发电位：是一种测量枕叶视皮层对黑白翻转的棋盘格刺激（图形刺激）产生的电位总和的方法，反映了中心视网膜的活动，能够很好地评估黄斑功能。PVEP检查可用于语前儿童的弱视诊断以及监测弱视疗效。近年来，扫描视觉诱发电位（sweep VEP）和双眼总和视觉诱发电位（VEP binocular summation）已经应用于眼科临床。前者能够快速、定量测定"视皮层视力"（cortical visual acuity），后者可测定视皮层的双眼视功能（binocularity）。

（8）认图（picture naming test）和图形配对（picture matching）：用于2~3岁儿童的视力检查方法，该检查既可以让儿童说出单个图形（如房子、苹果、正方形、圆形等）的名称，又可以让其将不同大小的单个图形与图册中的相同图形进行配对（图7-4）。记录患儿能正确说出的名称或进行配对的最小图形，从而评估其分辨视力。图形配对检查比较有趣，可以吸引儿童的注意力，既可以检查远视力，也可以检查近视力。

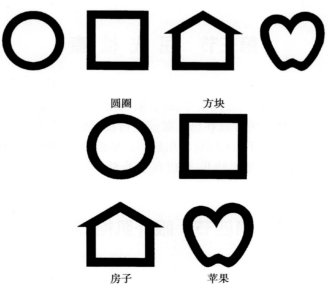

圆圈　　　　方块

房子　　　　苹果

图 7-4　图形测试卡和配对卡

(9) 主观视力：对 3~5 岁的学龄前儿童，可采用视力表进行主观视力检查。根据儿童认知和配合情况，分别采用儿童图形视力表、数字视力表或**E**字视力表进行检查。常用的儿童图形视力表有 Lea 视标（Lea symbols）（图 7-5）和 Allen 图形视标（Allen pictures）（图 7-6）。

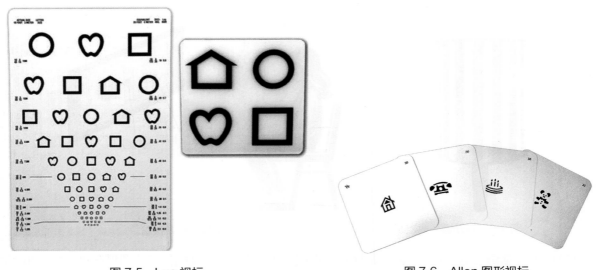

图 7-5　Lea 视标	图 7-6　Allen 图形视标

(10) 注视性质检查：通过检查黄斑中心凹的位置确定受检者注视性质的一种方法。检查者使用直接检眼镜将带有同心圆图案的光斑投射到受检者的视网膜上，嘱受检者注视检眼镜的灯光，并记录同心圆中心标志与黄斑中心凹位置的关系。根据注视性质，可将其分为以下 4 种类型：①黄斑中心凹注视，黄斑中心凹恰好落在投射镜同心圆的中心标志中央。如果中心凹在该标志上轻微移动但不出标志范围，则为不稳定中心注视。②旁中心凹注视，中心凹落在同心圆中心的标志外但在 3° 环内。③旁黄斑注视，中心凹落在同心圆 3° 环与 5° 环之间。④周边注视，投射镜同心圆落在黄斑边缘部与视盘之间。中心注视是弱视受检者获得标准视力的基础，如果患眼不能转变为中心注视，则视力进步的可能性很小。一般来说，注视点离黄斑中心凹越远，弱视眼的视力越差。游走性旁中心注视的预后比稳定性旁中心注视者要好。

第三节　屈 光 检 查

包括主观验光和客观验光。主观验光包括综合验光仪验光和插片验光两种。客观验光包括视网膜检影验光和自动电脑验光仪验光。在儿童中，睫状肌麻痹后视网膜检影验光是必要的屈光检查方法。对于年幼的儿童，可以手持试镜片放在患儿眼前进行视网膜检影验光，这样患儿不用戴试镜架，更容易接受。对于合作的儿童，也可以采用睫状肌麻痹后电脑验光，再以电脑验光的屈光度值为起点进行视网膜检影验光。对于不合作的婴幼儿，可以在给予 5% 或 10% 水合氯醛镇静催眠后，患儿取平卧位进行视网膜检影验光。

第四节　眼外肌检查

一、头位评估

头位评估对于检查非共同性斜视，特别是由眼外肌麻痹或机械性限制引起的斜视非常重要。受检者为了获得最佳视力和维持双眼单视功能而采取代偿头位,其表现形式包括面部左转或右转、下颌内收或上抬、头向左肩或右肩倾斜等。如果排除了眼球震颤引起的代偿头位,面部左转或右转多数提示水平肌的麻痹或限制,下颌内收或上抬多数提示垂直肌或斜肌的功能异常,头向左肩或右肩倾斜提示斜肌或垂直肌的功能异常。

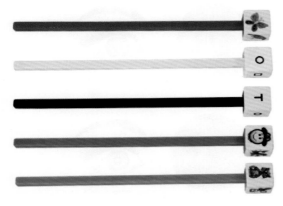

图 7-7　调节性视标

二、眼位检查和斜视度检查

测量眼位偏斜的方法主要有角膜映光法测量和三棱镜测量。角膜映光法简便易行,但精确度不如三棱镜测量。三棱镜度(prism diopter,PD)是国际公认的度量单位,表示 1m 远的物体或图像通过三棱镜后移动 1cm 的度数,可用 1PD 或 1$^\triangle$表示。调节性视标指的是具有精细细节的视标,如图案、字母等,需要动用调节力才能看清楚。对成人斜视受检者来说,无论是看远还是看近,最好的调节性视标是位于视力表上接近其视力阈值的那一行字母。对年幼斜视患儿而言,看近的调节性视标是具有精细细节的图画视标(图7-7),看远的调节性视标可以采用儿童动画录像片或栩栩如生的发音玩具。

1. 角膜映光法(corneal light reflex test)

(1)Hirschberg 法(Hirschberg test):是通过观察受检者角膜光反射的位置及其与瞳孔的关系来判断斜视度,一般只用于检查受检者看近的斜视度。检查时,检查者将调节性视标与光源放在一起,让受检者看调节性视标,检查者将手电筒灯光投照在受检者角膜上,评估受检者两眼角膜光反射的位置。在斜视受检者中,斜视眼的光反射会偏离角膜中心(图7-8)。具体而言,光反射向颞侧偏离为内斜视,向鼻侧偏离为外斜视,向下方偏离为上斜视,向上方偏离为下斜视。须注意,两眼正位时,如光反射对称性地落在瞳孔中央略偏鼻侧处,为生理性的正 Kappa 角。Hirschberg 法只能粗略地估计斜视度,且受 Kappa 角的影响,因此一般不能依此计算手术量。

(2)Krimsky 法(Krimsky test):又称为三棱镜角膜映光法,通常用于不合作的儿童和一眼视力低下的知觉性斜视的斜视度测量。Krimsky 法检查时,检查者将笔灯灯光照射在受检者两眼上,并让受检者注视与光源并排在一起的 33cm 处的调节性视标。然后,将三棱镜放在受检者注视眼前以中和其斜视眼的斜视度(内斜视基底向外,外斜视基底向内,上斜视基底向下,下斜视基底向上)。检查者在受检者注视眼前加减三棱镜的度数,使两眼的角膜映光居中并且对称。

2. 遮盖试验

(1)单眼遮盖试验:单眼遮盖试验可用于检查显

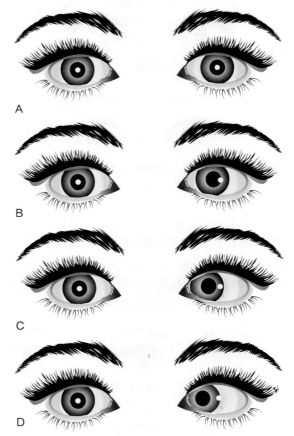

图 7-8　Hirschberg 角膜映光法

A. 两眼正位时,光反射对称性地落在瞳孔中央;B. 光反射落在颞侧瞳孔缘处,为内斜 15°;C. 光反射落在瞳孔外缘与角膜缘之间,为内斜 30°;D. 光反射落在颞侧角膜缘处,为内斜 45°。

斜视。检查方法为：嘱受检者注视调节性视标，检查者短暂地遮盖其注视眼 1~2 秒钟，并观察另一眼（可能为偏斜眼）注视时的眼球移动情况；若无移动，在另一眼上重复单眼遮盖试验。如果两眼经过单眼遮盖试验眼球均无移动，表明无显斜视，为正位视（orthophoria）。如果遮盖一眼时另一眼因转为注视眼而发生了眼球移动，表明存在显斜视（图 7-9）。

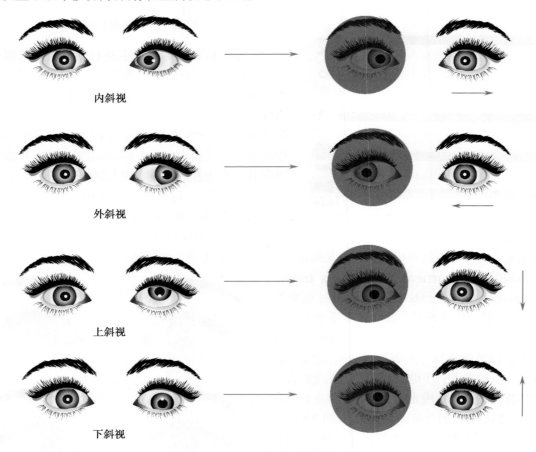

内斜视

外斜视

上斜视

下斜视

图 7-9 单眼遮盖试验

（2）遮盖 - 去遮盖试验（cover-uncover test）：单眼遮盖试验时如果延长遮盖时间则会阻断双眼融合功能，使正位受检者的隐斜视显现出来。检查方法为：嘱受检者注视调节性视标，检查者先遮盖其一眼几秒钟以上使融合分离，然后快速移去遮盖板使其融合功能恢复，同时观察受检者被遮盖的一眼去遮盖时的眼球移动情况。如果两眼去遮盖后眼球均无移动，表明无隐斜视。如果一眼去遮盖后眼球发生了移动，表明存在隐斜视（图 7-10）。

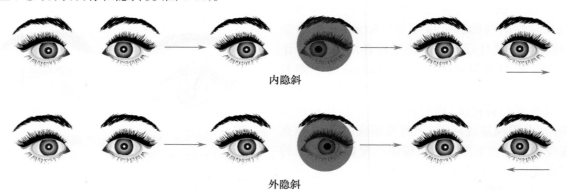

内隐斜

外隐斜

图 7-10 遮盖 - 去遮盖试验

（3）交替遮盖试验（alternate cover test）：交替遮盖试验的目的是使双眼融合功能分离，以发现包括显斜视和隐斜视在内的全部斜视。检查者通过交替遮盖受检者两眼，观察受检者非遮盖眼再注视时向中线的移动。遮盖板要遮盖一眼几秒钟以上以便使融合功能分离，然后快速移动到另一眼，确保总有一眼被遮盖。如果交替遮盖试验时两眼均无移动，表明为无隐斜视的正位视（orthophoria）。如果未遮盖的一眼因发生再注视而出现移动，表明存在显斜视或隐斜视，根据再注视时眼球移动的方向以确定斜视的类型。

（4）三棱镜交替遮盖试验（prism and alternative cover test，PACT）：是一种最精确的斜视度测量方法，可用于测量显斜视和隐斜视的总斜视度。三棱镜交替遮盖试验是斜视手术前最常用的斜视度测量方法。检查者先应用交替遮盖试验估计受检者斜视度的大小，然后将三棱镜放在受检者任一眼前或将三棱镜分放在两眼前以中和斜视度，检查者需要反复更换三棱镜的度数，直至交替遮盖时两眼不再移动为止（图 7-11）。该方法不受生理性 Kappa 角的影响，但要求受检者能够合作，且两眼均有注视能力。临床上一般需要检查看远时第一眼位和左右侧向注视（15°）、上下方注视（25°）时三棱镜交替遮盖试验测量的斜视度，以及看近（33cm）时第一眼位的斜视度。应用三棱镜加交替遮盖试验测量斜视度时，需注意以下事项：①测量时受检者需戴矫正眼镜，分别注视 5m 和 33cm 调节性视标；②为避免间歇性外斜视和调节性内斜视受检者发生紧张性集合，交替遮盖时应适当延长遮盖时间以使其融合分离，并确保在更换三棱镜时遮眼板始终保持遮盖一眼；③三棱镜的两边应平行（水平性斜视）或垂直（垂直性斜视）下睑缘放置，如果三棱镜发生倾斜则会改变三棱镜的度数而影响测量的准确度；④两块同向三棱镜不宜进行叠加（叠加后的度数远大于两块三棱镜之和）。

3. 非共同性斜视的斜视度测量

（1）A-V 型斜视的测量：对 A-V 型斜视受检者进行斜视度测量时，除了测量注视 5m 和 33cm 视标时第一眼位的斜视度，还需要测量注视 5m 视标时眼球上转 25°（收下颌）、下转 25°（抬下颌）的斜视度。进行第一眼位斜视度测量时，应注意使受检者的头部保持正位，因为轻度的面转、头位倾斜、下颌上抬或内收都会使测量的斜视度发生变化。

（2）如果受检者的眼位偏斜为共同性、眼球转动正常，三棱镜可放置在其任一眼前或者将三棱镜分放在两眼前。但是，如果受检者为眼外肌麻痹或机械性限制引起的非共同性斜视，检查者必须考虑麻痹或限制眼注视（第一斜视角）和健眼注视（第二斜视角）时所测量角度的不同。在行三棱镜交替遮盖试验时，受检者多会使用眼前未加三棱镜的一只眼为注视眼，眼前加三棱镜的一只眼为非注视眼。因此，将三棱镜放在眼球转动落后或受限的一眼前时，测量的斜视度数为第一斜视角；而将三棱镜放在健眼前时，测量的斜视度数为第二斜视角。

（3）垂直分离性斜视（dissociated vertical deviation，DVD）的测量：测量 DVD 患者的斜视度时，应该采用遮盖 - 去遮盖试验分别对两眼进行测量。首先，让受检者注视 5m 远处调节性视标，然后将基底向下的三棱镜放在受检者的一眼前，检查者在受检者的另一眼前进行单眼遮盖 - 去遮盖试验，测量出放置三棱镜的一眼垂直分离的斜视度数，再用同样的方

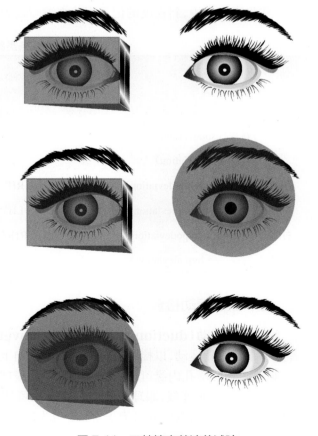

图 7-11　三棱镜交替遮盖试验

法测量另一眼垂直分离的斜视度数。如果采用三棱镜交替遮盖试验测量,三棱镜不可能同时"中和"双眼垂直分离的斜视度数,至放置三棱镜的一眼静止不再上转即可。如果上斜视与 DVD 并存时,先采用三棱镜交替遮盖试验中和一眼的上斜视,然后再采用三棱镜遮盖 - 去遮盖法测量 DVD 的度数。

4. 双 Maddox 杆试验(double Maddox rod test) 双 Maddox 杆试验是一种主观定量检查旋转性斜视的方法。检查时,将两片垂直方向的 Maddox 杆分别放在受检者试镜架上,右眼红色,左眼白色(图 7-12)。为避免水平融合的干扰,在其中一眼前放置一块基底向下(或上)的 $10^\triangle \sim 15^\triangle$ 三棱镜,人为地诱导产生垂直性眼位偏斜,使两眼通过 Maddox 杆看到的红色和白色两条水平线条垂直分离。检查前,检查者必须先自己试戴并调整两眼试镜架上的 Maddox 杆,使看到的两条水平线条相互平行,然后再让受检者戴试镜架进行检查。无旋转性斜视的受检者看到两条与地面平行的水平线条,而旋转性斜视的受检者则看到一眼的线条发生了倾斜。让受检者自己旋转发生倾斜的眼的 Maddox 杆,使其两眼看到的线条相互平行,旋转的角度即为旋转性斜视的度数。须注意的是,双 Maddox 杆试验及其他主观旋转斜视检查都是非定位性的,即一眼旋转的变化是相对于另一眼的。因此,双 Maddox 杆试验只能测量两眼旋转度的差异,但不能确定哪一眼是患眼。

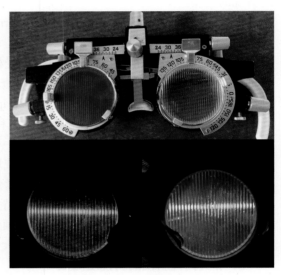

图 7-12 双 Maddox 杆

5. 斜视度的临床记录

在临床工作中,斜视度的记录用英文缩写较为方便和规范。常用的斜视英文缩写见表 7-3。

表 7-3 各类斜视的英文缩写

斜视分类	隐斜视(heterophoria)		显斜视(heterotropia)		间歇性斜视 (intermittent)	
	6m 注视	33cm 注视	6m 注视	33cm 注视	6m 注视	33cm 注视
内斜视(esodeviation)	E	E′	ET	ET′	E(T)	E(T)′
外斜视(exodeviation)	X	X′	XT	XT′	X(T)	X(T)′
右眼上斜视(right hyperdeviation)	RH	RH′	RHT	RHT′	RH(T)	RH(T)′
左眼上斜视(left hyperdeviation)	LH	LH′	LHT	LHT′	LH(T)	LH(T)′
右眼下斜视(right hypodeviation)	RHo	RHo′	RHoT	RHoT′	RHo(T)	RHo(T)′
左眼下斜视(left hypodeviation)	LHo	LHo′	LHoT	LHoT′	LHo(T)	LHo(T)′

三、眼球运动检查

1. 单眼运动(duction, monocular movement) 检查单眼转动时,遮盖受检者一眼,嘱受检者另一眼做追随运动,以检查眼球向内、向外、向上、向下四个方向转动时的最大转动范围。正常情况下,眼球内转时瞳孔内缘可达上、下泪点连线,眼球外转时角膜外缘可达外眦,眼球上转时角膜下缘可达内、外眦的水平连线,眼球下转时角膜上缘可达内、外眦的水平连线稍上方(图 7-13)。单眼转动受限可分为 0~-4 级,其中 0 级为正常,-1 级为轻度转动受限,-4 级为最严重的转动受限,表示单眼转动无法越过中线。

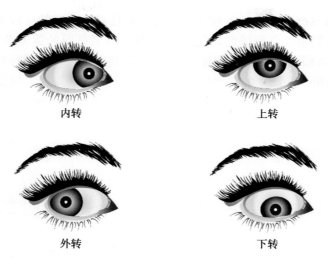

图 7-13　单眼运动范围

2. 双眼同向运动（version）　使用调节性视标检查受检者注视九个方位时的两眼配偶肌的运动情况，又称诊断眼位（图 7-14）。对年幼患儿可采用一些发音玩具吸引他们的注意力进行检查。诊断眼位的评估包括眼球向九个注视位置的转动：眼球从原在位水平向右、水平向左、垂直向上、垂直向下、向右上、向左上、向右下、向左下方的转动。双眼同向运动异常分为 –4~+4 级，其中 0 级为正常；–4 级为最严重的功能不足；+4 级为最严重的功能亢进。需要注意的是，在观察斜肌功能异常时，最好用遮眼板部分遮盖内转眼使其看不到视标，迫使外转眼注视，这样才能使内转眼的斜肌功能异常暴露出来。此外，还要注意排除由于睑裂异常（如内眦赘皮）造成的假性斜肌异常。

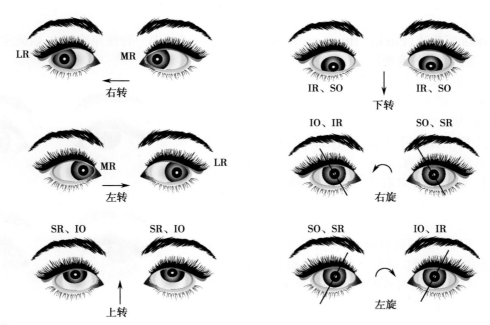

图 7-14　双眼同向运动

MR：内直肌；LR：外直肌；SR：上直肌；IR：下直肌；SO：上斜肌；IO：下斜肌。

3. 双眼异向运动（vergence）　临床上，双眼异向运动主要通过集合近点的检查进行评估。集合近点是双眼仍能保持融合的最近距离。测量集合近点可以同时评估双眼融合功能和双眼异向运动功能。正常人集合近点为 5~10cm。集合不足的受检者集合近点会移远至 10~30cm 或更远。

4. Hess 屏（Hess screen） Hess 屏是用于非共同性斜视检查的一种工具,可以帮助发现麻痹肌(图 7-15)。其原理是利用红色和绿色光斑的叠加,使受检者两眼的黄斑中心凹分别注视不同的视标,从而检查斜视角度。而在复视像检查时,受检者两眼共同注视一个视标(灯光),该视标落在健眼黄斑中心凹和斜视眼黄斑中心凹外的视网膜非对应点上,因此产生复视。与复视像检查不同,Hess 屏检查可以在分离状态下进行,更加方便和准确。Hess 屏检查的结果实际上是两眼在分离状态下各诊断眼位上斜视角,通过分析 Hess 屏的检查结果,可以判断麻痹性斜视的眼外肌功能状态。

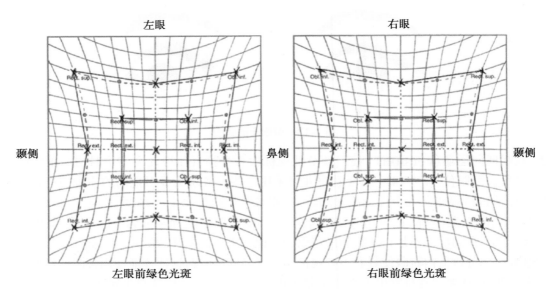

图 7-15 Hess 屏

5. Parks 三步法（Parks three-step test） Parks 三步法是一种排除诊断法,以确定两眼 4 条垂直肌和 4 条斜肌中的麻痹肌。

第一步:嘱受检者平视 3m 处视标,应用单眼遮盖试验确定第一眼位时哪一眼上斜视。例如,右眼上斜视,可能为右眼下转肌组(右眼下直肌和上斜肌)麻痹或左眼上转肌组(左眼上直肌和下斜肌)麻痹,排除了其他 4 条肌肉。

第二步:嘱受检者向右和向左注视,应用交替遮盖试验确定是向右侧注视时两眼的垂直偏斜分离大,还是向左侧注视时两眼的垂直偏斜分离大。若向右侧注视时两眼的垂直分离大,则可以排除右眼上斜肌及左眼上直肌,仅剩下右眼下直肌及左眼下斜肌;若向左侧注视时两眼的垂直分离大,则可以排除右眼下直肌及左眼下斜肌,仅剩下右眼上斜肌及左眼上直肌。

第三步:嘱受检者头向右肩或左肩倾斜,利用前庭眼反射观察头被动向一侧倾斜时的眼位,也称为 Bielschowsky 歪头试验(Bielschowsky head tilt test)(图 7-16),以鉴别一眼上斜肌麻痹还是对侧眼上直肌麻痹。若受检者头向右肩倾斜时右眼上斜

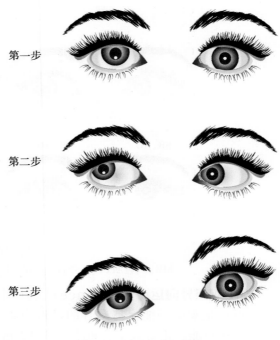

图 7-16 Parks 三步法

视明显,则为右眼上斜肌麻痹。这是因为当头向右肩倾斜时,反射性地刺激右眼发生内旋(内旋肌为上直肌和上斜肌)、左眼发生外旋(外旋肌为下直肌和下斜肌)。在眼外肌功能正常情况下,右眼两条内旋肌收缩时,其上直肌的上转作用和上斜肌下转作用可以互相抵消。但是,当上斜肌麻痹时,上斜肌的下转作用不能抵抗上直肌的上转作用,因此右眼上斜视更加明显。

四、AC/A 比值

AC/A 比值用于反映调节性集合与调节之间的联动关系。高 AC/A 比值的受检者看近内斜视增加或外斜视减少,反之,低 AC/A 比值的受检者看近外斜视增加或内斜视减少。AC/A 比值正常参考值为 3~5。临床上常用的 AC/A 比值测定方法包括:

(1)梯度法(lens gradient method),是通过测量透镜诱导的与调节相关的眼位偏斜变化来计算 AC/A 比值,分为看近梯度法(near-gradient)和看远梯度法(far-gradient)。看近梯度法通过在两眼前加正球镜片产生调节反应;看远梯度法通过在两眼前加负球镜片刺激调节产生调节反应。通过以下公式计算 AC/A 比值。

$$AC/A = (\triangle 2 - \triangle 1)/D$$

$\triangle 2$ 为戴镜前的斜视度(三棱镜度);

$\triangle 1$ 为戴镜后的斜视度(三棱镜度);

D 为所戴透镜的度数。

(2)隐斜法(heterophoria method),是通过比较看远与看近斜视度的差别来计算 AC/A 比值。分别测量看远与看近的斜视度和两眼瞳孔之间的距离(cm)。通过以下公式计算 AC/A 比值。

$$AC/A = PD + (Dn - Dd)/DA$$

PD:瞳孔距离(cm);

Dn:看近时斜视三棱镜度;

Dd:看远时斜视三棱镜度;

DA:通常为 3D,为注视 33cm 视标时使用的调节。

需要注意的是,不同的 AC/A 比值测量方法可能测出的数值会有所不同。与梯度法相比,隐斜法测量得到的 AC/A 比值通常偏大一些。隐斜法测量时,当注视目标由远移近时,除调节集合外,近感性集合也会发挥作用。而用梯度法测量时,注视目标的距离固定,只通过增加或减小球镜度数来加强或放松调节,可排除近感性集合的影响。临床上看远与看近的关系不能直接计算出准确的 AC/A 比值。von Noorden 指出,只有应用梯度法测量才能真实地反映 AC/A 比值。但也有研究指出,调节滞后(lag of accommodation)即调节反应小于调节刺激可能会对看远梯度法测量的 AC/A 比值产生影响,尤其是在年龄小或近视者使用负球镜片刺激时表现更为明显,可能造成 AC/A 比值的低估。

五、双眼单视野

双眼单视野(field of binocular single vision)是指当头部不动,两眼同时注视时所能获得的双眼单视的范围。双眼单视野检查可用于斜视患者的治疗监测及手术前后的疗效比较。双眼单视野使用带单下颌托的弧形视野计进行检查。

六、牵拉试验

1. 被动牵拉试验(forced duction test) 用于鉴定限制性眼球运动障碍,如肌肉挛缩或与周围组织粘连。对 4 条直肌行被动牵拉试验时,在全身麻醉或表面麻醉下用有齿镊夹住偏斜方向角巩膜缘处的球结膜,将眼球向偏斜方向的对侧牵拉。若牵拉有阻力,说明眼球偏斜方向的眼外肌存在机械性限制。若牵拉时无阻力,说明可能是眼球偏斜方向对侧的眼外肌麻痹。需要注意的是,当受检者在清醒状态下进行被动牵拉试验时,一定要让受检者向眼球牵拉的方向注视,使被牵拉的肌肉松弛。

对上、下斜肌也可以进行加强牵拉试验（exaggerated forced duction test）以评估其紧张度。

2. 主动牵拉试验（active forced-generation test）　主动牵拉试验用于鉴别眼外肌完全或部分麻痹，以评估眼外肌的功能。由于该试验需要受检者的配合，因此一般仅适用于成人。在表面麻醉下，检查者用有齿镊夹住麻痹肌作用方向对侧的角巩膜缘处球结膜，嘱受检者向麻痹肌的作用方向注视，检查者感受眼球转动的力量。若检查者感到镊子被牵动，说明该肌肉有部分功能存在，并可以与健眼进行比较。需要注意的是，在长期眼外肌麻痹的患者中，限制性眼球运动障碍和眼外肌麻痹可以同时存在。

第五节　双眼单视功能检查

双眼单视功能检查主要包括知觉性融合（如 Worth 四点灯试验）、运动性融合（测定融合性集合和分开运动幅度）和立体视觉检查，此外还包括红色滤光片试验（检查复视像）、Bagolini 线状镜（检查视网膜对应和抑制）、同视机（检查视网膜对应、同时知觉、知觉性融合和运动性融合、立体视觉）、后像试验（检查视网膜对应）、4$^\triangle$基底向外三棱镜试验（检查单眼固视综合征）等。

一、Worth 四点灯试验

Worth 四点灯试验（Worth four-dot test）是临床最常用的融合检查方法之一。Worth 四点灯由 2 个绿灯、1 个红灯、1 个白灯组成。传统的 Worth 四点灯灯箱仅用于检查视网膜的周边融合功能。检查时，受检者戴红绿眼镜（右眼红镜片、左眼绿镜片），具有正常周边融合者看到 4 个灯（2 个红灯、2 个绿灯；或者 1 个红灯、2 个绿灯、1 个红绿交替出现或橙色灯）。斜视受检者如看到 5 个灯（3 个绿灯、2 个红灯）为正常视网膜对应者出现复视。单眼抑制的受检者根据注视眼的不同，只能看到 3 个绿灯或 2 个红灯。例如：受检者右眼注视，左眼被抑制，只能看到 2 个红灯；如受检者左眼注视，右眼被抑制，则只能看到 3 个绿灯；如受检者交替性注视，则 2 个红灯和 3 个绿灯会交替出现。

手电筒式 Worth 四点灯（图 7-17）既可检查周边融合，又可检查中心融合功能。表 7-4 为手电筒 Worth 四点灯距受检者不同距离投射时的视网膜刺激角。手电筒式 Worth 四点灯距受检者愈远，投射角愈小，即刺激中心视网膜；手电筒式 Worth 四点灯距受检者愈近，投射角愈大，即刺激周边视网膜。

表 7-4　手电筒式 Worth 四点灯不同距离投射的刺激角

Worth 四点灯与受检者的距离	视网膜刺激角
1/6m	12°
1/3m	6°
1/2m	4°
1m	2°
2m	1°

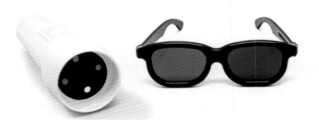

图 7-17　手电筒式 Worth 四点灯和红绿眼镜

二、融合幅度测定

在具有正常双眼融合功能的受检者一眼前放置三棱镜时,会出现复视。但是当三棱镜的度数较小时,受检者可通过双眼融合性异向运动调整眼位,使两眼的物像仍然落在黄斑中心凹。基底向外的三棱镜会引起融合性集合(fusional convergence),基底向内的三棱镜会引起融合性分开(fusional divergence),基底向上或向下的三棱镜会引起融合性垂直异向运动(fusional vertical vergence)。应用三棱镜串镜测量双眼融合性异向运动的强度称为融合性异向运动幅度(fusional vergence amplitudes),临床上简称融合幅度。通过测量融合幅度可以评价运动性融合的能力、稳定性以及受检者对隐斜视的代偿能力。检查方法为:嘱受检者注视 5m 或 33cm 处调节性视标,在其一眼前放置基底向外的三棱镜串镜以诱发其融合性集合,逐渐增加三棱镜度数直至受检者产生复视(融合破裂点),此时另一眼会发生外转,该三棱镜度即为受检者的融合性集合幅度。同理,在一眼前放置基底向内的三棱镜可测量其融合性分开幅度。融合幅度的正常值见表 7-5。

表 7-5 融合幅度的正常值

测试距离	融合性集合	融合性分开	融合性垂直异向运动
6m	$20^\triangle \sim 25^\triangle$	$6^\triangle \sim 8^\triangle$	$2^\triangle \sim 3^\triangle$
1/3m	$30^\triangle \sim 35^\triangle$	$8^\triangle \sim 10^\triangle$	$2^\triangle \sim 3^\triangle$

三、红色滤光片试验

红色滤光片试验(red filter test)是一种简单、常用的检查复视的方法。将一红玻璃片放在一眼前,让受检者注视光源。若受检者两眼正位并具有正常视网膜对应,会看到一个粉红色的灯光(红灯与白灯融合为一点)(图 7-18)。红色滤光片试验可用于鉴别正常视网膜对应(normal retinal correspondence,NRC),异常视网膜对应(abnormal retinal correspondence,ARC)和抑制。具有正常视网膜对应的内斜视受检者看到的红灯与放置红玻璃片的眼在同一侧,为同侧性复视;而具有正常视网膜对应的外斜视受检者看到的红灯位于放置红玻璃片眼的对侧,为交叉性复视;麻痹性斜视受检者在麻痹肌作用方向上看到的复视像距离加大。当用三棱镜中和斜视角后,复视会随之消失。异常视网膜对应的斜视受检者通常看到一个灯(斜视眼的黄斑被抑制,假黄斑形成),但当用三棱镜部分或全部中和斜视角后则出现复视。根据注视眼不同,斜视伴有抑制的受检者只看到一个红灯或一个白灯,交替性注视者则会看到红灯与白灯交替出现;当用三棱镜部分或全部中和斜视角后不会出现复视。

垂直三棱镜红色滤光片试验(vertical prism red filter test)是鉴别斜视伴有抑制的受检者为异常视网膜对应还是正常视网膜对应的方法。该方法将红色滤光片放在注视眼前,将一个 $15^\triangle$ 基底向上的三棱镜放在斜视眼前,使两眼看到的灯光垂直分离(或将垂直三棱镜与红色滤光片一起放在斜视眼前)。正常视网膜对应者看到红灯与白灯在水平和垂直方向上均出现分离;而异常视网膜对应者则看到红灯与白灯在同一垂直线上。

四、Bagolini 线状镜检查

Bagolini 线状镜(Bagolini striated lenses)主要用于检查视网膜对应和抑制。Bagolini 线状镜由左、右眼两个平光镜片组成,每个镜片上有多条平行的条纹,两眼镜片的条纹方向分别为 45° 和 135°(图 7-19)。检查时,受检者将 Bagolini 线状镜放在眼前,双眼注视 5m 远处的光源,具有正常双眼单视功能者看到两条线成 X 交叉,并看到灯光位于 X 交叉的中心。中心融合抑制但周边融合存在的受检者(例如单眼固视综合征)可以看到完整的 X 交叉,但因其非主导眼的黄斑被抑制,该眼看到的线条在 X 中心交叉处不连续。单眼抑制的受检者只看到一条线。具有正常视网膜对应的内斜视和外斜视受检者看到两个灯光,并且两条线的上下端长度不对称。由于 Bagolini 线状镜是透明的,不分离融合,因此,Bagolini 线状镜检查接近自然的双眼视觉状态(双眼自然视环境)。但需要受检者具有一定的理解及表达能力,故不适用于年龄较小的儿童。

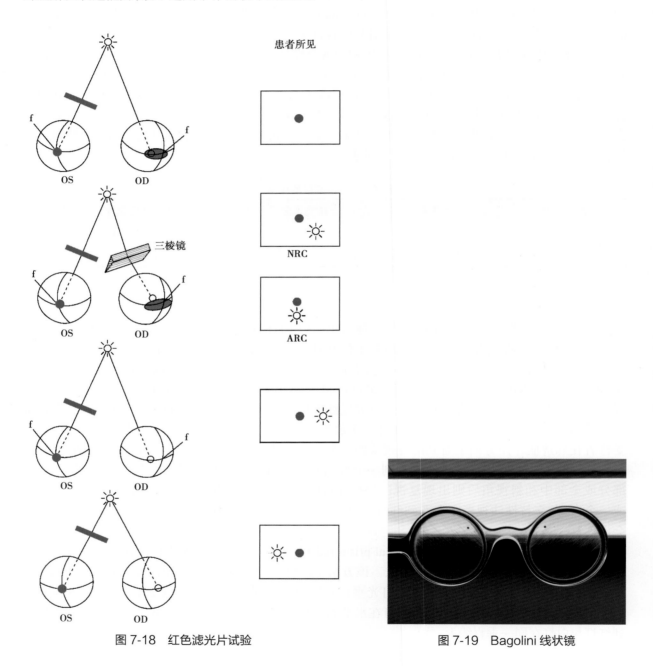

图 7-18　红色滤光片试验

图 7-19　Bagolini 线状镜

五、同视机检查

同视机(synoptophore)检查的原理是两眼分别从两个可以前后活动而相互独立的镜筒看画片。检查者交替点灭两镜筒的光源,使受检者两眼所看到的画片交替出现,检查者通过前后移动同视机的两个镜筒,直到受检者两眼不再出现眼球扫视运动时为止,这时镜筒臂上的刻度为客观斜视角

（objective angle，OA）（图 7-20）。如果通过前后移动同视机的两个镜筒，使受检者两眼分别看到的画片相重合，这时的斜视角度称为主观斜视角（subjective angle，SA）。主观斜视角是在两眼同时注视条件下测量的斜视角，而客观斜视角是在单眼注视的条件下测量的斜视角。主观斜视角与客观斜视角的差异称为异常角（angle of anomaly，AA）。应用同视机检查可以鉴别正常视网膜对应（主观斜视角等于客观斜视角）与异常视网膜对应（主观斜视角不等于客观斜视角）。

同视机可以进行同时知觉、知觉性融合和运动性融合以及立体视觉检查。其缺点为受检者的两眼在分视状态下进行检查，是一种分离融合、非自然视环境的双眼视功能检查方法，因此不能完全真实地反映受检者的双眼视功能状况。

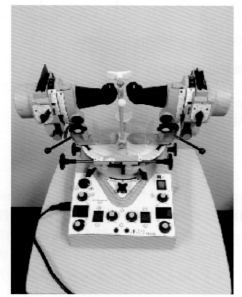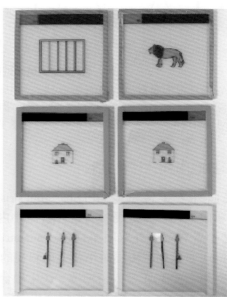

图 7-20　同视机

六、后像试验

人眼视网膜被强光照射以后会产生后像，后像的形状和大小与光源相似，后像试验就是根据这一原理设计的。后像试验（afterimage test）可显示视网膜中心凹的视觉方向，是两眼黄斑中心凹对黄斑中心凹关系的知觉试验，在临床上常用于视网膜对应检查。通常应用后像日光灯（图 7-21）或照相机闪光灯进行后像试验。后像日光灯长 30cm，中央 1cm 涂黑，灯管可水平或垂直放置。检查在暗室中进行，受检者坐在日光灯前，日光灯管的方向与斜视方向相同，例如内斜视或外斜视则使日光灯管水平放置。先遮盖受检者的偏斜眼，令其主导眼注视水平的日光灯中央黑区 15 秒；随即遮盖其主导眼，令其偏斜眼注视纵向的日光灯中央黑区 15 秒。然后让受检者睁开双眼看墙壁，他会感觉在墙壁上有垂直和水平两个后像光带，光带的中央是断开的（中心凹未被强光刺激），让其说出这两个光带的关系。如果先照射偏斜眼，存在异常视网膜对应时，偏斜眼常有抑制性暗点，会导致当照射主导眼时偏斜眼的后像消失。后像试验所见及临床意义如图 7-22 所示。

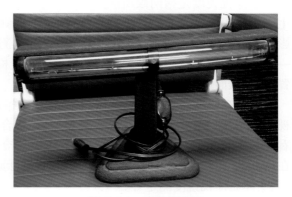

图 7-21　后像日光灯

患者所见

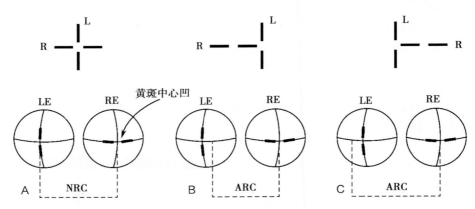

图 7-22 后像试验所见及临床意义

A. 正常视网膜对应(NRC)者看到一个中央有一小缺口的十字;B. 内斜视伴异常视网膜对应(ARC)的受检者看到垂直后像光带在水平后像光带的对侧;C. 外斜视伴异常视网膜对应的受检者看到垂直后像光带在水平后像光带的同侧。

七、4$^{\triangle}$基底向外三棱镜试验

4$^{\triangle}$基底向外三棱镜试验(4PD base-out prism test)用于检查单眼固视综合征(monofixation syndrome)。单眼固视综合征受检者常伴有微小内斜视,内斜眼存在一个小于3°的绝对性中心抑制暗点,因此受检者有黄斑外双眼单视(extramacu1ar binocular vision),而没有黄斑双眼单视(macular binocular vision),是大脑视皮层对小角度内斜视的一种知觉适应。检查时先将一片 4$^{\triangle}$基底向外的三棱镜放在受检者一眼前,正常人会被诱导产生融合性集合,即先产生第一个向三棱镜尖端方向的双眼同向运动;接着,未放置三棱镜的一眼再产生第二个向鼻根部的融合性集合运动。进行 4$^{\triangle}$基底向外三棱镜试验时,检查者必须仔细观察第二个融合性集合运动。对于没有运动性融合以及存在大范围抑制的受检者,当三棱镜放在其非注视眼前时,两眼均不发生移动;当三棱镜放在其注视眼前时,两眼向三棱镜尖端方向产生双眼同向运动。对于单眼固视综合征的受检者,当三棱镜放在其非注视眼前时,两眼均不发生移动(因为这些受检者具有周边融合,偶显示融合性集合运动);当三棱镜放在其注视眼前时,两眼向三棱镜尖端方向产生双眼同向运动,未放置三棱镜的眼一般不再产生第二个融合性集合运动,但个别受检者也可能产生融合性集合运动。

八、立体视锐度测定

立体视锐度是指两眼所能分辨的最小深度差。在 Panum 融合区内,两眼颞侧视网膜受刺激会产生一个凸出来的具有立体感的影像,而两眼鼻侧视网膜受刺激则会产生一个凹进去的具有立体感的影像。临床测试立体视锐度时,让受检者戴上测试眼镜(红、绿互补眼镜或偏振光眼镜),观看放置在一定距离的均向鼻侧水平偏离的图像。由于受检者戴测试眼镜双眼同时注视时两眼所看到的图像位置不同,从而产生了立体视觉。

立体视锐度测定(stereoacuity testing)根据测定距离分为看近立体视锐度测定(40cm)和看远立体视锐度测定(≥3m)。对于某些斜视类型,如集合过强型内斜视受检者,看近时可能没有立体视觉,但看远时可能存在立体视觉;而间歇性外斜视受检者则可能在看远时立体视觉丧失,但在看近时可能存在良好的立体视觉。立体视锐度测定按照设计原理分为轮廓立体视锐度测定、随机点立体视锐度测定、实体立体视锐度测定等。

1. 轮廓立体视锐度测定(contour stereoacuity test) 轮廓立体视锐度测定是应用一个连续

轮廓缘的立体图像进行检查。临床上常用的看近的轮廓立体视锐度测定方法包括 Titmus 立体视觉图（Titmus stereotest）（图 7-23）和 Randot 立体视觉图（Randot stereotest）（图 7-24）。其中，Titmus 立体视觉图的立体视锐度测定范围为 3 000″（弧秒）~40″，而 Randot 立体视觉图的立体视锐度测定范围为 800″ ~20″。轮廓立体视觉图的缺点是受检者可能会根据单眼线索辨别出哪一个图像可能有立体感，因此可产生假阳性。为了避免这种情况的发生，检查者可将 Titmus 立体视觉图旋转 90° 后再询问受检者，这时，如受试者依然指认图像有立体感，则为假阳性。

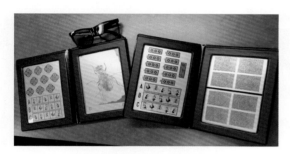

图 7-23　Titmus 立体视觉图

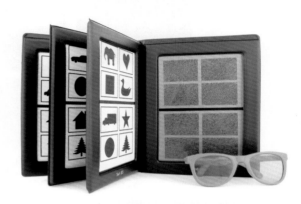

图 7-24　Randot 立体视觉图

2. 随机点立体视锐度检查（random dot stereoacuity test）

随机点立体视觉图由两片随机散布的底色点设计而成，受检者需要戴测试眼镜，使两片底色点分别投射到两眼。随机点立体视锐度测定可根据红绿互补原理或偏振光原理设计。临床上常用的红绿随机点立体视锐度测定有 TNO 立体视觉图（TNO stereotest）（图 7-25）、Lang 立体视觉图（Lang stereotest）（图 7-26），以及国内颜少明和郑竺英 1985 年研制出版的《立体视觉检查图》。偏振光随机点立体视锐度测定有 Randot 随机点立体视觉图（Randot stereotest），用于看近立体视觉检查。近年来新出版的 Randot 远立体视觉图（distance Randot stereotest）用于远（3m）立体视锐度测定，范围为 400″ ~60″。随机点立体视觉图与轮廓立体视觉图相比，其优点是没有单眼线索，因此真阳性反应高，而假阳性反应低。但是，许多正常年幼儿童，甚至包括一些正常成年人辨别随机点立体视觉图有一定困难，可能会产生假阴性反应。因此，在进行检查时应该让患者戴测试眼镜稍作适应并理解后再做检查。

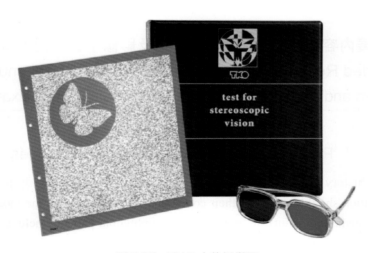

图 7-25　TNO 立体视觉图

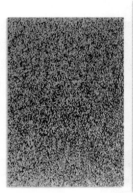
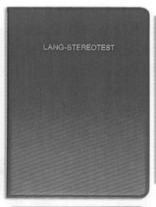
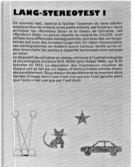
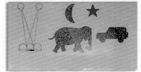

图 7-26　Lang 立体视觉图

3. 实体立体视锐度测定（entity stereoacuity test）

检查看近立体视觉的 Frisby 立体视觉图（Frisby stereotest）共有 4 块有机玻璃板检查图，每块检查图均由两层不同厚度的有机玻璃板合成，各有 4 个图案，其中 3 个图案设计在有机玻璃板表面，1 个图案设计在两块有机玻璃板层间，受检者不需要戴测试眼镜分辨哪个图案有深度感，立体视锐度测定范围为 600″~20″。近年来，新出版了 Frisby-Davis 看远立体视觉图（Frisby-Davis distance stereotest，FD2）（图 7-27），可用于在 3m、4m、6m 距离时测定，其立体视锐度测定范围分别为 200″~20″、115″~10″、50″~5″。检查时受检者应戴矫正眼镜，在良好的光照度下进行，但要避免立体视觉图表面反光。测定应在进行任何眼位分离检查（如单眼视力检查、三棱镜加交替遮盖试验、Worth 四点灯试验、同视机、运动性融合范围检查等）之前进行。

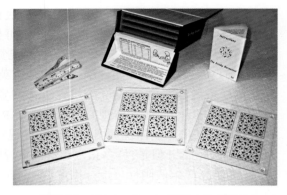

图 7-27　Frisby-Davis 看远立体视觉图

全英文扩展内容：斜视弱视的常规检查及影像学在斜视检查中的应用
Extended Reading:Routine Examinations of Strabismus and Amblyopia and The Application of Imaging in Strabismus Examination

Part 1: Concepts and take-home messages

1. The medical history of children with strabismus or amblyopia is mainly provided by their parents, and special attention should be paid to their complaints because they are the most attentive observers of their children. The main complaints of strabismus and amblyopia patients include eye deviation, diplopia, abnormal head position, photophobia, and poor visual acuity.

2. As most patients with strabismus and amblyopia are children, it is best to take a history in a relaxed and natural state. The history should include the time and age of onset, the inducing factors, the pattern of strabismus, family history and past medical history. The history given by the parents is sometimes subjective, but the statements of the parents should not be easily dismissed.

3. Visual acuity (VA) testing is a fundamental method for evaluating visual function. VA testing includes distance visual acuity (DVA) and near visual acuity (NVA) testing, with uncorrected VA being assessed prior to testing. If the uncorrected near visual acuity (UCNVA) is less than 0.1, corrected near visual acuity (CNVA) testing is performed. The E chart is commonly used for DVA testing, while the Jaeger or standard near vision chart is used for NVA testing. Proper testing conditions, such as adequate lighting and chart positioning, are important, as well as attention to factors that may affect test results, including age, refractive error, and pupil size. Patients with amblyopia, strabismus, or other conditions require special consideration. Double eye VA (DEVA) testing may be necessary for some patients, such as those with nystagmus, to ensure accuracy of results.

4. Normal visual development in children involves improving skills such as fixation, tracking, and smooth pursuit. By 6 weeks old, infants perform smooth pursuit and central fixation to some extent, with greater improvement by 8 weeks old. Asymmetry may persist in infants under 6 months old. Tests for visual acuity vary by age, including preferential looking (PL), optokinetic nystagmus (OKN), and pattern visual evoked potentials (PVEP) for infants under 1 year old, vertical prism test and PL for ages 1~2, and pictures naming and matching for ages 2~3. Snellen and E charts are used for children over 3, but measurements may differ by method. The binocular fixation preference test assesses visual acuity in noncompliant children with large-angle strabismus.

5. Refractive examination includes subjective and objective methods. Subjective refraction includes comprehensive refractometer and trial frame. Objective refraction includes retinoscopy and automatic computerized refractometry. Cycloplegic retinoscopy is necessary for accurate measurements, especially for children with hyperopia and/or esotropia. Cycloplegic computerized refractometry can be used for cooperative children. Uncooperative infants can be examined for retinoscopy by taking a supine position after being given 5% or 10% hydroxychloral sedation.

6. Head position evaluation is essential for examining non-comitant strabismus especially caused by extraocular muscle (EOM) paralysis or mechanical restriction. Compensatory head position (CHP) refers to an abnormal head position associated with EOM disease. Patients adopt CHPs to obtain optimal vision and maintain binocular single vision function. The manifestations of CHP include the rotation of the eyeball around the vertical axis resulting in a left or right facial turn, the rotation of the eyeball around the horizontal axis resulting in chin elevation or depression, and the rotation of the eyeball around the anteroposterior axis resulting in head tilt to the left or right shoulder.

7. The two primary methods assessing the degree of strabismus are the cover test and the corneal light reflex test. The cover test includes the monocular cover test, the cover-uncover test, the alternate cover test, the prism and alternate cover test (PACT), and the simultaneous prism cover test. The corneal light reflex test includes the Hirschberg test and the Krimsky test. To conduct a thorough examination of complex strabismus cases, clinicians must be familiar with various examination methods, including those for A-V pattern strabismus, paralytic or restrictive strabismus, dissociated vertical deviation (DVD), and rotational strabismus.

8. Ocular motility examination includes ductions, versions, vergence, Hess screen, and Parks three-step test. Ductions assess each eye's range of motion, versions evaluate coordination while moving in the

same direction, and vergence evaluate the ability to move together while focusing on objects at different distances. The Hess screen measures the binocular field of vision, and Parks three-step is a diagnostic method used to identify the paretic muscle among the four rectus and four oblique muscles of the eyes through a process of elimination.

9. The AC/A ratio (accommodative convergence/accommodation ratio) reflects the relationship between accommodative convergence and accommodation during near work activities. A high AC/A ratio indicates over-convergence, while a low AC/A ratio indicates convergence insufficiency. Three common methods for measuring the AC/A ratio are the lens gradient method, the heterophoria method, and the clinical distance-near relationship.

10. Testing the field of binocular single vision is useful for monitoring treatment and surgical outcomes in non-comitant strabismus patients who experience diplopia in certain gaze positions. Recent research has shown that measuring changes in the field of binocular single vision after strabismus surgery can predict the occurrence of postoperative diplopia and improve surgical outcomes.

11. Forced duction test (FDT) and active forced-generation test (AFGT) are essential tests to diagnose and treat restrictive eye movement disorders and extraocular muscle paralysis. FDT involves pulling the eye towards the opposite side of deviation to identify mechanical restriction or possible paralysis of the opposite extraocular muscle. AFGT requires patient cooperation and senses the force of eye movement while the patient looks in the direction of the paralyzed muscle's action. It should be noted that both disorders can coexist in patients with long-term extraocular muscle paralysis. AFGT is generally only applicable to adults.

12. The Worth four-dot test is a binocular vision assessment tool used to diagnose and evaluate suppression in patients with strabismus or amblyopia. The test comprises four dots arranged in a square pattern, with two red and two green dots. In cases of suppression, the patient may not perceive some or all of the dots, or only the red or green dots may be visible. The degree of suppression and its constancy or intermittence can also be determined using this test. The Worth four-dot test is a quick and simple tool for assessing binocular vision and is commonly used in clinical settings.

13. Prism-induced diplopia can be resolved by fusional vergence in normal binocular fusion with small prism power. Base-out prism induces fusional convergence, base-in prism induces fusional divergence, and base-up or base-down prism induces fusional vertical vergence. Fusional vergence amplitudes are measured clinically with a prism bar for assessing motor fusion ability, stability, and heterophoria compensatory ability.

14. The Red Filter Test (RFT) is a method for binocular vision assessment that differentiates between normal (NRC) and abnormal retinal correspondence (ARC) and suppression. In NRC patients with esotropia, the red light is on the same side as the red filter, resulting in homonymous diplopia, while in exotropia, the red light is on the opposite side, resulting in crossed diplopia. ARC patients typically see one light, but diplopia appears with prism neutralization. The Vertical Prism RFT distinguishes suppression patients with normal or abnormal retinal correspondence, with NRC patients seeing lights separated horizontally and vertically, and ARC patients seeing the lights aligned vertically. RFT is a simple and commonly used method for binocular vision assessment that can help diagnose strabismus and other vision disorders.

15. Bagolini striated lenses are used to assess retinal correspondence and suppression. The lenses have parallel stripes on each plano lens, and patients with normal binocular vision see two stripes forming an "X" and a light source at the center of the "X". Patients with central fusion suppression see a complete "X", but the stripes at the center are discontinuous due to suppression. Patients with monocular suppression

see only one stripe. Patients with esotropia or exotropia and normal retinal correspondence see two light sources, with asymmetrical lengths of the stripes' upper and lower ends. Bagolini striated lenses provide a natural binocular visual environment, making them useful for assessing binocular vision.

16. Synoptophore examination is a method for assessing binocular vision, which involves presenting images to each eye separately through two independent tubes that can move back and forth. The objective angle of strabismus (OA) is measured when only one eye is fixating, and the subjective angle of strabismus (SA) is measured when both eyes are simultaneously fixating. The difference between the subjective and objective angles is called the angle of anomaly (AA), which can be used to differentiate between normal and anomalous retinal correspondence. The synoptophore can also be used to assess binocular fusion, motion fusion, and stereopsis. However, the test is conducted in a dissociated state, which is an unnatural visual environment for binocular vision assessment.

17. The afterimage test uses afterimages produced in the retina after exposure to bright light to assess retinal correspondence. It is performed using an afterimage lamp or a camera flash and reveals the visual direction of the fovea and the relationship between the central fovea of both eyes. The test is ideal for examining the visual direction of the fovea in adult patients with large-angle exotropia that developed in childhood and can predict the occurrence of paradoxical diplopia after surgery.

18. The 4PD base-out prism test is used to examine monofixation syndrome. To do the test, a 4PD base-out prism is placed in front of one eye, and fusion is induced in normal individuals, resulting in binocular movement. In patients with monofixation syndrome, both eyes remain stationary when the prism is placed over the non-fixating eye, and both eyes move in the same direction towards the apex of the prism when placed over the fixating eye.

19. Stereopsis refers to binocular vision in response to spatial targets in the Panum's fusion space. Stereoacuity is the smallest depth difference that can be resolved by both eyes. Testing involves presenting horizontally offset images for each eye. Common methods include polarization-based and red-green complementary-based designs, as well as contour and random dot designs. Testing can be performed at different distances, including near (40cm) and far ($\geqslant$ 3m). Some types of strabismus may affect stereopsis differently at different distances.

Part 2: Imaging examinations for strabismus

Strabismus is a condition with etiological factors that include mechanical, neural, and regulatory factors. Historically, the evaluation, diagnosis, and treatment of strabismus and related eye movement disorders have relied heavily on the subjective clinical experience of doctors, which had certain limitations. However, recent advances in imaging technology, particularly magnetic resonance imaging (MRI), have revolutionized the field of ophthalmology by providing a non-invasive and effective means of examining extraocular muscle diseases and eye movement-related disorders. High-resolution imaging techniques enable the visualization of the extraocular muscle course, surrounding fascia tissues, and orbital connective tissues with great clarity, facilitating the identification of orbital and intracranial lesions and the observation of extraocular muscle and eye movement in various eye positions. This has greatly enhanced our understanding of the etiology of strabismus and related disorders, enabling more accurate and evidence-based research. Furthermore, this imaging technology provides a valuable basis for the diagnosis and treatment of challenging cases of strabismus, such as non-comitant strabismus. Therefore, it is essential for strabismus specialist to acquire a comprehensive understanding of the clinical application of imaging examinations in this field.

Structures related to strabismus mainly include the brain, cranial nerves, cavernous sinus, and orbit. These anatomical structures are delicate and complex, requiring imaging techniques with high contrast resolution and spatial resolution. Currently, magnetic resonance imaging (MRI) and computerized tomography (CT) are imaging technologies that meet these requirements. MRI has higher soft tissue resolution than CT, making it the preferred method of examination. However, CT has a significant advantage in displaying bone and also has a high resolution for soft tissue, making it a complementary examination method.

1. Magnetic resonance imaging

(1) Congenital cranial dysinnervation disorders (CCDDs)

The most representative disease in neurogenic strabismus is congenital cranial nerve dysinnervation disorder (CCDD), which is caused by primary or secondary abnormal innervation of the extraocular muscles due to one or more cranial nerve developmental abnormalities or deficiencies. It typically includes congenital fibrosis of the extraocular muscles, Marcus Gunn syndrome, Duane's retraction syndrome, Möbius syndrome, and others. The clinical manifestations of different types of CCDDs are complex and varied. MRI can directly display the characteristic morphological changes of various types of CCDDs and is currently the most effective clinical examination method for neurogenic strabismus. In patients with Duane's retraction syndrome, MRI scans may show unilateral or bilateral abducens nerve agenesis or hypoplasia, or simultaneous innervation of the lateral rectus muscle by a branch of the oculomotor nerve, causing retraction of the eyeball. In patients with congenital fibrosis of the extraocular muscles, there may be no abnormality in the abducens nerve, but there may be bilateral oculomotor nerve developmental abnormalities and concomitant cerebral cortical dysplasia. For Möbius syndrome, MRI may show no abnormality in the oculomotor nerve, but there may be hypoplasia of the abducens nerve and facial nerve, resulting in a special type of strabismus and characteristic facial features. CCDDs include many types of diseases with complex and varied clinical manifestations. Some diseases have similar clinical manifestations but different MRI appearances, while others have similar MRI changes but different clinical manifestations. MRI examination can help to further clarify the cause of the disease.

(2) Paralytic strabismus

Common types of paralytic strabismus include oculomotor nerve palsy, trochlear nerve palsy, and abducens nerve palsy. Approximately one-third of cases of oculomotor nerve palsy are idiopathic, and MRI cannot detect direct injury or changes. However, the degree of thinning of the extraocular muscles innervated by the oculomotor nerve can be observed to make a diagnosis. Direct changes in the trochlear nerve itself are difficult to detect on MRI, but can be inferred by changes in the morphology of the superior oblique muscle. Abducens nerve palsy can be observed on MRI as thinning of the lateral rectus muscle.

(3) Sagging eye syndrome (SES) and heavy eye syndrome (HES)

The orbital connective tissue plays an important role in eye movement. In some patients who present with fixed strabismus, if imaging examination is neglected and only simple eye movement examination is performed, it may affect clinical diagnosis and surgical treatment. Congenital fibrosis of the extraocular muscles is a diffuse non-inflammatory reactive orbital disease that is non-familial and unilateral. Imaging examination can reveal irregular high-density shadows behind the globe, combined with adjacent extraocular muscle thickening and posterior structural disorder, making imaging examination very important for the correct diagnosis of this disease.

Normal orbital connective tissue undergoes degenerative changes with age, clinically manifested as tendon-like ptosis and different directions of strabismus, known as sagging eye syndrome. MRI examination has shown that the clinical strabismus in these patients is related to changes in the position of the extraocular muscle pulleys and the connecting bands between the pulleys. Heavy eye syndrome is another type of strabismus syndrome similar to SES, often accompanied by high myopia, progressive esotropia and hypotropia, as well as limited abduction and elevation. MRI examination has shown that the angle of the connecting band (pulley) between the superior rectus muscle and lateral rectus muscle in HES patients is greater than that in SES patients.

2. Computerized tomography

CT has high resolution, fast imaging, and can perform three-dimensional reconstruction. It is of great value in the diagnosis of strabismus as it can finely judge the bone structure and perform high-resolution scans of the orbital tissue and eyeball. For acquired orbital lesions, such as thyroid-related eye disease, orbital wall fractures, intraorbital space-occupying lesions, strabismus caused by endoscopic sinus surgery, and strabismus caused by intracranial space-occupying lesions and craniofacial developmental abnormalities, CT examination can be performed to make a definite diagnosis and guide treatment based on imaging results.

CT examination of patients with thyroid-related eye disease shows that the muscle belly of the extraocular muscles is enlarged while the tendon insertion is normal. In addition, multiple extraocular muscles may show high-density shadows at the apex of the orbit, which can be used to distinguish it from other diseases such as extraocular muscle inflammation. Orbital wall fractures can cause paralytic or restrictive strabismus in patients. CT examination is of great guiding significance for treatment. In recent years, endoscopic sinus surgery has gradually been applied in the fields of ophthalmology, otolaryngology, and neurosurgery. In some patients, due to the special location of the disease and intraoperative problems, the medial rectus muscle and/or inferior rectus muscle may rupture or be damaged, resulting in non-comitant strabismus. For such patients, CT examination must be performed first to evaluate whether there is extraocular muscle rupture or damage and whether there is a concomitant orbital wall fracture before determining the appropriate surgical plan.

In clinical practice, observing and evaluating ocular position and eye movement are important bases for diagnosing and designing surgical plans. Imaging examinations play an important guiding role in the diagnosis and differential diagnosis of strabismus, especially for non-comitant and complex strabismus. Imaging examinations provide important auxiliary reference for strabismus specialists, and should be given high attention.

（刘　虎）

第八章

斜 视 概 论

 导读：斜视并非单一的疾病，各种类型斜视的临床表现、诊断要点和治疗方式也不同，在眼科学中斜视相对于其他亚专业具有相对独立的知识体系。本章为学生提供了学习斜视临床知识的基本框架。通过对本章的学习，应掌握斜视相关的术语和斜视的分类，掌握斜视治疗的方法和基本原则。通过对斜视学的国际和国内发展历史的了解，增强历史责任感和使命感。

第一节　斜视相关术语与斜视分类

一、斜视相关术语

斜视（strabismus，squint，deviation）是指一眼注视时，另一眼视轴偏离注视方向的异常眼位。斜视是与视觉发育、解剖发育、双眼视觉功能和眼球运动功能密切相关的一组疾病，斜视在人群中的患病率约为3%。本节将介绍斜视相关术语。

1. Kappa 角（Kappa angle）　为瞳孔中线（光轴）与视轴（注视目标与黄斑中心凹连线）的夹角。注视点光源时，角膜上的反光点是注视目标与黄斑中心凹连线的标识，代表视轴。若反光点位于瞳孔中央，为瞳孔中线与视轴重合，称零 Kappa 角；若反光点位于瞳孔中线鼻侧为阳性 Kappa 角（正 Kappa 角）；反光点位于瞳孔中线颞侧为阴性 Kappa 角（负 Kappa 角）。

2. 单眼运动（duction，monocular movement）　遮盖一眼时观察到的眼球运动。眼球的水平和垂直运动是以角膜顶点为标志。旋转运动是以眼球垂直子午线上端为标志。

（1）内转（adduction）：角膜顶点向内的眼球运动；

（2）外转（abduction）：角膜顶点向外的眼球运动；

（3）上转（supraduction，elevation）：角膜顶点向上的眼球运动；

（4）下转（infraduction，depression）：角膜顶点向下的眼球运动；

（5）内旋（incycloduction）：眼球垂直子午线上端向鼻侧倾斜的眼球运动；

（6）外旋（excycloduction）：眼球垂直子午线上端向颞侧倾斜的眼球运动。

3. 同向运动（version，conjugate movement）　双眼同时向相同方向的运动。

4. 异向运动（vergence）　双眼同时向相反方向的运动，包括集合（convergence）和分开（divergence）。

5. 主导眼（dominant eye）　两眼同时视物时起主导作用的眼，也称优势眼。

6. 隐斜视（phoria，heterophoria，latent deviation）　能够被融合机制控制的潜在眼位偏斜。

7. 显斜视（tropia，heterotropia，manifest deviation）　不能被融合机制控制的眼位偏斜。

8. 正位视（orthophoria）　向前方注视时眼外肌保持平衡，打破融合后两眼均无偏斜的倾向，称为正位视。临床罕见,多数人有小度数无症状的隐斜视。

9. 斜视角

(1)第一斜视角(primary deviation):麻痹性斜视以正常眼注视时,麻痹肌所在眼的偏斜度。

(2)第二斜视角(secondary deviation):麻痹性斜视以麻痹肌所在眼注视时,正常眼的偏斜度。

10. 眼位

(1)第一眼位(primary position):又称原在位,双眼注视正前方时的眼位。

(2)第二眼位(secondary positions):双眼向上、向下、向左、向右注视时的眼位。

(3)第三眼位(tertiary positions):双眼向右上、右下、左上、左下注视时的眼位。

(4)诊断眼位(diagnostic positions):以上所有位置用于分析非共同性斜视受累肌肉,称为诊断眼位。

11. 三棱镜度(prism diopter,PD) 用于测量斜视度的单位。光线通过三棱镜在 1m 处向基底偏移 1cm 为 1PD(1$^{\triangle}$)。1 圆周度大约等于 1.75$^{\triangle}$。

二、斜视的分类

斜视的种类繁多,通常有以下几种分类方法。

1. 根据融合功能对眼位偏斜的控制状况分类

(1)隐斜视(phoria,heterophoria,latent deviation):仅有眼位偏斜的倾向,融合机制完全控制的眼位。

(2)间歇性斜视(intermittent tropia):部分时间被融合机制控制的斜视。

(3)恒定性斜视(constant tropia):不能被融合机制控制的持续性斜视。

间歇性斜视和恒定性斜视均属于显斜视。间歇性斜视是隐斜视和恒定性斜视之间的一种过渡形式。恒定性斜视也可直接由隐斜视演变而来。

2. 根据眼球运动及斜视角有无变化分类

(1)共同性斜视:眼球运动协调,各诊断眼位斜视角无明显改变。

(2)非共同性斜视:眼球运动有不同程度障碍或限制,各诊断眼位斜视角随注视方向的改变而变化。根据眼球运动障碍的原因,非共同性斜视主要包括由于神经肌肉麻痹引起的麻痹性斜视以及由于各种机械性限制引起的限制性斜视等。

3. 根据注视情况分类

(1)交替性斜视:两眼可以自主交替注视,一般不会形成斜视性弱视。

(2)单眼性斜视:斜视只存在于某一眼,此类斜视容易产生弱视。

4. 根据发病时间分类

(1)出生后 6 个月内发生的斜视为先天性斜视或婴儿型斜视。

(2)6 月龄以后发生的斜视属于获得性斜视。

5. 根据眼球偏斜的方向分类

(1)水平斜视:包括内斜视和外斜视。

(2)垂直斜视:垂直斜视多为非共同性的。

(3)旋转斜视:角膜垂直子午线上端偏向鼻侧为内旋转斜视,偏向颞侧为外旋转斜视。

(4)混合型斜视:眼球偏斜含有两种或多种成分的斜视。

以往教科书中斜视多从病因学分类,按共同性和非共同性分别介绍。而临床发现很多斜视成分复杂,难以叙述清楚。中华医学会眼科学分会斜视与小儿眼科学组为了规范和更好地指导临床工作,近年来多次组织本专业专家讨论,借鉴国内外主流并具有重要影响的斜视及眼科学专著意见,于 2015 年重新修订了适合我国眼科临床工作的斜视分类(见附录 1)。该分类方法根据融合状态将斜视分为隐斜视和显斜视两大类,再进一步根据眼位偏斜方向以及眼球运动状况和不同注视位置下眼位偏斜角度的变化进行详细分类,基本涵盖了临床可以见到的各种类型斜视,可为临床工作提供有益的指导,规范临床诊疗行为。

第二节　斜视的治疗

斜视治疗的主要目标是保持眼位正位、重建和维持双眼视觉功能和改善外观。儿童斜视治疗一般首先应矫正屈光异常、治疗弱视，待两眼视力平衡后，再采用手术方法矫正斜视。对于伴有明显代偿头位的斜视，手术也具有矫正异常头位、防止面部和骨骼发育畸形的作用。成人斜视分两种情况：一种是近期发病，以复视为主要症状，以消除复视为主；另外一种是发现斜视很早，拖延到成年才要求手术矫正眼位，患者以改善外观为主。即便是后者，对于具有双眼视基础的患者而言，仍应努力恢复其双眼单视功能。

一、治疗时机

斜视和弱视一经确诊即应开始治疗。研究表明，生后早期发病的内斜视 1 岁半至 2 岁以内手术矫正其预后较好。发病年龄越早、治疗年龄越大，知觉异常的恢复越困难。而间歇性外斜视即便在年龄较大时手术，也有恢复双眼视觉功能的机会。

二、非手术治疗

斜视的非手术治疗包括光学矫正、弱视治疗、药物治疗和视能矫正训练等。

1. 光学治疗　准确矫正屈光异常是斜视治疗的第一步。内斜视伴有远视患者首次配镜应充分矫正远视性屈光不正。每半年至 1 年进行 1 次睫状肌麻痹后检影验光。调节性内斜视在维持眼位正、视力好的情况下，酌情降低球镜度数，保留一定的生理性远视。对高 AC/A 型内斜视，也可以采用双光镜治疗。内斜视伴有近视根据睫状肌麻痹检影验光结果或复验结果，按获得最佳矫正视力的较低度数进行矫正。外斜视伴有远视按获得最佳矫正视力的较低度数进行矫正，3 岁及以下尚不能配合视力检查的儿童，可根据检影验光的度数减去生理性远视屈光度数配镜。外斜视伴有近视根据睫状肌麻痹检影验光结果或复验结果进行矫正。

对伴有复视的斜视，可以尝试配戴三棱镜使两眼视轴平行，消除复视。

2. 弱视治疗　准确矫正屈光异常、遮盖或压抑优势眼（dominant eye，sound eye）仍是弱视治疗的主要方法（详见第十五章）。

3. 药物治疗

（1）睫状肌麻痹剂和缩瞳剂：阿托品可以使屈光性调节性内斜视的眼位正常或斜视度变小。缩瞳剂可以形成药物性近视，减弱中枢性调节，对矫正高 AC/A 型调节性内斜视有效。

（2）A 型肉毒毒素（Botulinum toxin A，BTXA）：A 型肉毒毒素干扰乙酰胆碱从运动神经末梢的释放，具有化学去神经作用。在肌电图的指引下将其注入麻痹肌的拮抗肌的肌腹内，在药物作用期间，使之暂时麻痹，以减轻拮抗肌的挛缩，重建麻痹肌和拮抗肌之间的平衡，从而达到减小或消除斜视的效果。该药可应用于获得性麻痹性斜视（特别是第Ⅵ对脑神经麻痹）、周期性内斜视、活动期甲状腺眼病等。

4. 视能矫正训练（orthoptics）　视能矫正师（orthoptist）在眼科医师的指导下完成双眼视觉与眼球运动相关的各项检查，指导受检者进行弱视和双眼视功能训练，可以补充和巩固手术效果。

三、手术治疗

1. 手术方法

（1）肌肉减弱术：包括直肌后徙术，或称直肌后退术（recession of a rectus muscle）（图 8-1）、直肌悬吊术、直肌后固定术、直肌边缘切开术、下斜肌后徙术、下斜肌切断术、下斜肌部分切除术、上斜肌断腱术、上斜肌肌腱延长术等（详见第十八章第二节）。

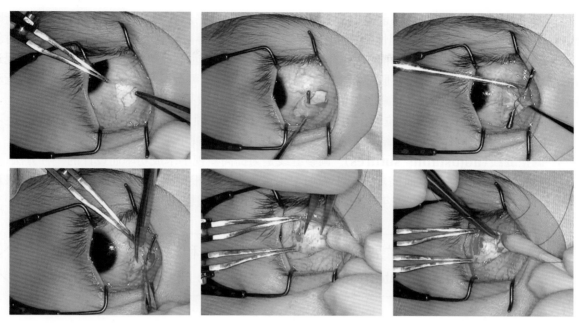

图 8-1 直肌后徙术

（2）肌肉加强术：包括直肌缩短术，或称直肌截除术（resection of a rectus muscle）（图 8-2）、直肌肌腱前徙术、上斜肌矢状移位术（Harada-Ito 术）、下斜肌前转位术、直肌联结术（Jensen 手术）、上下直肌移位术、上斜肌折叠术等（详见第十八章第三节）。

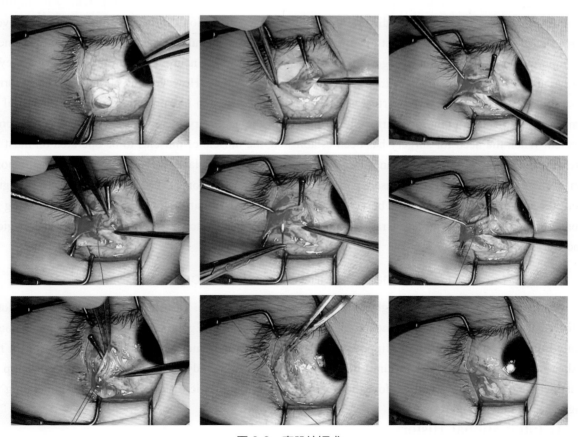

图 8-2 直肌缩短术

2. 手术肌肉的选择　多种因素决定手术肌肉的选择。以水平斜视为例,应首先评估九个诊断眼位眼球运动状况,如不存在非共同性斜视,则须检测第一眼位的斜视度,同时应参考视远和视近时斜视度的不同。内直肌对视近斜视角的矫正作用更大,外直肌对视远斜视角的矫正作用更大。对视近内斜视较大的患者,可行双眼内直肌减弱术。外斜视视远明显时,可行双眼外直肌减弱术。对视近和视远斜视角相同的斜视,双侧直肌减弱与单眼后徙联合缩短手术效果相同。

手术仅能起到机械性矫正眼位的作用,手术预后的影响因素颇多,相同肌肉和手术量可能产生不同的矫正结果。术前应仔细评估,结合患者的主诉,个性化设计斜视手术方案。

3. 调整缝线(adjustable sutures)　调整缝线是为提高斜视手术成功率而设计的一种方法,多用于直肌后徙术,也可用于直肌缩短术及上斜肌手术。术者可以根据术后眼位和遮盖试验的结果调整缝线松紧,以达到眼位正位。但年幼儿童并不适合局麻下的调整缝线。

全英文扩展内容: 斜视学的国际史和国内史
Extended Reading: International and Domestic History of Strabismus

Part 1: Concepts and take-home messages

1. The term strabismus is derived from the Greek word strabismos-"to squint, to look obliquely or askance"-and means ocular misalignment. This misalignment may be caused by abnormalities in binocular vision or by anomalies of neuromuscular control of ocular motility.

2. Treatments for strabismus include glasses to correct refractive errors, eye patching to improve alignment and visual acuity, vision therapy to improve eye coordination, Botox injections to weaken over-active muscles, and surgery to adjust eye muscles. Early diagnosis and personalized appropriate treatment are important. If definitive knowledge of the etiology of all forms of neuromuscular anomalies of the eyes were available, rational methods of treatment could be implemented. However, the etiology of many forms of strabismus is still unclear. Nevertheless, careful analysis of each has provided sufficient material to form the basis of useful empirical principles from which the necessary therapeutic guidelines can be constructed. When the need for surgery has been established, the muscle or muscles to be operated on must be determined. Only two procedures can affect the action of an extraocular muscle and thereby alter the position of the eyes. The action of a muscle can be weakened or the action of the antagonist muscle strengthened; the two procedures can also be combined. We emphasize that we are speaking of weakening or strengthening the action of a muscle rather than of the muscle itself since most of the currently used surgical procedures do only just that.

Part 2: International and domestic history of strabismus

It is estimated that 4% of the global population has strabismus. The study of strabismus has a long history that can be traced back to ancient civilizations. The ancient Egyptians, Greeks, and Romans documented cases of strabismus, and Hippocrates, the father of medicine, wrote about the condition in his medical texts. However, it was not until the 19th century that the study of strabismus began to develop as a distinct field. This paper will explore the international and domestic history of strabismus, including its diagnosis, treatment, and research.

1. International History

Growth in strabismology played out was anything but quiet internationally. To tell the rich history in developing the theory and practice of strabismus, we are limited, especially in the formative years, to the traces left to us by journals and annals that have long since disappeared from the public record. As recorded, the earliest reference to strabismus surgery can be found in the early eighteenth century in the writings of an itinerant English oculist named John Taylor. However, none of his contemporaries witnessed that Taylor had actually performed this operation himself.

In the 1800s and early 1900s, doctors began to pay attention to the phenomenon of eye misalignment and started to investigate the causes and treatment of strabismus. Initially many ophthalmic surgeons were trained as orthopedic surgeons. It was not until a century later, on October 26, 1839, that Johann Friedrich Dieffenbach, a general surgeon from Berlin, performed the first successful operation to correct strabismus by performing a myotomy of a medial rectus muscle in a 7-year-old esotropic child, considered as an adaptation of the procedure initially used for torticollis and club foot. This operation involved cutting the muscles that control the movement of the eyes and repositioning them to improve alignment. The procedure was painful and had a high risk of complications, but it marked the beginning of surgical treatment for strabismus. Only 2 years after his first publication, Dieffenbach had done 1200 cases. Ether anesthesia was not discovered until 1846 and several helpers were needed during the operation. Sooner, the early phase of strabismus surgery had ended and it was not until 1857 when a new era of strabismus surgery began with publication of Albrecht von Gräfe's classic monographs on strabismus surgery. von Gräfe, who is considered by most as one of the fathers of modern ophthalmology (the other three being Helmholtz, Donders, and Bowman) defined the indications for tenotomy, improved the technique, and added controlled recession and resection and advancement of a muscle to the surgical armamentarium. With the development of strabismus, free tenotomies (or myectomies) of the rectus muscles have been replaced by recessions and have but sunk into oblivion. An exception is tenotomy of the inferior rectus muscle, which is used in rare cases of severe endocrine ophthalmopathy or congenital fibrosis. In both conditions the tightness of the muscle may be so pronounced that it is technically impossible to pass sutures through its tendon at the insertion. Tenotomies of the superior oblique muscle and myectomies of the inferior oblique muscles are being performed to this day. Alfred Bielschowsky, as the first clinical director of Dartmouth Eye Institute, was accepted as one of the leaders of American strabismus because of his immense erudition and Old World Prussian charm, giving us his classic lectures on the Motor Anomalies with a foreword by Walter Lancaster.

In the 20th century, a number of ophthalmologists made significant contributions to the diagnosis and treatment of strabismus, influencing the development of strabismology worldwide extensively. Arthur G Bennett, an American ophthalmologist, developed a method of measuring eye alignment that is still used today. Edward Jackson, another American ophthalmologist, developed a test to measure the strength of the eye muscles. These tests helped to improve the accuracy of strabismus diagnosis and led to more effective treatment options. In the 1960s and 1970s, the study of strabismus entered a new era with the advent of electron microscopy and computer technology. Researchers were able to study the movement of the eyes and the function of the visual system in greater detail. This led to a better understanding of the complex interaction among the eyes, brain, and nervous system in strabismus. In 1966, the International Strabismological Association (ISA) was founded, which brought together researchers and clinicians from around the world to promote research and education in the field. In the 1980s and 1990s, new surgical techniques were developed that allowed for more precise and less invasive treatment of strabismus. Perhaps its crowning achievements in this era of its existence are the adjustable suture technique of Arthur Jampolsky and Alan Scott's contribution of botulinum toxin. Adjustable suture technique, which involves placing a temporary suture during surgery that can be adjusted after the operation to fine-tune the alignment of the eyes, has significantly improved the success rate of strabismus surgery and reduced the risk of complications.

Mention here should also be made of the contribution of Gunter von Noorden and his coinvestigator, M L Crawford, whose combined contribution did much to enhance our understanding of deprivation ambylopia in the experimental model and help, as well, with our clinical grasp of amblyopia, a life-long interest of von Noorden. Dr von Noorden has gathered an impressive group of collaborators who reveal the development of the specialty field of strabismology through time and around the world in the book *In The History of Strabismology*, along with inclusion of diagrams and pictures of early treatment methods and surgical procedures found nowhere else in such detail in some cases. Now edited by von Noorden, it has consistently updated its encyclopedic treatment of the subject and combined a nice balance between the old, which has stood the test of time, and the new and between a primarily European and American approach to its subject with a nice flavoring of the contributions of the Latin American and Asian scientists. As well, it should not pass our notice to remark on the fact that ocular motility, amblyopia, and strabismus are well represented at the Association for Research in Vision and Ophthalmology (ARVO).

Today, strabismus research is a global enterprise, with international organizations such as the ISA and the American Association for Pediatric Ophthalmology and Strabismus (AAPOS) promoting research and education in the field. The ISA holds international meetings every two years, where researchers and clinicians from around the world come together to share their latest findings and techniques. The AAPOS is a professional organization for pediatric ophthalmologists and strabismologists in the United States, and it provides resources and education for clinicians and patients.

2. Domestic History

In China, the history of strabismus can be traced back to the Han Dynasty (206 BC–220 AD), when *the Yellow Emperor's Classic of Internal Medicine* first described the condition. There are many traditional Chinese medicine treatments for strabismus, such as acupuncture, massage, and herbal medicine. However, it was not until the 20th century that Western medicine began to influence the diagnosis and treatment of strabismus in China.

In 1957, the late Chinese ophthalmology expert Professor He Yushi founded the strabismus specialty at Tianjin Eye Hospital, and became the pioneer of strabismus and amblyopia studies in China. Starting from 1972, Professor He spent over 20 years practicing at Tianjin Eye Hospital and summarized his experience in the book *Strabismus*, which remains an important reference for clinical doctors specializing in strabismus until now. The Eye Muscle Group of the Ophthalmology Society of the Chinese Medical Association was established in 1984, with a focus on strabismus and amblyopia, myopia prevention and control, refractive errors, pediatric eye diseases, and children's eye health. In 2015, they revised the strabismus classification system to better suit Chinese clinical practices. With the development of imaging technology, the widespread use of MRI and high-resolution CT has supported the diagnosis of strabismus etiology, ushering in a new era of research on the ocular motor system and strabismus causality and promoting the clinical application of evidence-based medicine. Improvements in surgical instruments and equipment have made the surgical field more intuitive and precise, reducing surgical trauma and improving surgical outcomes. In recent years, the Eye Muscle Group has emphasized interdisciplinary integration with neuro-ophthalmology, orbital disease, and oculoplastic surgery, expanding the understanding of diseases and extending the research scope. Along with China's reform and opening up, especially in the past decades, academic exchanges between Chinese strabismus and pediatric ophthalmology experts and those in developed countries and regions have been continuously enhanced.

Conclusion

The study of strabismus has a long and rich history, and has evolved into a multidisciplinary field that involves many different areas of expertise. From the ancient Egyptians to modern-day China, people have been fascinated by the condition of strabismus and have sought to understand and treat it. The history of strabismus is a testament to the power of human curiosity and innovation, and to the importance of collaboration and cooperation in advancing medical knowledge and improving patient outcomes. It was enlightening to read accounts of the development of strabismology. It was humbling to see how few truly "new" ideas and techniques we have that were not at least conceptualized by those before us. Today, the international community of strabismologists continues to work together to advance the diagnosis, treatment, and research of this complex and fascinating condition.

（刘　虎）

第九章

内斜视与外斜视

导读：水平斜视是最常见的斜视类型，也是斜视临床的基础内容。通过对本章的学习，应熟悉隐斜视的临床特征，掌握婴儿型内斜视的临床表现和治疗原则，掌握共同性内斜视的分类、临床表现和治疗原则，熟悉各种非共同性斜视的临床表现和治疗原则，了解先天性外斜视的定义、临床表现和治疗原则，掌握间歇性外斜视的临床表现、分型和治疗原则，熟悉恒定性外斜视的定义和临床特征。通过对本章的学习，理解事物是变化发展的原理，增强唯物辩证法的观念。

第一节 概　　述

水平斜视包括内斜视和外斜视，两者发病原因、发病年龄、临床特征、对双眼视功能影响等不同。内斜视（esotropia）、外斜视（exotropia）是常见的斜视类型，男性和女性发病率相当，人群发病率和种族有关。北美地区内斜视约占儿童斜视的 50%，高于亚洲人群发病率，而外斜视在亚洲人群发病率高于北美。

内斜视病因可为神经源性、解剖因素、机械因素、屈光异常、调节因素或遗传因素等。危险因素包括远视性屈光不正、屈光参差、神经系统发育迟缓、早产、出生低体重、怀孕期间母亲吸烟史、家族斜视遗传史等。

外斜视发病原因和发病机制尚未完全清楚，有外周学说和中枢学说。前者认为眼眶解剖和机械因素与外斜视的发生有关，如眼眶的方向、大小、形状、瞳距、眼眶组织的形态和物理性质等。后者认为是中枢性集合与分开功能之间的平衡失调与外斜视的发生有关。此外还有遗传因素。

2015 年中华医学会眼科学分会斜视与小儿眼科学组在我国斜视分类共识中对内斜视、外斜视作了详细分类（附录 -1）。

第二节　假性斜视和隐斜视

双眼视轴平行，眼位正位，但是呈现斜视外观，称为假性斜视（pseudostrabismus）。隐斜视（phoria，heterophoria，latent deviation）是指有潜在的视轴分离倾向，但融合机制能控制不发生偏斜，保持眼位正位。

一、假性内斜视

假性内斜视（pseudoesotropia）是外观类似内斜视但视轴平行，眼位是正位。多见于鼻梁过宽、明显的内眦赘皮或瞳距过窄的人，亚洲儿童此种情况较为多见。由于外观的特点导致双眼鼻侧巩膜暴露少，颞侧巩膜暴露相对多，患者或家属误认为双眼向鼻部集中，特别是双眼侧向运动时，内转眼的角膜被内眦赘皮遮挡，外观内斜视的假象更加明显。甚至一部分显性外斜视患者被误认为是内斜视（图 9-1）。

假性内斜视在斜视检查,如角膜映光、遮盖去遮盖检查均正常。但需要注意的是,儿童斜视发病年龄不同,即便是假性内斜视儿童也需要定期随访,观察眼位和屈光变化。

部分假性内斜视合并上睑下垂或小睑裂综合征,需要根据病情进行相应整形手术以免造成形觉剥夺性弱视或通过手术改善外观。

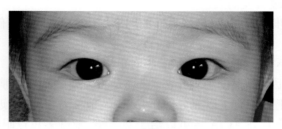

图 9-1　假性内斜视

患儿肥胖、鼻梁过宽、内眦赘皮,角膜映光点位于瞳孔中央,但鼻侧巩膜暴露少,
呈现假性内斜视外观。

二、假性外斜视

假性外斜视(pseudoexotropia)患者外观表现为外斜视,但双眼视轴平行,眼位正位。多见于瞳距过宽、眼眶距离过宽、正 Kappa 角过大等情况。通过交替遮盖试验可与外斜视相鉴别。假性外斜视患者需要仔细检查眼底,生后早期视网膜病变、增殖性病变导致黄斑受到牵拉,发生黄斑颞侧异位,形成正 Kappa 角,患者外观呈外斜视假象(图 9-2)。

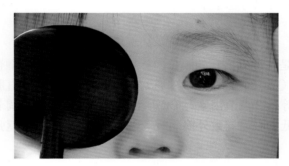

图 9-2　假性外斜视

黄斑颞侧异位,形成正 Kappa 角,患者左眼注视原在位,外观呈外斜视假象。

三、内隐斜视

内隐斜视(esophoria)是有潜在的视轴向内分离倾向,但可以被融合机制控制不发生偏斜,保持眼位正位的一种隐性斜视。常见原因:①解剖因素,包括眼外肌、节制韧带、肌鞘、肌间膜以及肌肉附着点的异常,这些异常可以在一定程度内限制内直肌在放松集合时做适当的松弛,或在正常双眼注视时存在集合过强倾向。②调节因素,未矫正的远视眼可因过度使用调节而诱发过度集合。戴镜矫正后内隐斜视完全消失者为完全调节型,内隐斜视部分消失者为部分调节型,其残余的内隐斜视可能为解剖或神经因素所致。③神经因素,集合兴奋过强。④其他因素包括遗传特质、神经内分泌不平衡、精神紧张等可能是这种神经因素性集合兴奋过强的诱因。正常人视远多为内隐斜视,视近多为外隐斜视。一些正常人群可以存在小角度的内隐斜视。

1. 临床特征

(1)因正常人集合性融合范围较分开性融合范围大,内隐斜视常引起视疲劳、复视等轻重不同的症状,与患者职业、年龄、用眼状况、精神因素等有关,以青壮年、精神易于紧张人多见。

(2)视疲劳:内隐斜视患者为维持双眼单视功能,中枢神经系统持续紧张以维持肌力平衡、双眼正位,进而引起一系列眼部紧张不适的临床症状,von Gräfe 和 Donders 把这组症候群称为肌性视疲劳,包括:视物久后出现眼酸胀不适、畏光、头痛眼痛等,因看远分开性融合范围较看近更小,患者常在看远时症状明显,看近时症状缓解或消失。

(3)患者融合功能进一步下降时,可出现显性的间歇性内斜视,伴有同侧复视,看远复视明显。

2. 治疗

没有症状的内隐斜视不需治疗,对有症状的患者可以给予以下治疗。

(1)屈光矫正减少调节因素:根据患者年龄,选择是否需要睫状肌麻痹验光以及使用何种睫状肌麻痹剂。有远视性屈光不正患者应予以充分矫正,减少调节 - 集合反应;近视性屈光不正则为最佳矫正视力的较低度数配镜。合并高 AC/A 者可以给予双光镜、渐进多焦点眼镜或缩瞳剂,减少看近时过度的调节 - 集合反应,改善视疲劳。

(2)无调节因素的内隐斜视,可以配戴基底向外的三棱镜缓解视疲劳或复视,但长期配戴基底向外的三棱镜会引起分开融合功能不足。初始棱镜处方给予缓解症状的最小度数,一般给予斜视度的1/3 或 1/4。多数患者随着隐斜视度数逐渐增加,矫正的棱镜度数也会随之增加。一般棱镜只适合有视疲劳症状、对正位视训练无效果的一些人群。

(3)对于较大度数内隐斜患者,以上治疗仍不能改善视疲劳症状者,如度数稳定,可以考虑手术治疗。手术以矫正全部斜视度获得正位为目的,因集合性融合储备较大,术后以看近存在一定的外隐斜视较为理想。但是内隐斜视老年患者手术要慎重,融合功能无论是分开性还是集合性融合均会随年龄增长而下降,甚至出现融合无力,手术可能难以消除复视或视疲劳,因此建议首先用三棱镜治疗,仅在其他治疗不耐受或无效时可以考虑手术。

四、外隐斜视

外隐斜视(exophoria)是一种有潜在的眼位向外偏斜倾向,但能通过融合机制控制两眼视轴平行,保持眼位正位。常见原因:①解剖因素,即眼外肌附着点和走行异常、外直肌节制韧带过强、外直肌和下直肌肌间膜的异常联系等。②调节因素,如未矫正的近视视近时放弃调节引起外隐斜视,未矫正的屈光参差常使用屈光度较低的眼易导致外隐斜视。③神经因素,集合中枢张力降低,集合功能不足引起外隐斜视。

1. 临床特征

(1)视疲劳:外隐斜视引发视疲劳症状多由内直肌及其协同肌持久紧张,调动更多集合性融合以保持双眼视线平行和双眼单视,也称为肌性视疲劳。常常休息后缓解。疲劳、紧张、身体不适及精神异常等均可引起并加重。

(2)近距离工作障碍:阅读和书写不能持久,视物模糊、重影和串行,休息后缓解,但症状反复出现。近距离用眼后可出现头痛、眶周酸痛或球后疼痛感,亦可伴有睑缘炎及慢性结膜炎。

(3)患者融合功能进一步下降时,可进展为间歇性外斜视。

2. 治疗

外隐斜视仅在有症状时予以治疗。

(1)适度休息、缓解疲劳和紧张情绪、改善全身情况,有利于缓解症状。

(2)矫正屈光不正:规范使用睫状肌麻痹剂验光,近视性屈光不正应给予完全矫正以加强调节,通过调节 - 集合联动反应减少外隐斜视度数;远视性屈光不正适当低度矫正;散光应完全矫正,通过提高视力,清晰的视网膜物像有助于融合性集合。

(3)配戴三棱镜:三棱镜初始度数不超过其隐斜视度数的 1/4~1/3,临床采用缓解症状的最小三棱镜度。三棱镜度数过大不利于患者自身融合性集合,导致外隐斜视逐渐增大,甚至进展为显性外斜视。

（4）正位视训练：主要是提高融合性集合能力,改善集合近点。常用笔尖训练、聚散球的集合近点训练；矢量图、同视机训练、三棱镜训练增强融合性集合。

（5）手术治疗：以上非手术治疗无效,症状严重者可以手术治疗。视远外隐斜视度数大于视近,可行单眼或双眼外直肌后徙术；视近外隐斜度大于视远,可行单眼或双眼内直肌缩短术。警惕部分患者仅存在看近或者看远外隐斜视,手术后则可能出现看远或看近的过矫,同侧复视。

第三节　婴儿型内斜视

婴儿型内斜视（infantile esotropia）是生后 6 个月之内发病的显性内斜视,也称作先天性内斜视（congenital esotropia）。其发病率为 0.1%~1%,病因不明,可能与早产、视觉系统发育不完全、眼运动发育或功能缺陷、中枢神经系统疾病或发育迟缓等有关。生后即发生内斜视的病例很少见。生后 2~3 个月内婴儿,特别是早产儿,眼位常不稳定,一过性内斜视或外斜视均可出现,并非真正意义上的斜视,多在 3 月龄缓解或自愈。但是对于度数较大且稳定的内斜视,特别是 30$^\triangle$以上,很少自愈,最终发展为婴儿型内斜视而需要手术治疗。

一、临床特征

1. 发病年龄　出生后 6 个月内发病。出生时出现斜视少见,多在生后 3 个月内。但是很多患儿在生后 6 个月之后就诊,发病时间需要详细询问病史或观察患儿照片来确定。

2. 斜视度　多表现为大角度、稳定的内斜视,一般大于 30$^\triangle$。远近斜视角度相同,AC/A 值正常。

3. 视力　可交替注视的患儿,双眼视力相对平衡,但单眼恒定性内斜视则提示斜视眼视力较差,存在斜视性弱视。

4. 屈光状态　患儿多为生理性远视,个别伴有中、高度远视或近视、散光。

5. 眼球运动　因大角度内斜视,部分患儿喜内转眼注视,出现交叉注视,表现假性分开不足,且患儿年龄小难以配合眼球运动检查,而被误认为双侧外直肌麻痹。特别是在单眼恒定性内斜视时,弱视眼假性外展受限更为明显。临床上可以通过娃娃头试验（doll's head test）鉴别,即将患儿头快速向斜视眼偏斜方向转动,如无外直肌麻痹,则内斜眼可出现一个快速的矫正性外转动作；或遮盖主导眼一段时间后,使内斜眼变为注视眼,此时注视可达中线并可外转,来鉴别真假外直肌麻痹。

6. 垂直斜视　大约 50% 的婴儿型内斜视常伴有下斜肌功能亢进（inferior oblique overaction,IOOA）（图 9-3）或垂直分离性斜视（dissociated vertical deviation,DVD）,在 1~2 岁后出现为多。由于婴幼儿眼球运动检查配合度差,尤其交叉注视的患儿,总是采用内转眼注视,检查时难以暴露合并的垂直斜视,并且术前的内收眼位对垂直分离运动有一定抑制作用,而在内斜视矫正手术后更容易暴露。部分婴儿型内斜视合并 A 或 V 型斜视或水平分离性斜视（dissociated horizontal deviation,DHD）。

7. 眼球震颤　婴儿型内斜视通常伴有隐性或显性眼球震颤,有研究显示,垂直分离性斜视与隐性眼球震颤常合并存在,当垂直分离性斜视发生可一定程度抑制隐性眼球震颤。

8. 不对称性视动性眼球震颤　正常婴幼儿可存在视动性眼球震颤成分中鼻侧向颞侧方向单眼平滑追随运动较颞侧向鼻侧方向发育差,这种不对称性最多持续到生后 6 个月内。但婴儿型内斜视患儿的这种不对称性运动持续存在到成年,是双眼视觉信息不等量输入、视皮层功能异常所致。视动性眼球震颤不对称性可用来判断内斜视的发病时段。

9. 异常头位　交叉注视的患儿可伴有面转向注视眼的异常头位,这种异常头位并非代偿双眼视觉功能的代偿头位。

10. 家族史　可有家族史,但遗传类型不明确。

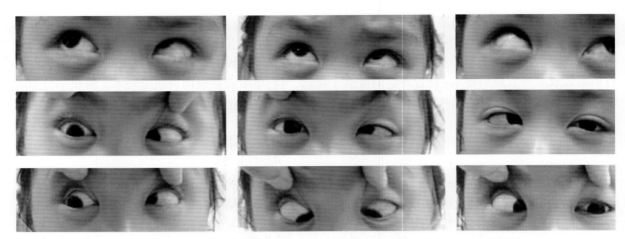

图 9-3　婴儿型内斜视合并下斜肌亢进和 V 型斜视

患儿生后 6 个月内发生大角度内斜视,角膜映光 +25°,双眼下斜肌功能亢进,合并 V 型内斜视。

二、鉴别诊断

婴儿型内斜视需要与其他生后 6 个月之内发生的内斜视进行鉴别。包括:Duane 眼球后退综合征 1 型、Möbius 综合征、先天性展神经麻痹、知觉性内斜视、屈光性调节性内斜视、眼球震颤阻滞综合征以及合并中枢神经系统异常的内斜视。

三、治疗

1. 矫正屈光不正　婴儿型内斜视大多是非调节性的,婴儿时期远视属于生理范围,通常不需要矫正。但有少数调节性内斜视可在生后 6 个月内发病,因此强调对首诊内斜视患者均要规范地使用睫状肌麻痹剂进行验光检查。von Noorden 建议 +2.50D 以上的远视,需要首先屈光矫正,充分去除可能存在的调节因素。一般戴镜 3 个月左右进行复查,再次评估斜视。

2. 治疗弱视　合并弱视的儿童,在予以充分的屈光矫正后,均要进行严格的弱视治疗。婴儿型内斜视不能交替注视的患儿,导致主斜眼出现斜视性弱视,该类型弱视需要进行遮盖治疗。尽早及时治疗,疗程越短,则预后越好。当两眼可自主交替注视时,则提示双眼视力平衡。

3. 手术治疗　大多数眼科医生主张尽早手术,为了获得更好的双眼视功能最迟不超过生后 24 个月,甚至可在生后 4~6 个月进行。术后理想眼位是建立小于 $10^{\triangle}$ 的微小度数内斜视,使患儿获得周边融合和粗糙的立体视觉。即便早期手术,也很难建立中心融合和精细立体视觉。手术矫正眼位有利于患儿肢体大运动功能的发育和心理健康发育。早期手术(6~24 月龄)较晚期手术(32~60 月龄)的患儿有更多建立粗糙双眼视觉的机会,但同时再次手术的可能也有增加。对合并弱视的婴儿型内斜视,强调规范弱视治疗使双眼视力相对平衡后再行手术矫正眼位。

4. 手术方式的选择　双眼内直肌后退是常用的手术方式,也可以根据斜视度数大小采用单眼内直肌后退联合外直肌缩短,或三条水平直肌的手术。合并下斜肌功能亢进时,可同时行下斜肌减弱术;合并垂直分离性斜视者,需要同期或分期矫正。

第四节　共同性内斜视

共同性内斜视(comitant esotropia)是各个方向上斜视度数相等的多种内斜视类型的总称,包括调节性内斜视、非调节性内斜视、微小内斜视、周期性内斜视和急性共同性内斜视等。

一、调节性内斜视

调节性内斜视（accommodative esotropia）是由增加调节力或异常的高 AC/A 值导致的集合过度所产生的内斜视。发病年龄 4 月龄到 7 岁不等，以 2~3 岁发病多见。根据调节因素在内斜视形成中的不同作用，临床分型和治疗方法不同。

1. 屈光调节性内斜视

（1）定义：内斜视完全是由于远视性屈光不正所引起，当远视性屈光不正给予充分矫正后，可使双眼保持正位，各注视距离和不同眼位均可完全矫正（图 9-4）。

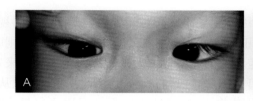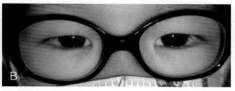

图 9-4　完全屈光调节性内斜视
A. 裸眼内斜视 15°；B. 配戴 +4.00D 远视全矫镜，眼位正位。

（2）病因及发病机制

未矫正的远视性屈光不正，患者通过增加调节使视网膜上的模糊物像变清晰，由调节 - 集合联动反应导致过度的调节性集合。同时，分开性融合不足以代偿这部分集合，则发生内斜视。如分开性融合足以代偿这部分集合，则可能产生内隐斜视。

（3）临床表现

1）发病年龄：多于 2~3 岁发病，因调节与集合反射在这一时期发育旺盛。也可见生后早期，1 岁内发病的调节性内斜视，需要与婴儿型内斜视鉴别。发病初期未予以屈光矫正，如此时双眼黄斑融合功能尚未发育完善，部分患儿可能发展为非调节性内斜视。

2）屈光状态：多为中度远视性屈光不正，平均 +4.00D。因在轻度远视性屈光不正，患儿为保持视网膜物像清晰调动小度数调节，相应的联动性集合反应小，能够被分开性融合克服；而在高度远视性屈光不正，难以调动足够的调节产生清晰物像，患儿放弃调节，不产生联动性集合，也就不形成内斜视。

3）睫状肌充分麻痹后予以验光检查，远视性屈光不正予以完全矫正后，双眼获得正位，但摘镜后仍存在内斜视。随年龄增加、远视性屈光不正降低、调节力减弱，斜视度可减小、消失或成为微小斜视。

4）斜视度不稳定：斜视出现与否，斜视度数大小均不稳定，这与患儿是否付出调节和调节力大小有关。检查时需使用调节视标。完全性屈光调节性内斜视可出现失代偿，转变为部分调节性内斜视。斜视角变化有时也与患者的全身状况有关，如疲劳等。

5）AC/A 值正常。

6）部分屈光调节性内斜视如发病前存在正常的双眼单视功能，则经治疗后通常可以恢复良好的双眼单视功能。

（4）治疗

1）矫正屈光不正：必须在规范使用睫状肌麻痹剂情况下给予客观检影验光，充分暴露隐性远视部分。内斜视儿童和 6 岁以下儿童初次验光宜使用 1% 阿托品眼膏或眼用凝胶，每日 2~3 次，连续 3~5 天；年幼儿童可每晚 1 次，连续 7 天。再次验光可酌情使用 1% 环喷托酯滴眼液。屈光性调节性内斜视儿童戴远视足矫眼镜（按其睫状肌麻痹验光的全部远视度数配镜）后眼位控制仍不稳定时，有必要多次应用 1% 阿托品进行睫状肌麻痹验光。远视应予以全部矫正，最大限度地放松调节及减少调节性集合为原则。

初次配戴全矫远视眼镜,患儿可能会自觉戴镜后视物模糊,而摘镜后内斜视的角度会增大,很多家长会因此误认为眼镜验配不当和眼镜加重斜视,而配戴一段时间后,患儿表现出不愿摘镜。此种情况需要解释,摘镜后患儿为保持视物聚焦,需要调动大量调节,从而增加了内斜视;孩子愿意戴镜的原因是减轻视疲劳或是有利于双眼单视。

长期配戴全矫的远视镜,应避免引起调节失用,继发集合不足,戴镜后一般每半年进行一次睫状肌麻痹下验光,复查眼位,并根据眼位的需要,适当调整眼镜度数。一次减少眼镜度数不宜太多,+0.50~+1.00D 为宜,以保持眼正位或保留小的、无视疲劳症状的内隐斜视为宜。小度数内隐斜视有利于刺激分开融合功能的正常化,保持眼位正位。

2) 治疗弱视:患儿可合并屈光不正性弱视,或因非主导眼较长时间处于斜位而合并斜视性弱视,即斜视眼视力较主导眼低 2 行以上者。在充分矫正远视性屈光不正的基础上,对于后者则联合采用遮盖治疗、光学压抑或药物压抑等弱视治疗。遮盖治疗的时间根据患儿年龄和弱视轻重来定。轻中度弱视可采用每日遮盖优势眼 2 小时,重度弱视可采用每日遮盖优势眼 6 小时,患儿的依从性较好。光学压抑即在视力较好眼的矫正眼镜上贴压抑膜;药物压抑可用 1% 阿托品眼膏每日涂眼或对于轻度弱视仅周末涂眼,使健眼远、近视力低于弱视眼。弱视治疗过程中,须定期复查、密切随访,根据两眼间视力情况调整治疗方案,避免遮盖性弱视的发生。

3) 手术治疗:屈光调节性内斜视患者,因予以远视性屈光不正充分矫正后保持双眼正位,因此内斜视不需要手术矫正。部分患者合并垂直斜视、斜肌功能异常、A 型或 V 型斜视,则需要行手术治疗。屈光调节性内斜视患者可出现失代偿,即戴镜初期获得眼位完全性矫正,但一段时间后戴镜下出现内斜视,此时需要手术矫正。

2. 非屈光调节性内斜视

(1) 定义:当 AC/A 值过高时,一定的调节调动过量的调节性集合产生的内斜视称作非屈光调节性内斜视,也称高 AC/A 型内斜视或调节性集合过强型内斜视,临床上较少见,是调节与调节性集合的一种异常联动效应,但与屈光状态无关。

(2) 临床特征及诊断

发病年龄:多于 6 个月 ~3 岁。

斜视度:由异常的 AC/A 值引起,当动用一定调节时会产生异常的过高的调节性集合反应,引起内斜视。因视近较视远会动用更多的调节,在充分矫正患者屈光不正时,视近的内斜视度数大于视远内斜视度数 10$^\triangle$ 以上。

屈光状态:该类型斜视与屈光不正无关,正视眼、远视眼、近视眼均可发生,临床上中度远视相对多见。

AC/A:高比值。

(3) 治疗

1) 首先矫正屈光不正:内斜视患者无论类型,首诊时均要规范使用睫状肌麻痹剂,在充分放松和去除调节因素情况下检影验光。如存在远视性屈光不正,需要予以充分矫正,去除可能合并的调节性内斜视的成分。

2) 在充分矫正远视性屈光不正情况下,仍存在视近内斜视大于视远 10$^\triangle$ 以上,AC/A 值大于正常,考虑高 AC/A 型内斜视时,采用双光眼镜或渐进多焦点眼镜抑制视近时过量的调节性集合。双光眼镜下加镜片的高度一般要求视近时覆盖瞳孔区,保证患者在视近、视远时均可使用到不同镜片区域,下加光度数则为视近获得双眼正位的最低度数(最大 +3.00D)。长期配戴双光眼镜会引起患者调节失用,因此建议每半年到 1 年逐渐降低下加光镜片度数。多数患儿随年龄增长,分开融合增强、远视度数降低、AC/A 值减小,可以脱去双光镜。一般在 8~9 岁可以考虑停戴双光眼镜。

3) 不配合配戴双光眼镜的儿童可使用缩瞳剂,但因对眼局部和全身有一定的副作用,一般不可长期使用。

4）手术：上述方法治疗无效时，或者 8~9 岁停戴双光眼镜后仍存在高 AC/A 型内斜视，可以考虑采用手术矫正。手术方式一般根据看远、看近的斜视度及两者之间的差异来选择。如双眼内直肌后退手术、内直肌后固定手术或两种术式联合，减少看近、看远时的斜视度，尤其是看近斜视度。

二、部分调节性内斜视

1. 定义 部分调节性内斜视（partially accommodative esotropia）不完全由调节因素所引起，当远视性屈光不正充分矫正后，内斜度数减少，但仍有残余不能被矫正的内斜视存在（图 9-5）。

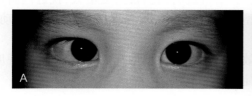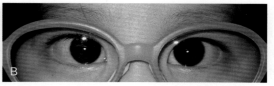

图 9-5 部分调节性内斜视
A. 裸眼角膜映光 +20°；B. 戴全矫远视镜后角膜映光 +10°。

2. 临床特征

（1）部分调节性内斜视是常见的内斜视类型，一部分内斜视是调节性，还有部分是非调节性。一部分患者是屈光调节性内斜视或高 AC/A 型内斜视失代偿引起，多见于屈光矫正治疗较晚的患者。也有部分患儿是非调节性内斜视，如婴儿基本型内斜视，之后出现调节性的成分。配戴充分矫正的屈光不正镜片后，内斜视度数较裸眼减小 10$^{\triangle}$ 以上。

（2）发病年龄常比调节性内斜视为早，多伴有中度远视。

（3）可合并垂直斜视、斜肌功能异常、A 型或 V 型斜视、垂直分离性斜视等。

（4）警惕有部分患者完全屈光调节性内斜视，其远视性屈光不正未充分矫正，会导致戴眼镜时也出现斜视，这部分未被矫正的调节成分被误认为是非调节成分。

3. 治疗

（1）充分矫正远视性屈光不正：需要规范使用睫状肌麻痹剂充分放松调节，并予以远视性屈光不正的充足矫正，排除残余未被屈光矫正的调节性因素。但戴镜只解决调节性成分，残余的非调节性内斜视需手术矫正，并且术后仍需要戴镜继续矫正调节性内斜视。

（2）治疗弱视：矫正屈光不正因素后，双眼视力不平衡则要进一步联合遮盖或压抑治疗。

（3）手术矫正非调节性内斜视部分，对合并垂直斜视、斜肌功能异常、A 型或 V 型斜视、垂直分离性斜视等，也需手术矫正。

三、非调节性内斜视

非调节性内斜视（nonaccommodative esotropia）是内斜视的常见类型，约占内斜视的 1/3，与调节因素无关，发病时间为生后 6 个月之后的儿童期。根据临床特征，常分为以下几种类型。

1. 基本型内斜视（basic esotropia） 非调节性共同性内斜视，多在生后 6 个月后的儿童时期发病，视远、视近斜视度相等，与远视性屈光不正无关，戴镜内斜视度数与裸眼相近（差别 <10$^{\triangle}$），AC/A 值正常。也称作后天性内斜视。

（1）临床特征

1）生后 6 个月后的儿童时期发病，初始发病时的斜视度通常比婴儿型内斜视小，可呈逐渐增加趋势。

2）发病过程可能是不明显的小度数内斜视逐渐增加；也可能是急性起病，外伤、惊吓、生病等诱发。

3）大龄儿童可能有潜在的中枢神经系统方面的异常,如颅内肿瘤等,特别是合并神经系统症状体征、眼球运动出现非共同性,需要神经科检查和神经影像学检查来排除。

（2）治疗

合并弱视者首先要进行屈光矫正,单眼弱视或双眼视力不平衡时需要通过单眼遮盖、压抑等方式治疗弱视,视力相对平衡后尽早手术。该类型内斜视因在生后 6 个月以后发病,生后早期存在一定双眼视觉的发育,手术恢复正位后其双眼视觉功能的预后好于生后 6 月龄之内发病的婴儿型内斜视。

2. 集合过强型内斜视（convergence excess esotropia）　在屈光状态完全矫正情况下,视近内斜视角度大于视远内斜视角度 15$^\triangle$且 AC/A 值正常。多于 2~3 岁发病,少数在生后早期即发病。

（1）临床特征:视远时正位、内隐斜视或小角度内斜视,视近时内斜视角度增大,视近内斜角度常为 20$^\triangle$~40$^\triangle$。AC/A 值正常,或较正常值略低,该类型内斜视集合过强与调节 - 集合异常联动无关。建议采用梯度法测量 AC/A 值。

（2）治疗:双光眼镜或缩瞳剂治疗对这类患者无效。治疗方式须根据视近、视远的内斜视度数和差异,考虑双眼内直肌的减弱术或联合内直肌的后固定术。

3. 分开不足型内斜视（divergence insufficient esotropia）

（1）临床表现:看远内斜视度大于看近,眼球外转运动正常。

这里所讲分开不足型内斜视,需要与分开不足区别。分开不足是指后天发病、获得性视远内斜视伴有同侧复视,而视近为正位或内斜视度数小于视远,视近有双眼单视。可为孤立原发性,即没有神经系统原发疾病的良性病变;亦可为伴随神经系统障碍的继发性分开不足。良性病变的病因不明,可能与近视、分开性融合不足有关。看近可正位、内隐斜视或小角度内斜视,看远内斜视明显且出现同侧复视。可以出现眼外转运动轻度受限,但是水平或垂直各方向注视时斜视度无明显差异。继发性分开不足可能有神经系统异常,如高颅压、颅内肿瘤、脑外伤等,因此分开不足患者需要神经科检查排除以上相关疾病。

（2）治疗:手术治疗可根据视近、视远的内斜视度数和差异行单眼内直肌后退联合外直肌缩短手术或双眼外直肌加强术。

四、急性共同性内斜视

急性共同性内斜视（acute acquired comitant esotropia,AACE）是一种呈急性发作的后天获得性内斜视,患者伴有同侧复视。

1. 病因及发病机制

人为阻断双眼融合功能是急性内斜视的常见诱因,如外伤手术、弱视或其他眼病治疗时遮盖一眼,尤其易发生于那些存在远视性屈光不正而又未给予矫正的人,多见于儿童,亦称为 Swan 型。

Bielschowsky 型,在近视眼尤其中度近视眼患者中,3%~5% 有非调节性内斜视,常见于青年人,首先出现视远内斜视,逐渐进展到视近内斜视,斜视度数亦可逐渐增大,外转无或极轻度受限,侧方非共同性不明显。

也可以是无症状的内隐斜视,在患病、身体虚弱、精神紧张等诱因作用下,不能维持眼位正位而发生急性内斜视。

神经源性急性内斜视很少见,常有眼球震颤,可合并脑积水、脑肿瘤等异常。因此,需要排查中枢神经系统的异常。

2. 临床表现及诊断

急性起病,可为间歇性或恒定性内斜视,伴有同侧水平复视,但眼球各方向运动无受限,斜视角各方向相等,无眼外肌麻痹体征。因发病年龄在双眼视觉发育成熟之后,患者具有一定的双眼视功能。

对突然发生的急性复视、急性内斜视要注意排查神经肌肉系统的异常,如上述神经源性疾病,可缺乏眼球运动障碍,或是病史较长致发病初期的麻痹泛化,呈共同性扩散改变,对临床判断容易误导。

3. 治疗

如内斜视度数小,可用三棱镜消除复视;如内斜视度数大,病情稳定后,可以手术矫正。眼位矫正后一般可恢复双眼视觉功能。

(1)矫正屈光不正,如存在远视须充分矫正,如存在近视按获得最佳矫正视力的较低度数进行矫正。对存在远视而又未给予矫正的患者进行遮盖一眼时要谨慎。配戴远视镜或分开性融合功能恢复后斜视可以得到缓解或自行消失,但一部分患者仍需要手术矫正。

(2)对小于5岁的儿童在戴镜观察6个月无好转或斜视度稳定后应尽早手术,避免形成抑制或弱视。视觉发育成熟的大龄儿童或成人可以根据需要择期手术。

(3)内直肌注射A型肉毒毒素可用于发病早期或病史较短尚未出现内直肌续发挛缩变化的患者或斜视度不稳定的患者。化学去神经作用维持3~4个月后,可恢复正位,也可能再次内斜视需要二次注射或眼外肌手术治疗。

五、周期性内斜视

周期性内斜视(cyclic esotropia)比较少见,约占斜视患者的1/5 000~1/3 000。可分为儿童发病型和成人发病型。病因机制不明,前者可能与机体生物钟现象障碍或融合机制失调有关,后者多见于视网膜色素变性、视神经萎缩等单眼视力丧失。

1. 临床特征

突然发病,发热、惊吓、外伤等可为其诱因,大角度内斜视且呈规律性周期性发作,多为48小时一周期(隔日斜),也可见72小时或96小时一周期(图9-6)。发病时间较长后可逐渐转变为恒定性内斜视。

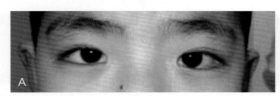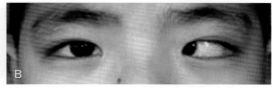

图9-6 周期性内斜视
A. 正位日,角膜映光正位,交替遮盖不动;B. 斜视日,角膜映光 +30°。

斜视角度与屈光调节因素、高 AC/A 值无关。斜视日缺乏融合和双眼视觉功能,非斜视日融合和双眼视觉功能又明显改善。眼球运动正常,斜视度看远、看近以及各方向注视相同。

2. 治疗

手术治疗为主。手术时机以发病后观察6个月左右为宜。转变为恒定性内斜视后患者双眼视觉功能丧失,因此为保护双眼视,在斜视度稳定、周期明确下,发病6个月后应考虑手术。手术量的设计可根据斜视日的斜视度来计算。

六、微小内斜视

微小内斜视(micro-esotropia)是微小斜视常见类型,临床常规检查方法很难发现眼位偏斜,遮盖试验也不易发现斜视眼的微小注视移位而易导致漏诊、误诊。

1. 定义

一般是指小于 $8^{\triangle}$ 的内斜视,也称作单眼固视综合征。

2. 检查方法

(1)$4^{\triangle}$基底向外三棱镜试验:是一种检查微小内斜视的快速、有效的简易方法,用来判断黄斑中心凹有无抑制存在。参见第七章第五节。

（2）Bagolini 线状镜或 Worth 四点灯检查：正常情况下，双眼通过 Bagolini 线状镜注视光源时可以看到两线相交，光点位于中心交点上，当患眼存在黄斑中心凹抑制时所注视的线条有中断现象。Worth 四点灯检查提示患者存在周边融合，此时立体视觉检测仅存在粗糙立体视。

3. 临床表现

角膜映光点居中或微小角度斜视，斜视角度小于 5°，因此患者外观上难以发现斜视。斜视眼多为轻中度弱视。患者具有周边融合、粗糙立体视觉、和谐异常视网膜对应。

常见于婴儿型内斜视矫正术后或合并较高的屈光参差患者。对单眼视力低下，没有明显斜视或斜视手术史、无明显屈光不正或屈光参差者诊断微小斜视要谨慎，注意排除神经眼科方面的异常。

4. 治疗

微小内斜视患者往往存在一定的双眼视觉和较好的周边融合幅度，斜视度数小，不需要手术矫正治疗。主要是进行弱视的治疗，包括充分矫正屈光不正，遮盖注视眼，弱视眼脱抑制训练。

第五节　非共同性内斜视

非共同性内斜视为先天或后天因素导致的麻痹性或限制性内斜视，具有非共同性斜视的特点，眼球运动障碍表现为外转受限，保留双眼视功能的患者可出现代偿头位，后天发病者发病早期可出现同侧复视，也可表现为单眼抑制。

一、展神经麻痹

1. 病因　按照发病年龄可分为先天性和后天性展神经麻痹（abducens nerve palsy）。先天性展神经麻痹非常罕见，可由产伤、生后早期神经系统损伤或疾病所致；后天性展神经麻痹者可由微血管病变、感染、颅内肿瘤、颅脑外伤等导致。按照病变神经定位，可分为核性、束性、周围性麻痹。按照麻痹程度可分为部分麻痹和完全性麻痹。

2. 临床特征

（1）患眼内斜视，单眼多见，也可见双眼同时但不同程度受累。符合麻痹性斜视的特点，即第二斜视角（患眼注视）大于第一斜视角（健眼注视）。向麻痹肌（外直肌）作用方向运动时内斜视明显（图 9-7）。

（2）患眼外转运动受限，程度不一，从轻度受限（外转运动仅欠 1~2mm）到重度受限（外转不能到达中线或刚到中线）。需要注意的是，对于病史较长者，可继发外直肌的拮抗肌即内直肌挛缩，同样对患眼的外转运动有限制作用，因此对外直肌功能的评价，需要在解除内直肌限制因素的前提下判断。

（3）患者为保持双眼单视可采用代偿头位，面向患侧转，眼向健侧注视。

（4）先天性麻痹者或儿童期发病者，如没有代偿头位则双眼视功能丧失，并且由于麻痹眼长期处于内斜位，在视觉发育期黄斑区长期抑制引起弱视。后天性者则以复视为突出症状，表现为水平同侧复视。部分患者也可采取代偿头位保持双眼单视，或者部分患者病史较长可以出现斜视眼抑制。

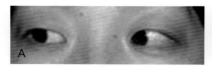 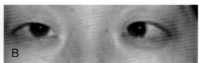 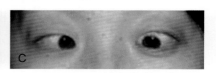

图 9-7　后天性展神经麻痹

A. 水平右转，双眼运动均到位；B. 原在位，左眼内斜视；C. 水平左转，左眼外转不到中线。

3. 治疗

后天性展神经麻痹的治疗包括针对病因治疗原发病。发病早期药物治疗,主要是扩血管药物、B族维生素类、能量合剂等治疗。麻痹早期也可通过给予肌内注射小剂量 A 型肉毒毒素,化学去神经作用放松拮抗肌,预防拮抗肌挛缩,改善眼位,有时需要反复多次注射。发病早期复视症状干扰日常生活明显者,可遮盖单眼暂时性消除复视干扰。以上保守治疗观察 6 个月后,可以考虑手术治疗。

先天性展神经麻痹极为少见,临床上要与 Duane 眼球后退综合征 1 型谨慎鉴别。手术治疗为主,以保护双眼视功能、消除代偿头位。

内斜视度数小、麻痹程度轻者可配戴三棱镜缓解正前方的复视症状。

内斜视度数大或小度数内斜视但不能耐受三棱镜者,可以考虑在病情稳定(至少发病 6 个月后)、斜视度稳定情况下,进行手术治疗。手术方式选择主要根据斜视度的大小、外直肌功能来确定。外转落后轻中度者,可以行拮抗肌减弱联合麻痹肌的加强手术。完全麻痹者可选用患眼内直肌后退联合垂直肌肌肉移位、Jensen 直肌联结术或上直肌转位等,以矫正原在位斜视,改善外转运动,扩大双眼单视野。

二、甲状腺眼病

甲状腺眼病(thyroid eye disease,TED)又称甲状腺相关眼病(thyroid-associated ophthalmopathy,TAO)或格雷夫斯眼病(Graves' ophthalmopathy,GO),是一种与甲状腺疾病相关的以器官特异性自身免疫反应为主的多因素参与的炎性眼部异常。目前发病机制尚不十分清楚。80%~90% 的患者有甲状腺功能亢进表现,10% 甲状腺功能正常或轻度异常,甚至少数患者甲状腺功能减退。

病生理变化分为急性期和慢性期。急性期,眼眶结缔组织、脂肪组织、眼外肌及间质组织的炎性改变,组织间黏多糖类物质积聚、淋巴细胞浸润、组织水肿;慢性期,肌纤维间和肌束间纤维结缔组织增生、纤维化、变性。

1. 临床特征

(1)青年至老年均可发病,多为中青年女性。

(2)眼睑征:甲状腺激素水平增加,交感神经兴奋性增强,Müller 肌受到过度刺激,以及提上睑肌纤维增粗、肥大、变性,纤维结缔组织增生、炎性细胞浸润,导致上睑退缩(Dalrymple 征)和上睑迟落(von Gräfe 征)。眼轮匝肌肌纤维肥大、变性,肌纤维间黏多糖类物质堆积、肿胀,眼睑肿胀、瞬目减少。

(3)眼外肌受累:早期肌肉肥大、炎性浸润、纤维硬化以及肌肉力量不足,慢性期眼外肌纤维化改变,导致眼球运动障碍,运动受限主要是限制性肌性病变所致。眼外肌受累顺序依次为下直肌、内直肌、上直肌、外直肌,斜肌较少受累。可以表现为单一肌肉受累,也可以表现为双眼多条肌肉受累,双眼可对称性受累也可非对称性受累。眼位和眼球运动障碍的表现取决于受累眼外肌,内直肌受累时表现为内斜视伴外转受限。患者常主诉有复视、阅读困难等。

(4)其他:肌肉增粗,眶内软组织炎性浸润水肿,致眶内容增加,眶内压升高,导致结膜充血、结膜及眶周水肿、眼球突出、眼压增高,重度者可出现视神经病变、暴露性角膜炎等,严重影响视力,甚至不可逆性视力丧失。

(5)影像学特征:受累眼外肌肌腹呈梭形肥大(图 9-8),但肌腱不受累。

2. 治疗

(1)治疗原发病和对症治疗。

(2)斜视手术时机:甲状腺功能稳定且斜视度稳定 6 个月及以上时。

(3)手术目的:矫正斜视和改善头位,消除功能注视野(即正前方和阅读眼位)下的双眼复视。

(4)手术方式:首选受累肌的减弱手术,如后退术、悬吊术,可联合调整缝线技术,一般不考虑拮抗肌的缩短术。但因眼外肌纤维化改变,手术难以定量,往往较大的斜视度需要相对较小的手术量,而较小的斜视度需要相对较大的手术量,术后眼位欠矫、过矫也时有发生。

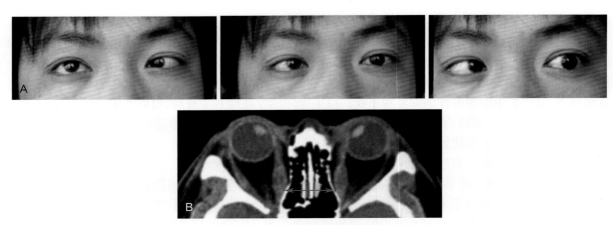

图 9-8　甲状腺眼病内斜视
A. 双眼外转运动受限；B. 双眼内直肌梭形肥大。

三、高度近视性内斜视

高度近视性内斜视，近视多发生在 –9.00D 尤其 –15.00D 以上，中年起病，缓慢进行性发展，内斜视伴眼球运动障碍逐渐加重，最终固定于内下方，也称为重眼综合征（heavy eye syndrome）。影像学证实其病因为：上直肌和外直肌之间的纤维结缔组织带发生变性、断裂，同时高度近视的患者眼轴长、后巩膜葡萄肿，眼球赤道后部向肌圆锥颞上象限疝出，进一步加重外直肌向下方移位、上直肌向鼻侧移位，导致眼外肌走行路径的改变及肌肉结构的退行性改变，内直肌续发挛缩，进一步加重外转受限。外直肌向下方移位产生机械性限制因素，眼球上转受限，从而引起进行性的限制性内下斜视，甚至是固定性内下斜视。

1. 临床表现

中年发病，慢性进展性内斜视，伴眼球运动受限，外转、上转受限，可以为双眼先后发病，程度不等。患眼可呈极度内斜位，不能外转，甚至上转也严重受限，呈固定性内下斜视（图 9-9）。

2. 治疗

手术治疗以矫正内下斜视、改善眼球运动、恢复眼外肌走行、还纳疝出肌圆锥的眼球为目标。治疗方案的选择根据患者斜视度、眼球运动以及影像学上眼外肌走行的改变。对于运动受限不显著、眼外肌走行变化不明显的患者，可以行内直肌减弱联合外直肌的加强手术。而对于眼球运动障碍明显，眼外肌走行变化突出伴眼球向肌圆锥外疝出的患者，则行内直肌减弱手术，联合 Yokoyama 手术。Yokoyama 术式是采用不可吸收缝线在眼球近赤道部，对外直肌和上直肌进行联结，恢复肌肉的正常走行，恢复眼外肌作用平面，以利于眼球还纳肌圆锥内。上述治疗仍不理想者，可采用眶缘固定术，不可吸收缝线将眼球固定在眶缘骨膜上，以获得外观的改善。

四、眶内壁骨折

眶内壁骨折属于爆裂性眼眶骨折（blowout fracture of the orbit）的一种。在眼外伤外力作用下，眶内压急剧增高，眶内壁筛骨纸板样结构较为薄弱容易发生骨折，眶内软组织如眶脂肪、眼外肌陷入鼻窦腔内或嵌顿在骨折处，导致眼球外转受限，发生限制性内斜视。严重的眼部外伤，眼外肌本身也可以发生水肿、血肿、外周神经损伤导致麻痹性内斜视。

对于明确有眼外肌及其周围软组织嵌顿的患者，需要予以急诊修复骨折，解除嵌顿。否则，早期予以保守治疗，待病情稳定（一般 6 个月）后评估再行进一步光学矫正或手术治疗。

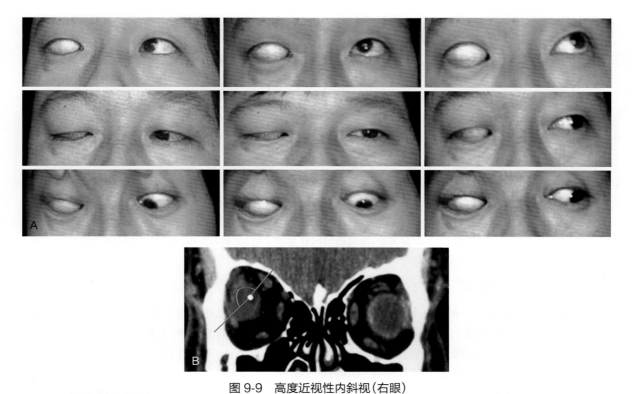

图 9-9 高度近视性内斜视（右眼）
A. 右眼原在位眼位呈极度内斜位，外转及上下转均受限；B. 外直肌向下方移位、上直肌向鼻侧移位，
眼球向肌圆锥颞上象限疝出。

五、Duane 眼球后退综合征

Duane 眼球后退综合征（Duane's retraction syndrome，DRS）是一种先天性眼球运动障碍性疾病，属于先天性脑神经异常支配眼病（congenital cranial dysinnervation disorders，CCDDs）的一种类型。近年的分子遗传学及神经影像学研究证实其病因为：展神经核、展神经发育缺陷，同时外直肌存在动眼神经的异常矛盾性神经支配。

1. 临床特征

患眼内转时眼球后退，睑裂缩小，外转时睑裂开大，常合并眼球内转时急速上转（上射，up-shoot）或下转（下射，down-shoot），可有代偿头位（图 9-10），也可伴其他眼部或全身异常，如虹膜异色、脉络膜缺损、鳄鱼泪、听力下降、肢体畸形等。根据眼球运动受限的不同，临床分型不同（详见第十三章第三节）。

DRS 1 型常为内斜视，可以单眼发病或双眼发病。需要与生后 6 个月内即发生的内斜视鉴别，如婴儿型内斜视、先天性展神经麻痹等，眼球运动、神经影像学检查和被动牵拉试验可以鉴别。

2. 治疗

DRS 1 型患者内斜视虽然其病因是展神经及其核团发育异常，但对于儿童患者需要关注可能合并存在的调节性内斜视的成分，术前需要规范使用睫状肌麻痹剂验光，矫正屈光不正。患者可采用代偿头位保护双眼视功能，常常双眼视力平衡。也有部分患者放弃代偿头位和双眼视，则可合并斜视性弱视，这种情况如患眼外转运动可以过中线，原则上需要先行弱视治疗，如患眼不能过中线，则可考虑先行手术矫正眼位改善眼球运动，之后再行治疗弱视。

原在位内斜视伴代偿头位是手术绝对指征，均要尽早积极手术。

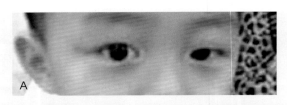

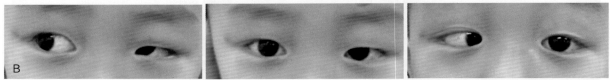

图 9-10　Duane 眼球后退综合征（左眼）

A. 代偿头位：面向左转，视线向右；B. 眼球运动：左眼外转受限，内转时眼球后退，
睑裂缩小，眼球内转时伴急速上转（上射）。

六、Möbius 综合征

Möbius 综合征也是一种先天性眼球运动障碍性疾病，属于 CCDDs 的一种类型。为第Ⅵ、Ⅶ、Ⅻ对脑神经先天发育异常所致，多为双侧，表现为展神经缺如、双眼外直肌发育不良、眼球外转运动障碍、内斜视、外转不过中线、面神经麻痹、面无表情、鼻唇沟浅（参见第十三章图 13-3），可合并舌和 / 或咽的功能异常、发音不清、吞咽困难及牙齿缺失、四肢畸形等。

治疗上给予矫正屈光不正及治疗弱视，并尽早手术，恢复眼位正位，促进双眼视功能的发育。

第六节　先天性外斜视

一、定义

先天性外斜视（congenital exotropia）为生后 6 个月内发生的大角度恒定性外斜视，也称作婴儿型外斜视（infantile exotropia）。

二、病因

临床上先天性外斜视较少见。其病因尚不明确，常同时伴有眼部或全身系统性发育异常，特别是神经系统发育异常疾病如脑瘫、发育迟缓、癫痫等，必须详细了解患者的生长发育史。

三、临床表现

1. 发病早（生后 6 个月内），外斜度数较大，恒定性，且随年龄增长外斜度数可以增大（图 9-11）。看远、看近斜视度相同。眼球运动正常，但可合并异常头位采用外转眼注视。双眼视力平衡者，外斜视多呈交替性；单眼恒定性外斜视，斜视眼常发生斜视性弱视。

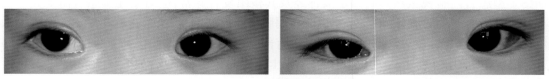

图 9-11　先天性外斜视患者

表现为大角度的恒定性外斜视，合并异常头位（左），斜视矫正术后（右）。

2. 可伴有垂直斜视,如垂直分离性斜视、A 型或 V 型斜视、斜肌功能亢进等。

3. 外斜视发生在生后早期,双眼视功能尚未正常建立,患儿没有正常双眼视功能。

4. 可合并全身系统性疾病,特别是神经系统发育迟缓、脑瘫等。

四、治疗

1. 屈光矫正和弱视治疗　规范使用睫状肌麻痹剂验光,矫正屈光不正并治疗弱视。双眼视力平衡或可交替注视时再行手术治疗。

2. 先天性外斜视应尽早手术。手术预后与婴儿型内斜视相似,恒定、大角度、稳定的外斜视,要早期手术(2 岁前)。这类患者很难建立健全的双眼视功能,术后可形成单眼固视综合征,建立粗糙的双眼视功能。

根据斜视度大小,手术设计可采用双眼外直肌后徙术、单眼退 - 缩手术、双眼外直肌后徙联合内直肌缩短术。合并垂直分离性斜视、A 型或 V 型斜视、斜肌功能亢进者,可进行相应的垂直肌手术。

第七节　间歇性外斜视

一、定义

间歇性外斜视(intermittent exotropia)是介于外隐斜视和恒定性外斜视之间的一种过渡型斜视,可以通过融合机制控制保持眼位正位,在精神不集中、疲劳等出现显性外斜视。间歇性外斜视是儿童常见的斜视类型,居各种共同性外斜视首位,发病率在亚洲人群中较西方人群高。

二、病因

有中枢性和外周性机制。前者是指集合和分开功能失衡、集合功能不足以及集合性融合功能降低,目前被认为是主要致病因素。后者是指眼眶、眼外肌和眶内软组织等解剖、组织学因素。

三、临床表现

1. 发病年龄多为 5 岁前,也可见生后早期 1 岁以内发病的间歇性外斜视,需要与先天性外斜视鉴别。生后 1~2 月龄正常婴儿也可间歇性出现斜视,4 个月内自行消失。

2. 斜视度不稳定,多表现为视近时、注意力集中时眼位正位,视远时或疲劳、注意力不集中时或遮盖单眼打破融合后出现显性外斜视(图 9-12)。家长多观察到儿童看远时,特别是户外活动时斜视明显且容易暴露;在户外强光下"畏光",喜闭一眼。畏光可能是强光刺激导致融合功能障碍,视远时出现外斜视,通过闭眼消除复视影响。

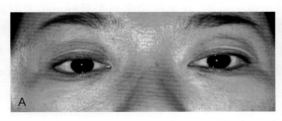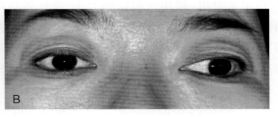

图 9-12　间歇性外斜视
A. 角膜映光为正位; B. 遮盖一眼后,呈显性外斜视。

3. 间歇性外斜视很少发生弱视,双眼交替性斜视多见。因看近多能控制正位而保留一定程度双眼视功能,甚至有精细的近立体视觉。看远斜视经常暴露,不易控制,因此看远的双眼视功能破坏早于看近。患者常常表现为控制正位时具有正常的视网膜对应和一定双眼视功能,出现斜视时多为单眼抑制,无复视症状。个别患者发病较晚且处于发病早期,斜位时可描述复视的症状。

4. 可合并垂直斜视、斜肌功能亢进、A 型或 V 型斜视、垂直分离性斜视等。

四、临床分型

根据视远、视近斜视度不同分为以下四种类型。

1. 基本型　视远和视近斜视度大致相等,AC/A 值正常。

2. 假性分开过强型　初次检查时视远较视近斜视度大,遮盖单眼 1 小时或双眼配戴 +3.00D 球镜后,视远和视近斜视度大致相等。

3. 真性分开过强型　初次检查时视远较视近斜视度大,遮盖单眼 1 小时或双眼配戴 +3.00D 球镜后,视远斜视度仍大于视近,AC/A 值高于正常。

4. 集合不足型　视近较视远斜视度大,AC/A 值低。

五、治疗

1. 矫正屈光不正　矫正屈光不正提高视网膜成像的清晰度可增加融合性集合,减小或控制外斜视。近视性屈光不正予以全部矫正或轻度过矫,可以调动调节及其伴随的集合来控制眼位,但近视性屈光不正的过矫在学龄儿童可增加视疲劳和增加近视进展的风险,不宜行常规治疗手段。儿童轻度远视可不予矫正,中、重度远视在保证正常视觉发育下可予以适当低矫。明显散光、屈光参差,均应予以矫正。

2. 治疗弱视　间歇性外斜视患儿较少合并弱视,如存在弱视要积极进行屈光矫正、遮盖、压抑等弱视治疗。弱视眼视力提高,双眼视网膜物像清晰有利于双眼融合性集合,减少外斜度数并可提高手术成功率。

3. 三棱镜　长期配戴底向内三棱镜可导致患者融合性集合幅度下降,不利于眼位控制和病情稳定。小度数外斜视患者,不适于手术者可以配戴三棱镜,以减轻视疲劳症状。

4. 遮盖治疗　用于年龄过小须延期手术的患儿。可每天部分时间遮盖主导眼或两眼隔日交替遮盖,但是其长期疗效并不确切。

5. 正位视训练　适用于小度数外斜视,特别是集合不足型外斜视。包括脱抑制治疗、集合性融合训练等。训练本身并不能矫正眼位,只是暂时延缓手术治疗,远期效果不确切。警惕手术前不应进行集合训练,以防出现术后过度集合出现眼位过矫。

6. 手术治疗

(1)手术目的:矫正眼位,恢复双眼视功能,改善外观。

(2)手术时机:取决于斜视角大小、显性外斜视出现的频率、双眼视功能是否良好。手术时机的判断需要综合评价,一些患者斜视度较小($<20^\triangle$)但控制力差,需要积极治疗。有些患者斜视度较大($>20^\triangle$)但控制力好,看远看近仍有较好双眼视功能,则可以保守观察。一般而言,水平斜视的手术起点为 $\geqslant 15^\triangle$。间歇性外斜视的发生频率,即眼位控制能力的评估目前主要有两种评分方法,Newcastle 评分和 Homle 评分。

(3)手术设计:术前应根据患者视远与视近的斜视度,即临床分型决定手术方式和手术量。常用手术方式包括:分开过强型首选双眼外直肌后退术;集合不足型可选单眼外直肌后退联合同侧内直肌缩短术;基本型可采用双眼外直肌后退或单眼退 - 缩手术,两者在手术效果上没有显著差异。

（4）术后过矫的处理：目前多数学者认为间歇性外斜视术后近期反应性的轻微过矫是暂时性的，一般可消退，也是较好手术预后的标志。但眼位过矫持续存在是术后继发内斜视的危险因素。

术后过矫伴有眼球运动障碍，提示肌肉滑脱、缝线松脱的可能，需要尽早手术探查。眼位过矫但是不伴眼球运动障碍，则需要充分麻痹睫状肌验光，予以远视性屈光不正的全部矫正；高 AC/A 值者，可以使用双光镜，下加不超过 +2.50~+3.00D；也可使用底向外三棱镜中和内斜视，消除复视，有利于融合性分开恢复正位；交替遮盖治疗可消除抑制，部分患者可以恢复正位。

眼位过矫再次手术于术后至少 6 个月后进行，具体手术方式根据看远、看近斜视度及其差别、侧方非共同性、AC/A 值、被动牵拉试验等，采取原手术眼后退外直肌的复位、原手术眼内直肌的后退，或两者的联合手术。

（5）术后欠矫的处理：负镜、三棱镜、正位训练等增加融合控制残余外斜视。大角度、不能控制正位的残余性斜视再次手术可在术后 3 个月左右进行。

第八节　恒定性外斜视

一、定义

恒定性外斜视（constant exotropia）是指眼位恒定性向外偏斜，融合功能不能控制正位。可以由间歇性外斜视演变而来，也可是先天性外斜视、知觉性外斜视等。

二、病因

主要与集合和分开功能之间平衡失调以及机械和解剖因素异常有关。

三、临床表现

1. 发病年龄　幼年或成年发病。发生在婴幼儿期的恒定性外斜视多无正常双眼视，预后差。成年发病者多为间歇性外斜视失代偿形成，预后较好。

2. 视力和双眼视功能　双眼视力相近时，呈交替性外斜视；合并单眼弱视或屈光参差，则表现为单眼恒定性外斜视。知觉性外斜视常由于屈光参差、角膜白斑、无晶状体眼、视神经萎缩、黄斑疾病、视网膜疾病等导致单眼视力低下，融合功能受损发生的外斜视。

3. 眼位偏斜与屈光不正无特殊联系。

4. 斜视度通常较大而稳定。

5. 可以合并垂直斜视、斜肌功能亢进、A 型或 V 型斜视以及垂直分离性斜视等。

6. 临床分型同间歇性外斜视。

四、治疗

1. 矫正屈光不正　矫正屈光不正提高视网膜成像的清晰度，通过增加融合刺激控制外斜视。

2. 治疗弱视　合并弱视者通过遮盖对侧眼提高弱视眼视力，进而改善融合控制力，减少外斜度数，提高手术成功率。待双眼视力均衡或能交替注视时考虑手术。

3. 手术治疗　恒定性外斜视以手术治疗为主。根据临床分型、主斜眼是否伴有不可逆性视力严重下降等选择术式，包括双眼外直肌后徙、单眼外直肌后徙联合内直肌缩短术、双眼外直肌后徙联合内直肌缩短术。知觉性外斜视建议选择斜视眼单眼手术，但斜视复发较常发生。

1. Secondary Esotropia

(1) Sensory esotropia

Reduced visual acuity in one eye presents a severe obstacle to sensory fusion and in fact may abolish the fusion mechanism altogether. The ensuing strabismus is the direct consequence of a primary sensory deficit. The most common causes are anisometropia, injuries, corneal opacities, congenital or traumatic unilateral cataracts, macular lesions, and optic atrophy.

The treatment of the primary disease should be firstly considered to improve the visual function, such as cataract, corneal leukoplakia, anisometropia, eye trauma, etc. For those who cannot improve the visual function, strabismus surgery can be performed to improve the cosmetic appearance. Depending on the size of the deviation, we prefer to operate on the deviated eye and to perform medial rectus muscle recession combined lateral rectus resection. In order to avoid secondary exotropia after aging, it is advisable to under correction $10^{\triangle} \sim 15^{\triangle}$.

(2) Consecutive Esotropia

Consecutive esotropia refers to an esotropia that follows a history of exotropia. It can arise spontaneously, or it can develop after surgery for exotropia. Spontaneous consecutive esotropia is rare and almost always occurs in patients with neurologic disorders or with very poor vision in one eye. Postsurgical consecutive esotropia is common.

In fact, an initial small overcorrection is desirable after surgery, as it is associated with an improved long-term success rate. Treatment options for consecutive esotropia include base-out prisms, hyperopic correction, alternating occlusion, botulinum toxin injection, and strabismus surgery. In postsurgical consecutive esotropia, unless the deviation is very large or a slipped or "lost" muscle is suspected, surgery or botulinum toxin injection may be postponed for several months after onset because of the possibility of spontaneous improvement. A slipped or lost lateral rectus muscle should be suspected in consecutive esotropia following lateral rectus recession surgery if a significant abduction deficit is present. In cases of a slipped or lost lateral rectus muscle, surgical exploration and fixing the slipped muscle is required without delay.

2. Other types of exotropia

(1) Oculomotor nerve palsy

A constant exotropia may result from cranial nerve (CN)Ⅲ nerve palsy. When the oculomotor nerve is completely paralyzed, the position of the affected eye is determined by the function of the only two remaining intact muscles, the lateral rectus and the superior oblique muscles. The motility of the affected eye will be limited to abduction, to small degrees of depression in abduction. An isolated paralysis of the medial rectus muscle without involvement of other muscles supplied by cranial nerve Ⅲ is very rare.

During the recovery of acquired third nerve palsy, aberrant regeneration of nerve fibers may result in failure of the upper lid to follow the eye as it moves downward or in retraction of the upper lid in downward gaze or adduction (Figure 9-13).

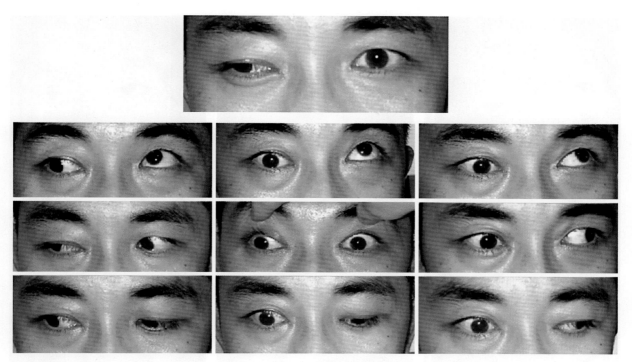

Figure 9-13　Oculomotor nerve paralysis

Exotropia in the primary position with the deficiency of adduction, supraduction and infraduction amd aberrant regeneration of the upper lid in adduction and downgaze.

(2) Exotropic Duane's retraction syndrome

The most widely used classification of Duane's retraction syndrome defines 3 types. Patients with type 2 can present with exotropia, usually accompanied by deficient adduction and a head turn away from the affected side (Figure 9-14).

(3) Dissociated horizontal deviation

Dissociated strabismus complex may include vertical, horizontal, and/or torsional components. It may be associated with infantile esotropia. When a dissociated abduction movement is predominant, the condition is called dissociated horizontal deviation (DHD). Though not a true exotropia, DHD can be confused with a constant or intermittent exotropia and may be incomitant when fixation is switched from 1 eye to the other. Dissociated vertical deviation and latent nystagmus often coexist with DHD.

DHD must be differentiated from anisohyperopia associated with intermittent exotropia, in which the exotropic deviation is present during fixation with the normal eye but is masked during fixation with the hyperopic eye because of accommodative convergence.

Treatment of DHD usually consists of unilateral or bilateral lateral rectus recession in addition to any necessary oblique or vertical muscle surgery.

3. Convergence insufficiency

Convergence insufficiency is used to describe two different clinical conditions, which are fusional convergence insufficiency and accommodative convergence insufficiency.

Fusional convergence insufficiency is characterized by a minimal (or no) exophoria at distance, and a somewhat larger exophoria at near. It is rare for the distance deviation to be an XT, either intermittent or constant. The size of the near deviation is typically not more than $10^{\triangle} \sim 15^{\triangle}$ greater than the distance deviation, although there may be exceptions. These patients have decreased fusional convergence amplitudes, and

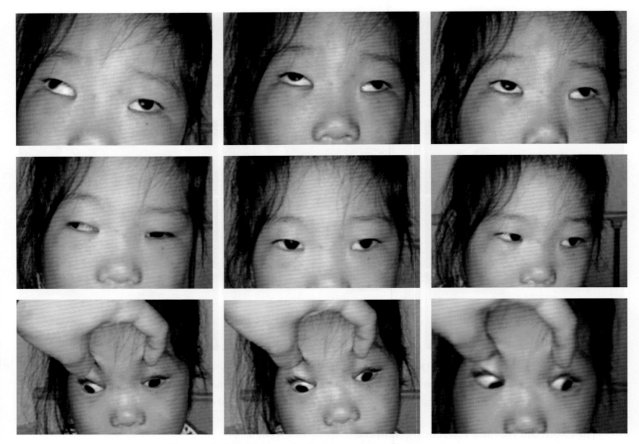

Figure 9-14　Exotropic Duane's retraction syndrome

The patient with exotropic Duane's retraction syndrome has large exotropia in the primary position and bilateral deficient adduction.

symptoms of headache, asthenopia, and/or diplopia with near work. Fusional convergence insufficiency responds well to fusional convergence orthoptic exercises.

Accommodative convergence insufficiency is characterized by a manifest exotropia at distance, either an intermittent or, less frequently, constant, and a larger exo deviation at near. The near deviation is frequently $15^{\triangle} \sim 18^{\triangle}$ greater than the distance exotropia, implying that there is essentially no convergence occurring with a shift from distance to near gaze. If you test the AC/A in these patients with either a gradient test at distance or near, or a heterophoria method after a patch test, you will find that they invariably have essentially no accommodative convergence. The AC/A typically ranges from 0 to 1. These patients do notoriously poorly with surgery.

Treatment:

(1) Treatment for the primary disease and reducing close work time and workload.

(2) To correction of refractive error can improve the clarity of retinal imaging and correspondingly is benefit for increasing accommodation and convergence.

(3) Visual therapy aims to increase the amplitude of fusional convergence.

(4) Base-out prism, especially for near work can relieve the symptoms of visual fatigue.

(5) Surgical treatment applies only for the patients with obvious visual fatigue symptoms and no response to conservative treatment is ineffective.

4. Convergence Paralysis

Convergence paralysis is distinct from convergence insufficiency and is usually secondary to an intracranial lesion, most commonly in association with dorsal midbrain syndrome. It is characterized by normal adduction and accommodation, with exotropia and diplopia present at attempted near fixation only. Apparent convergence paralysis due to malingering or lack of effort can be distinguished from true convergence paralysis by the presence of pupillary constriction with attempted near fixation in true convergence paralysis and its absence in malingering or lack of effort.

Treatment of convergence paralysis is difficult and often limited to use of base-in prisms at near to alleviate the diplopia. Plus lenses may be required if accommodation is limited. Monocular occlusion is indicated if diplopia cannot be otherwise treated.

（李月平）

第十章

A-V 型斜视

 　　导读：A-V 型斜视是在垂直方向具有非共同性的水平斜视。通过对本章的学习，
应掌握 A-V 型斜视的基本概念、临床表现、分类和治疗原则，了解 A-V 型斜视的病因
和发病机制。通过本章的学习，理解矛盾是事物发展变化的动力和原因，学习在实践
中把握主要矛盾。

第一节　概　　述

　　A-V 型（A-V patterns）斜视是指在垂直方向上具有非共同性的一类水平斜视，因表现类似字母 A
或 V，故称 A、V 型斜视或 A、V 征。关于 A-V 型斜视的描述，最早可以追溯到 100 多年前 Duane 发表
的文章中，此后有不同学者对 A-V 型斜视进行了描述。除 A-V 型斜视外，还存在 Y 型、X 型、λ 型和
◇ 型斜视，这些以字母形状描述的斜视类型的共同特点是水平斜视角在垂直方向上增加或减少超过
一定范围，但在水平方向上斜视角度没有发生变化。本节重点描述 A 型斜视和 V 型斜视，其中包括
A 型内斜视、V 型内斜视、A 型外斜视以及 V 型外斜视。

　　关于 A-V 型斜视的成因，有多种学说，其中包括：①水平直肌功能异常学说，该学说认为水平
直肌的功能亢进或不足是 A、V 型斜视的主要原因。由于水平肌肉在眼球上、下转动时行使的作用
不同，例如向下注视时，内直肌收缩，双眼集合，外直肌相对放松；而双眼向上注视时，则双眼外直
肌收缩，双眼分开，内直肌相对松弛。但双眼向下或向上注视时，如内、外直肌兴奋性收缩平衡被打
破，则出现 A-V 型斜视。近年来，这种假说得到了磁共振成像以及眼外肌解剖学的支持，发现 V 型
斜视与外直肌上半部或内直肌下半部功能增强有关，A 型斜视与外直肌上半部或内直肌下半部功
能减弱有关。②垂直直肌功能异常学说，部分学者认为 A-V 型斜视的产生与垂直直肌内转作用有
关。当上直肌功能减弱，向上注视时内转的次要作用减弱；下直肌功能增强，向下注视时内转的次
要作用增强，出现 V 型斜视。当上直肌功能增强，向上注视时过度集合，而当下直肌功能减弱，向下
注视时内转的次要作用减弱，出现 A 型斜视。③斜肌功能异常学说，在部分 A-V 型斜视患者的临
床表现上，有相当一部分患者会存在斜肌功能的异常，例如，V 型斜视患者常合并下斜肌功能亢进；
而 A 型斜视患者多合并上斜肌功能亢进。④旋转学说，部分学者认为，A-V 型斜视患者眼底多有旋
转特征，例如，V 型斜视患者多出现外旋，A 型斜视患者多合并内旋。由于旋转斜视导致了双眼的
斜肌功能异常，出现 A-V 型斜视。⑤眼外肌 Pulley 异位学说，近年来眼外肌解剖学研究发现，眼外
肌 Pulley 结构异位可以导致眼球运动时出现类似斜肌功能亢进的临床表现，产生 A-V 型斜视。此
外，其他一些原因，如先天颅缝早闭等颅面部发育异常以及肌肉附着点异常等，也可以导致 A-V 型
斜视。

第二节 临 床 表 现

正如对 A-V 型斜视的描述那样,双眼在向上或向下注视时出现异常的过度集合或分开是 A-V 型斜视的主要特征。此外,部分患者双眼内转时,常合并上斜肌和 / 或下斜肌的功能亢进,如 A 型斜视常伴有上斜肌功能亢进,V 型斜视常伴有下斜肌功能亢进。一部分患者为获得双眼单视,会出现代偿头位,表现为下颌内收或上抬。例如 A 型内斜视和 V 型外斜视患者可见下颌上抬,V 型内斜视和 A 型外斜视患者可表现为下颌内收。部分患者还会出现视疲劳、复视等症状。很多患者眼底都有旋的表现,A 型斜视多有内旋,V 型斜视多有外旋。

第三节 A-V 型斜视的分型和诊断标准

A-V 型斜视的分型和诊断标准主要依赖于双眼向上和向下注视时水平斜视角大小变化的差异而决定的。对于 V 型斜视而言,由于双眼向下注视时会出现集合,通常以向上、向下注视时出现 15 $^\triangle$ 以上的差异作为 V 型斜视诊断的标准;而 A 型斜视则以向上、向下注视超过 10 $^\triangle$ 以上的差异作为标准。在分型上,常结合水平斜视的方向来进行命名,如 A 型外斜视、V 型外斜视,A 型内斜视、V 型内斜视。

(1)A 型外斜视:向下注视时外斜视度数加大,向上注视时外斜视度数减小,两者相差 ≥ 10 $^\triangle$(图 10-1)。

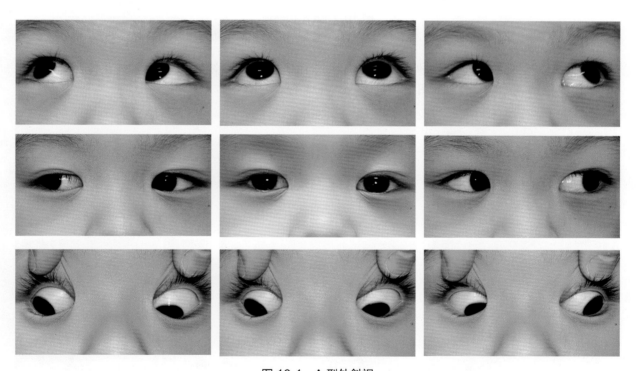

图 10-1 A 型外斜视

斜视度,向上注视 –14 $^\triangle$,原在位 –30 $^\triangle$,向下注视 –45 $^\triangle$;眼球运动,双眼上斜肌功能亢进。

(2)A 型内斜视:向上注视时内斜视度数加大,向下注视时内斜视度数减小,甚或正位,两者相差 ≥ 10 $^\triangle$(图 10-2)。

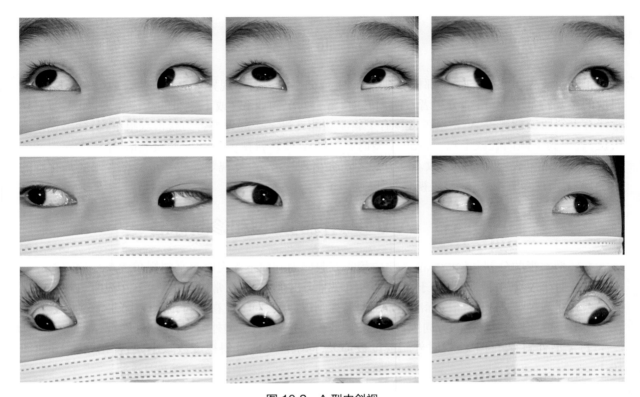

图 10-2　A 型内斜视
斜视度，向上注视 +30$^\triangle$，原在位 +25$^\triangle$，向下注视 +10$^\triangle$；眼球运动，双眼上斜肌功能亢进。

（3）V 型外斜视：向上注视时外斜视度数加大，向下注视时外斜视度数减小，甚或正位，向上、向下注视时双眼斜视角相差 ≥ 15$^\triangle$（图 10-3）。

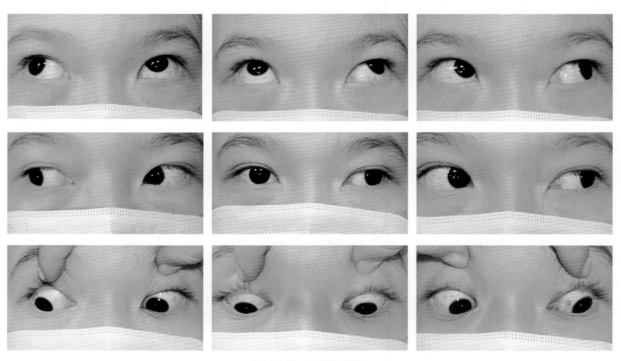

图 10-3　V 型外斜视
斜视度，向上注视 –70$^\triangle$，原在位 –60$^\triangle$，向下注视 –40$^\triangle$；眼球运动，双眼下斜肌功能亢进。

（4）V 型内斜视：向上注视时双眼分开，内斜视度数较小，而向下注视时双眼过度会聚，内斜视度数增加，双眼向上、向下注视斜视角相差 ≥ 15$^\triangle$（图 10-4）。

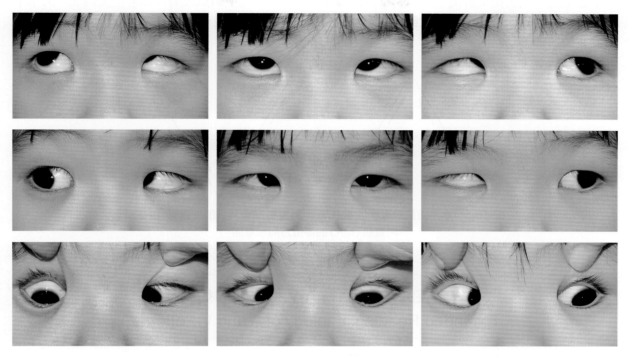

图 10-4 V 型内斜视

斜视度，向上注视 +30$^\triangle$，原在位 +45$^\triangle$，向下注视 +60$^\triangle$；眼球运动，双眼下斜肌功能亢进，双眼上斜肌功能不足。

此外，还有其他类型的字母型斜视，如 X 型斜视在原在位时正位或轻度外斜，向上和向下注视时外斜度均增大，呈 X 形。Y 型斜视表现为原在位和向下注视时外斜度数较小或无外斜，而向上注视时外斜度数明显增大。λ 型斜视：原在位和向正上注视时外斜度数较小或无外斜，而向下注视时外斜度数增大。◇型斜视：原眼位时内斜度数较小或无内斜，向上和向下注视时内斜度数增加。

在检查 A-V 型斜视时，为避免视近时高 AC/A 比值的影响，应在屈光完全矫正的基础上，以 5m 远距离的调节视标，对双眼正前方、双眼向上转 25° 和下转 25° 时的斜视度进行测量。此外，要结合眼球运动检查，确定有无合并斜肌功能异常，并注意眼底有无内旋或外旋。

第四节　A-V 型斜视的治疗

A-V 型斜视是否要手术，要根据术前眼位和眼球运动，以及在各注视位的双眼视觉来决定。对于 V 型内斜视和 A 型外斜视，由于双眼在原在位和向下或阅读眼位斜视会干扰双眼视觉，则在进行水平斜视手术时，须同时处理在阅读位或向下注视时出现的水平斜视。而对于部分外斜 V 征和内斜 A 征患者，由于在阅读眼位常可获得双眼单视，则在手术设计时要酌情处理其或不处理。与其他斜视手术原则一致，手术矫正的目的是解决斜视，恢复双眼单视，消除异常头位，改善外观。手术方式包括水平肌肉垂直移位术、斜肌减弱术、水平直肌斜向后徙或缩短术、垂直直肌水平移位术（A 型外斜视除外）等。可根据"内直肌向闭口端移位，外直肌向开口端移位"的规则，采用水平直肌垂直移位术矫正 A-V 型斜视。如 V 型内斜视，在进行内直肌后徙术的同时，应将内直肌向字母的闭口端，也就是向下进行移位。而 V 型外斜视，则在减弱外直肌的同时向开口端，即向上进行移位（图 10-5）。通过水平肌垂直移位术，半个肌腹宽可解决大约 10$^\triangle$~15$^\triangle$ 的向上、向下注视时水平斜视度差别。对于具有斜肌功能亢进的患者,应优先选择斜肌的减弱术进行 A-V 型斜视矫正。通常情况下,单条下斜肌减弱可以解决约 10$^\triangle$~15$^\triangle$的水平斜视度差别,如双侧下斜肌减弱可以解决大约 20$^\triangle$~25$^\triangle$的水平斜视度差别;而单条上斜肌减弱则可解决 20$^\triangle$~25$^\triangle$的水平斜视度差别,双侧上斜肌减弱可以解决大约 35$^\triangle$的水平斜视度差别。手术方式的选择应结合双眼视近、视远以及不同注视位的斜视角进行肌肉条数以及手术方式的选择。

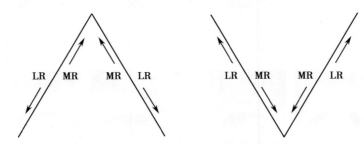

图 10-5　水平直肌垂直移位术中,A 型斜视和 V 型斜视的外直肌(LR)和内直肌(MR)的移位方向示意图

全英文扩展内容: A-V 型斜视的病因
Extended Reading: Etiology of A and V Patterns

There are differing theories as to the etiology of A and V patterns, in part because different mechanisms may be responsible in different patients.

1. Oblique muscle dysfunction and cyclo-torsional effect

The most popular theory, suggested by Knapp in 1959, attributes most cases of A and V patterns to oblique muscle dysfunction. Abduction is a tertiary action of the oblique muscles. Thus, if the inferior obliques are overacting and the antagonist superior obliques are underacting, one would expect a relative convergence in downgaze and divergence in upgaze, resulting in a V pattern. The converse occurs if the superior obliques are overacting and the inferior obliques are underacting, resulting in an A pattern. One typically finds the oblique muscles to be dysfunctional in this manner in most patients with pattern strabismus. This clinical observation, combined with the theoretical construct, has led to the justified implication of oblique muscle dysfunction as a cause of many A and V patterns. Besides, the torsion that accompanies oblique muscle dysfunction should theoretically cause or contribute to A and V patterns. Patients with a V pattern typically have excyclotropia, which is most likely secondary to the accompanying inferior oblique overaction. This excyclotropia results in rotation of the rectus muscles. The superior rectus muscles would become partial abductors and the inferior rectus muscles partial adductors, which will contribute to a V pattern.

2. Orbital structural anomalies

Orbital anomalies are often associated with A and V patterns. There is a frequent occurrence of A pattern esotropia accompanied by inferior oblique muscle underaction in patients with upslanting palpebral fissures and an association of V pattern exotropia with inferior oblique muscle overaction. In patients with downslanting palpebral fissures the opposite occurs. Craniosynostosis may be associated with rotation of the globe. In Crouzon's syndrome for example the orbits are excyclorotated leading to the MR being higher than usual. Therefore, there is"overelevation in adduction"leading a characteristic V-pattern exotropia and pseudo inferior oblique muscle overaction.

3. Horizontal rectus muscles

Urist felt overaction or underaction of the horizontal rectus muscles were responsible for A and V patterns and that the medial rectus muscles were more active in downgaze and the lateral rectus muscles were more active in upgaze. Underaction of both lateral recti leads to weakening of divergence in elevation (A esotropia) whereas weakness of both medial recti leads to weakening of convergence in depression (A exotropia). Overaction of both lateral recti leads to a V pattern exotropia and overaction of both medial recti manifests as V pattern esotropia. His surgical recommendations involved weakening the offending muscles. Although this theory is less compelling than others, it may explain the occurrence of some cases of A or V pattern where there is no other apparent cause. It can also explain the small decrease in V pattern observed after bilateral medial rectus recessions. Recent work by Demer and coworkers has described distinct and separate innervation to the superior and inferior compartments of the horizontal rectus muscles. In theory, this could give rise to A or V patterns if the superior and inferior compartments are recruited separately on upgaze or downgaze. At this point, the role of this compartmental innervation on A or V patterns is not clear and is still evolving.

4. Vertical rectus dysfunction

Vertical recti have a tertiary action of adduction and thus their under or overaction can exhibit A and V patterns. According to this theory, overaction of the superior rectus muscles would result in increased adducting effect and thus increased convergence in upgaze resulting in a A pattern. Underaction of the inferior rectus muscles would result in decreased adduction or decreased convergence in downgaze, thereby producing an A-pattern.

Iatrogenic

An A or V pattern may develop as a result of prior strabismus surgery. This can result from an overcorrection from prior treatment of A or V pattern strabismus. On occasion, a marked Y pattern can occur in the form of the anti-elevation syndrome after anterior transposition of the inferior oblique muscles. The overelevation she now shows on attempted elevation in adduction is due to fixation duress secondary to a limitation of elevation of the abducted eye. Also, an A pattern frequently occurs following large bilateral recessions of the inferior rectus muscles, commonly in thyroid eye disease. This occurs from a loss of the adducting effect of the inferior rectus muscles in downgaze secondary to surgical weakening, and by an increase in innervation to the yoke superior oblique muscles.

5. Anomalies of Muscle Pulley Action

Superior displacement of the LR pulley is associated with overelevation in adduction which can give rise to a V pattern. The opposite occurs due to supraplacement of the pulley.

（李宁东）

第十一章

麻痹性斜视

 　　导读：麻痹性斜视的病因复杂，各种类型的麻痹性斜视的临床表现和治疗方式都有其独特性，也是学习斜视临床中较难掌握的内容。通过本章的学习，应掌握麻痹性斜视和共同性斜视的区别、麻痹性斜视和限制性斜视的区别，掌握动眼神经麻痹的病因、临床表现、鉴别诊断和治疗原则，掌握滑车神经麻痹的病因、临床表现、鉴别诊断和治疗原则，掌握展神经麻痹的病因、临床表现、鉴别诊断和治疗原则。了解代偿头位的概念、病因和处理原则。通过本章的学习，应领会各类麻痹性斜视的共性特征，在对事物个性的理解中发现规律，从而掌握揭示事物本质、解决复杂问题的钥匙。

第一节　概　述

　　根据眼外肌功能是否有运动障碍，可将斜视分为共同性和非共同性斜视两大类。非共同性斜视主要有麻痹性斜视（paralytic strabismus）和限制性斜视（restrictive strabismus）两类，其中最常见的非共同性斜视是麻痹性斜视。麻痹性斜视是由于先天性或后天性因素使得支配眼球运动的神经核、神经或肌肉本身发生病变，引起的单条或多条眼外肌完全性或部分性麻痹所致的眼位偏斜，其偏斜角度因不同注视方向、距离及注视眼而有所不同，同时伴有不同程度的眼球运动障碍。

　　根据麻痹性斜视发生的时间，通常分为先天性与后天性。后者发病原因主要有以下几方面。

　　1. 外伤　头部及眼眶外伤等。

　　2. 感染和炎症　脑膜炎、颅底炎症、周围神经炎、白喉等。

　　3. 脑血管疾病　脑出血、血栓、血管瘤等。

　　4. 肿瘤　颅内肿瘤、眼眶肿瘤、邻近组织肿瘤如鼻咽癌等。

　　5. 全身性疾病　糖尿病、高血压、动脉硬化等。

　　由此可见，麻痹性斜视的病因复杂，其并非单纯眼科疾患，大多数是全身性疾病的一部分。诊治麻痹性斜视时，必须注意全身情况，避免病情延误。先天性麻痹性斜视者应尽早采取手术治疗，后天性麻痹性斜视者应先检查病因，以治疗原发病为主，待病因清楚、病情稳定6个月后仍有斜视者可考虑行手术治疗。

一、麻痹性斜视的临床特征

麻痹性斜视有其独特的症状，无论在症状和体征方面均与共同性斜视不同。

1. 症状

（1）复视与混淆视：除了先天性和出生早期发生的麻痹性斜视，复视是麻痹性斜视患者常首先注意到的症状，常于发病后的当天发现。混淆视少见。

（2）眼性眩晕和步态不稳：眩晕的主要原因是由复视和混淆视引起的。当眼球运动时，斜视角不断变化以致所视物体不能稳定,症状更明显。遮盖一眼后,症状可消失。水平性复视引起的症状较轻,旋转性复视和注视复杂背景目标时所致的症状较明显,严重者可能出现恶心和呕吐。由于突然的眼位偏斜,视觉定位功能遭到破坏,患者走路时步态不稳,常向某一方向偏斜。

(3)异常投射:当麻痹性斜视患者用患眼注视物体并试图用手去接触该物体时,手总是不能准确地接触该物体,而是偏向麻痹肌作用方向侧。移位的距离通常比实际斜视度还大。因为在麻痹眼注视时,麻痹肌功能明显不足或丧失,使得患眼需要更多的神经冲动,本体感觉器发出信息,中枢接收错误的信息发出错误指令,故手不能准确地接触目标,又称为过指现象。

2. 临床体征

(1)眼球运动受限:是麻痹性斜视的主要体征之一,表现为麻痹眼向麻痹肌作用方向运动受限。患眼无论双眼运动或单眼运动均可出现运动受限。对于部分性麻痹患者,在单眼运动的检查上可能完全正常,但在双眼运动检查时能表现出受累眼运动受限,尤其是向麻痹肌作用的方向注视时。在进行眼球运动检查时,应同时注意睑裂、眼球突出度、瞳孔等变化情况,以及其他异常运动如上射、下射等。

(2)眼位偏斜:一般来说,眼外肌麻痹可引起患眼向麻痹肌作用相反的方向偏斜。例如左眼展神经麻痹引起左眼外直肌麻痹,因外直肌为外转肌,故患眼向内偏斜。但在不全麻痹时,尤其是存在明显的代偿头位,患者可能没有明显的眼位偏斜。对疑有眼外肌不全麻痹者,应首先令被检查者头部转正,再进行眼位检查。

(3)第一斜视角与第二斜视角不等:根据 Hering 法则,当麻痹眼注视时,为维持患眼在原在位(第一眼位),必须有过强的神经兴奋达到麻痹肌,健眼的配偶肌也接收过强的兴奋,表现为功能过强,故第二斜视角比第一斜视角大。在检查眼位偏斜时,应注意比较右眼注视和左眼注视时的斜视度是否相等。

(4)斜视度因注视方向而异:由于患眼的眼外肌功能障碍,眼球向麻痹肌作用方向转动时运动受限。眼球运动时,斜视度因注视方向而变化。当眼球向麻痹肌作用方向转动时,因该方向有运动障碍,故斜视度明显增大;当眼球向相反方向转动时,因肌肉功能正常,斜视度明显减少甚至消失。因麻痹肌在眼球向各方向转动时的作用不同,故不同方向注视下的斜视度也不相同。向麻痹肌作用方向注视时,斜视度最大。

(5)续发共同性:一条眼外肌麻痹后可引起同侧眼和对侧眼其他肌肉的功能失调和继发改变,导致偏斜扩散到各个注视野,九个诊断眼位所查斜视度相差无几,第一斜视角和第二斜视角几乎相等,即续发共同性,可在麻痹性斜视发病数周、数月或数年后发生。

(6)代偿头位:一般来说,将头转向复视像距离最大的方向,即麻痹肌作用的方向。代偿头位由三个部分组成:①面向左/右转,当水平肌麻痹时,面向麻痹肌作用方向转,眼向相反方向注视,以克服水平性复视。②颏部上抬/内收,即头部上仰或下俯,可克服垂直性复视。如上转肌麻痹时,颏部上抬,眼向下注视;下转肌麻痹时,颏部内收,眼向上注视。③头向左/右肩倾斜,以克服旋转性复视,大多数患者是向低位眼侧肩倾斜。

先天性眼外肌麻痹程度多较轻,且处于双眼视觉发育阶段,患者的代偿头位较为典型。尤其是先天性上斜肌麻痹的代偿头位可保持多年不变,严重者可引起眼性斜颈。后天性麻痹患者也可产生代偿头位,但没有先天性麻痹者典型。

二、麻痹性斜视与共同性斜视的鉴别

麻痹性斜视与共同性斜视的鉴别要点是眼球运动是否有障碍,即眼外肌是否有麻痹或部分麻痹。两者鉴别诊断见表11-1。

表 11-1 麻痹性斜视与共同性斜视的鉴别

	麻痹性斜视	共同性斜视
发病年龄	任何年龄均可	多在 5 岁前发病
病因	先天性； 后天性：头部及眼眶外伤、感染与炎症、颅内肿瘤、代谢或内分泌障碍等	尚未明确
自觉症状	复视、混淆视、代偿头位、眩晕、步态不稳等	多无自觉症状
眼球运动	有障碍	无障碍
斜视度	第二斜视角大于第一斜视角； 在各方向注视时斜视度不同	左眼注视与右眼注视的斜视度相同，在各个方向注视的斜视度相同

三、麻痹性斜视与限制性斜视的鉴别

非共同性斜视中大部分是麻痹性斜视，还有部分是由于眼眶内肌肉或筋膜的异常，产生牵制力，限制眼球运动向其相反方向转动，称为限制性斜视。鉴别麻痹性斜视与限制性斜视的主要方法是进行眼球被动牵拉试验。将眼球向偏斜方向的对侧牵拉，若牵拉有阻力，说明眼球偏斜方向的眼外肌有机械限制，若牵拉时无阻力，说明可能为眼球偏斜方向对侧眼外肌麻痹。

第二节 动眼神经麻痹

动眼神经是第 Ⅲ 对脑神经，是支配眼外肌重要的神经，它支配的眼外肌数目最多。动眼神经在眼眶内分为 2 支：上支较小，支配上直肌和提上睑肌；下支较粗大，分为 3 支，分别支配内直肌、下直肌及下斜肌，其中下斜肌支分出一支睫状神经节根与睫状神经节形成突触，发出节后纤维支配睫状肌与瞳孔括约肌（图 11-1）。动眼神经麻痹（oculomotor nerve palsy）可引起多条眼外肌麻痹，也可合并瞳孔括约肌麻痹。

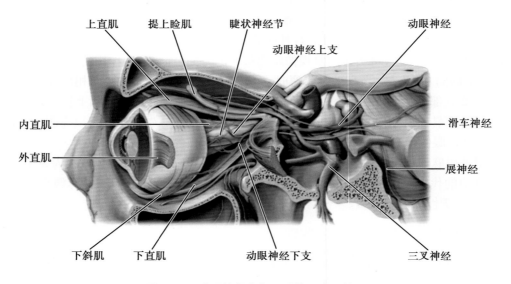

图 11-1 动眼神经走行及眼外肌支配情况

一、病因

1. 先天性 较为少见。

2. 后天性 较先天性多见。

(1)颅内血管性疾病：后交通动脉瘤多见；

(2)微血管病：常见于糖尿病、高血压及动脉硬化等；

(3)外伤：头部及眼眶外伤可引起动眼神经直接或间接损伤；

(4)肿瘤：中脑、脑桥肿瘤可损害动眼神经核；肿瘤引起颅内压增高，从而间接压迫动眼神经；

(5)感染或炎症。

二、临床表现

1. 完全性动眼神经麻痹

(1)患眼可呈不同程度的上睑下垂(图 11-2)；

(2)大度数外斜视，伴有小度数下斜及内旋；

(3)患眼内转、上转及下转功能障碍；

(4)瞳孔散大，对光反射、近反射消失；

(5)代偿头位：患者可有颌部上抬、面向受累眼对侧转的代偿头位；若患者伴有完全性上睑下垂，无代偿头位。

2. 部分性动眼神经麻痹

(1)眼睑和瞳孔可受累或不受累；

(2)可影响一条或多条眼外肌，在临床上单一眼外肌麻痹确实存在，但非常少见。

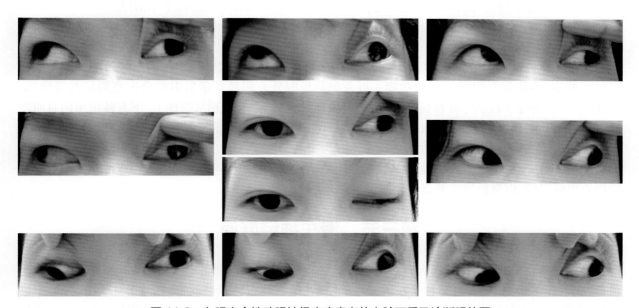

图 11-2 左眼完全性动眼神经麻痹患者的上睑下垂及诊断眼位图

原在位左眼上睑下垂，提起上睑可见左眼外斜伴轻度下斜；左眼不能上转和下转，左眼内转不到中线。

三、鉴别诊断

1. 先天性外斜视 出生后 6 个月内发生，斜视度数大且恒定。检查时若患儿不能配合，可能表现出内转不足，易与先天性动眼神经麻痹混淆，可通过娃娃头试验来鉴别。先天性外斜视无眼球内转、上转、下转障碍，无上睑下垂或瞳孔异常。

2. Duane 眼球后退综合征　Duane 眼球后退综合征 2 型患者的临床特点为内转受限、第一眼位为外斜视，易误诊为动眼神经麻痹。鉴别要点为，Duane 眼球后退综合征患者内转时合并眼球后退，表现为睑裂缩小、外转时眼球前移、睑裂变大；此外，部分患者在眼球内转时可出现上射或下射的异常运动。

3. 甲状腺眼病　是一种自身免疫反应引起的慢性、多系统损害的疾病，与甲状腺病密切相关。甲状腺眼病可出现眼外肌病变，肌肉受累频度依次为下直肌、内直肌、上直肌和外直肌，患者可表现出眼球运动受限、外斜视、垂直斜视等，这与动眼神经麻痹有相似的临床表现。两者的鉴别要点为：甲状腺眼病患者多伴有甲状腺功能异常，患眼可表现出眼睑迟落、眼睑退缩及眼球突出等特征；CT 和 MRI 可示眼外肌呈梭形肥大，肌肉止端多属正常，被动牵拉试验阳性。

四、治疗

1. 非手术治疗

（1）病因治疗：对于后天性动眼神经麻痹患者，须进行详细的神经科与内科疾病的排查，并针对病因进行相关处理。

（2）非手术治疗：在查病因的同时，可采用单眼遮盖以消除复视的对症治疗，斜视度数较小时也可考虑配戴三棱镜矫正。

（3）保守治疗：对于出现麻痹肌对应的拮抗肌痉挛的患者，可注射 A 型肉毒毒素至拮抗肌肌腹，使之暂时麻痹，以减轻拮抗肌痉挛和眼位偏斜，疗效可维持数周，根据病情可多次注射。

2. 手术治疗

（1）治疗时机：先天性动眼神经麻痹的主要治疗方法是手术治疗，但在手术前应积极治疗弱视。后天性动眼神经麻痹，在病因清楚、病情稳定 6 个月后仍有斜视者可考虑行手术治疗。

（2）手术治疗原则与方法：可根据肌肉的麻痹程度，采取加强麻痹肌的力量，减弱麻痹肌拮抗肌的力量。

对于完全性动眼神经麻痹者，由于累及多条眼外肌手术效果欠佳。手术的治疗目的为改善第一眼位的外观，不能恢复眼球运动的功能。可考虑行患眼外直肌超常量后退联合内直肌超常量缩短。此外，也可单纯行外直肌劈开移位术，即将外直肌切开成两部分，分别从眼球上、下方转位至内直肌附着点。对于动眼神经不全麻痹者，应根据各条肌肉的功能及眼位偏斜情况，酌情制订手术方案。

在斜视手术后，可考虑行上睑下垂矫正术。当上转明显受限时，上睑下垂矫正术应慎重。由于上直肌麻痹，Bell 现象消失或不健全，术后有发生暴露性角膜炎的风险。对于这类患者，可在术后早期使用角膜绷带镜，以降低发生暴露性角膜炎的风险。

第三节　滑车神经麻痹

滑车神经是第 Ⅳ 对脑神经，为一条细长的运动神经，起自中脑滑车神经核，其神经纤维走向背侧顶盖，在下丘下缘出脑干，滑车神经在进入海绵窦后，沿海绵窦外侧壁前行，在总腱环上方，经眶上裂入眶，入眶后滑车神经在提上睑肌与眶顶骨膜间向前方走行，从上面进入上斜肌（图 11-3）。滑车神经麻痹（trochlear nerve palsy）可导致上斜肌麻痹，是最常见的麻痹性斜视。

一、病因

1. 先天性　大多数滑车神经麻痹都是先天发生的，与神经肌肉的发育异常有关。

2. 后天性

（1）闭合性颅脑外伤：这是后天性滑车神经麻痹最主要的原因；

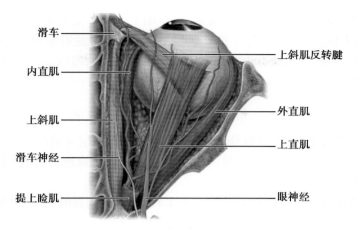

图 11-3　滑车神经走行及眼外肌支配情况

（2）微血管病变：高血压、糖尿病、脑血管硬化等；

（3）肿瘤：脑部的良性或恶性肿瘤、脑部血管瘤、多发的脱髓鞘病变等；

（4）其他：额窦手术引起眶骨骨折或滑车移位。

二、临床表现

1. 先天性

（1）患眼上斜视（图 11-4）；

（2）可单侧或双侧发病，双侧发病两眼可对称或不对称，双眼受累时第一眼位垂直斜视度较小；

（3）患眼内下转运动受限，上斜肌的直接拮抗肌下斜肌可出现亢进，表现为内上转时功能亢进；

（4）典型的代偿头位：患者头向对侧肩倾斜、面转向健侧眼、下颌内收，面部发育常不对称。若为双侧上斜肌麻痹，第一眼位垂直斜视不明显时，患者可仅表现为下颌内收；

（5）大部分患者因代偿头位的存在可保留部分双眼视功能；

（6）可合并水平斜视，常表现出内斜 V 征或外斜 V 征；

（7）眼底照相可见患眼呈外旋改变，少部分眼底像外旋出现在对侧眼；

（8）Bielschowsky 试验阳性，即将头向高位眼倾斜时，受累眼上斜视度数明显增加。

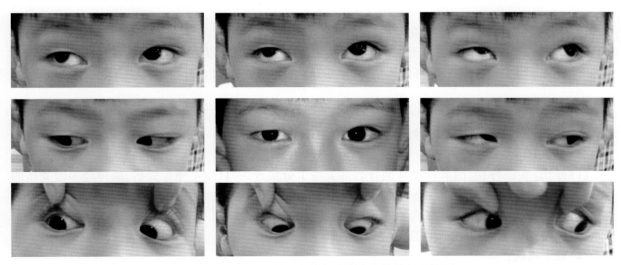

图 11-4　右眼先天性滑车神经麻痹患者的诊断眼位图

原在位右眼轻度上斜；右眼下斜肌亢进，右眼上斜肌落后；外斜 V 征。

2. 后天性　患者多因垂直旋转性复视就诊,受累眼上斜视。受累眼向鼻下运动时,存在不同程度的限制。可有代偿头位,但不如先天性者典型。在双侧滑车神经麻痹患者,由于向上注视复视较小,向下注视复视较大,为减少复视的干扰患者代偿头位常为下颌内收。眼底照相患眼呈外旋改变,Bielschowsky 试验可呈阳性。

三、鉴别诊断

1. 上直肌麻痹　患眼下斜视,患眼外上转受限,眼底照相可呈外旋改变。因上直肌麻痹垂直斜视、眼底外旋的表现,易与上斜肌麻痹混淆。鉴别要点为上直肌麻痹可伴有同侧上睑下垂,且患眼Bielschowsky 试验阴性。

2. 原发性下斜肌亢进　患眼内转时眼位发生上转,内上方注视时更明显,但在内下方注视时上斜肌不落后,患眼 Bielschowsky 试验阴性。大多无复视或代偿头位。

3. 肌源性斜颈　为胸锁乳突肌挛缩,患者可在颈部摸到硬索,头不能扳正。先天性上斜肌麻痹患儿可出现典型的代偿头位,称为眼源性斜颈,当患儿不配合时易误诊为肌源性斜颈。两者的鉴别要点为:上斜肌麻痹患者眼部有眼球运动障碍,颈部柔软,无硬块或硬索可扪及,头可扳正。遮盖一眼或睡眠时,斜颈即消失。

四、治疗

1. 非手术治疗　后天性滑车神经麻痹患者需要完成详细的病因学筛查,并针对病因进行治疗。对于小度数的垂直斜视可配戴三棱镜矫正,但对旋转眼位无帮助。

2. 手术治疗　大多数滑车神经麻痹的患者须进行手术治疗。对于先天性患者,确诊后应考虑尽早进行手术矫正,以避免面部、颈椎、脊柱等发育畸形。后天性麻痹患者,在病因清楚、病情稳定 6 个月后仍有斜视者可考虑行手术矫正。

滑车神经麻痹手术设计的主要原则为:减弱功能亢进的肌肉,如减弱麻痹肌的拮抗肌(患眼下斜肌转位、下斜肌后徙术)和 / 或配偶肌(对侧眼下直肌后徙术);加强麻痹肌的力量,如患眼上斜肌折叠术。若患者垂直斜视表现不明显,而以旋转斜视为主,可考虑行 Harada-Ito 术式,即将上斜肌前半部分向外和前方移位,以加强上斜肌的内旋力量。

第四节　展神经麻痹

展神经是第Ⅵ对脑神经,它在颅内行径的途径较长,较易受损,引起展神经麻痹(abducens nerve palsy)。展神经起自展神经核,在延髓脑桥沟中部出脑,经颞骨岩部尖端入海绵窦,在窦内位于颈内动脉外侧,出窦后经眶上裂在总腱环内入眶,入眶后从内侧转向外侧进入外直肌,支配此肌(图 11-5)。

一、病因

1. 先天性　展神经核及展神经根缺损或发育不全;产伤。

2. 后天性

(1)外伤:头部外伤,因展神经与颞骨岩部尖端十分接近,一旦发生颅骨骨折,展神经多因受压而麻痹;眼眶外伤等;

(2)感染与炎症:较常见的有颅底炎症、脑膜炎、脑炎等;

(3)肿瘤:脑肿瘤引起的颅内压增高、鼻咽癌侵犯颅底等;

(4)脑干疾病;

(5)微血管病:高血压、糖尿病、动脉硬化等。

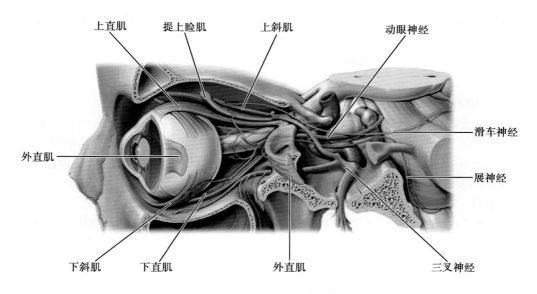

图 11-5　展神经走行及眼外肌支配情况

二、临床表现

1. 可单侧或双侧发病,单侧较多见(图 11-6)。
2. 第一眼位为内斜,斜视度视远大于视近。
3. 患眼外转功能受限,完全麻痹者外转不能达到中线。
4. 代偿头位面向麻痹眼方向。
5. 后天性展神经麻痹患者伴有复视,红玻璃试验呈水平同侧性复视,向麻痹肌作用方向注视时两像距离最远。

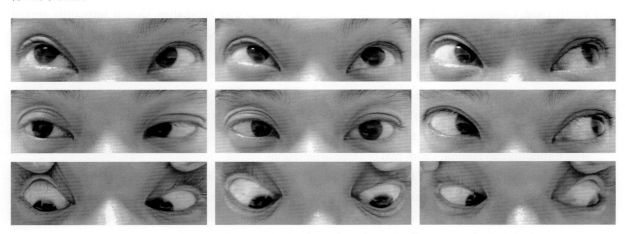

图 11-6　右眼后天性展神经麻痹患者的诊断眼位图
原在位右眼内斜;右眼外转受限;左眼外转正常。

三、鉴别诊断

1. 先天性(婴儿型)内斜视　出生后 6 个月内发生,患者多表现为有大角度的内斜视,眼球运动可伴假性外展受限或内转过强,常被误认为外直肌麻痹。实际上,大多数先天性(婴儿型)内斜视伴假性外展受限是因为患儿配合度差,可通过娃娃头试验鉴别。

2. Duane 眼球后退综合征　患者可伴有外转受限,此外患者内转时可出现眼球后退,睑裂缩小,外转时睑裂开大,被动牵拉试验阳性。

3. 甲状腺眼病　常累及多条眼外肌,出现眼外肌肥大、纤维化等。此外,患者可伴有眼睑迟落、眼睑退缩、眼球突出等典型症状。影像学检查可帮助明确诊断。

四、治疗

1. 非手术治疗

后天性麻痹患者需要完成详细病因检查,包括神经科、内科、耳鼻咽喉科等。对有明确病因者应首先进行病因治疗。内斜视度数较小的患者可考虑配戴三棱镜矫正。若复视症状明显,可遮盖一眼或使用 Bangerter 压抑膜。内斜视度数较大的患者,为避免其麻痹肌的直接拮抗肌发生挛缩及纤维化,可在疾病早期于内直肌内注射 A 型肉毒毒素。

2. 手术治疗

先天性展神经麻痹的治疗以手术为主。对于后天性展神经麻痹者,在病因清楚、病情稳定半年后仍有斜视者可行手术矫正。对于部分麻痹患者可考虑行患眼内直肌后徙联合外直肌缩短术。对于完全麻痹的患者,可行内直肌后徙联合上下直肌与外直肌联结术(Jensen 手术)或上下直肌移位术,但后者须分期手术以免出现眼前节缺血。

全英文扩展内容: 眼性斜颈
Extended Reading: Ocular Torticollis

1. Overview

Torticollis is from the Latin"tortus"(twisted) and"collum"(neck), which is also called abnormal head posture. Torticollis from eye-related problem is termed"ocular torticollis", which is a compensatory response to the ocular condition that results in improved binocularity, visual acuity, or centration of a limited visual field. Congenital torticollis is most often due to muscular anomalies. Ocular torticollis almost never presents within the first few weeks of life. If this abnormal head posture persists long term, it can cause secondarily to musculoskeletal torticollis.

Torticollis can involve rotation of the head around any of three axes. They are:

(1) Vertical axis: head rotated to the one side away from the primary gaze direction, causing head turn.

(2) Horizontal axis: the chin elevated or depressed from the primary position, causing chin up or chin down.

(3) Anteroposterior axis: head tilted to one shoulder side.

The torticollis can combine with two or three orientations.

The assessment of abnormal head posture is often multidisciplinary, may involve orthopedic surgeons, neurologists, psychologists and so on. It is common for ophthalmologists to be consulted to rule out ocular causes for torticollis. The goal of ophthalmologist is to determine whether it is eye-related posture. If so, treatment can be performed to eliminate or reduce the problem.

2. Diagnosis

It must be observed for a certain period of time to determine whether the torticollis is constant or changeable. Abnormal physical features such as manifest nystagmus or dysmorphism may help for determining etiology. Photographic records from the early years of life may provide information of the time duration for onset. Conjugate eye movements (versions) or eye movement recordings can detect an incomitant strabismus or null zone of nystagmus. There is another method for helping diagnosis is to move the head into an opposite position to see whether it causes a zone of increased nystagmus intensity of a larger deviation of heterotropia.

In addition, fundus evaluation can confirm cyclotropia with oblique muscle dysfuction. If the torticollis of patients is unlikely related to strabismus or nystagmus, it may be helpful to perform the visual field tests to detect whether there is any field defect. It is also important to palpate the neck muscles to detect congenital muscular torticollis.

3. Causes of ocular torticollis

Nystagmus with an eccentric null zone may lead to any orientation of head posture. The additional etiologies specific for the various head positions are:

Head turn:

(1) Incomitant strabismus: innervation and/or orbital mechanical disorders causing a worsening deviation in the field of gaze ipsilateral to the turn, e. g. abducens nerve palsy.

(2) Comitant strabismus: an extreme exotropia or esotropia whereby neither eye can fixate in primary position.

(3) Contralateral complete homonymous hemianopia.

(4) Miscellaneous causes: heavy eye syndrome with high myopia, oculomotor apraxia.

Chin-up:

(1) Incomitant strabismus: innervation and/or orbital mechanical disorders causing a worsening vertical heterotropia in the upgaze field.

(2) A pattern esotropia or V pattern exotropia.

(3) Ptosis of one or both upper eyelids.

(4) Bilateral superior homonymous visual field deficits.

(5) Miscellaneous causes: heavy eye syndrome.

Chin-down:

(1) Incomitant strabismus: innervation and/or orbital mechanical disorders causing a worsening vertical heterotropia in the downgaze field.

(2) A pattern exotropia or V pattern esotropia.

(3) Bilateral inferior homonymous visual field deficits.

(4) Miscellaneous causes: supranuclear downgaze disorders.

Head tilt:

(1) Incomitant strabismus: innervation and/or orbital mechanical disorders causing a worsening vertical or horizontal heterotropia in the position and on tilt to the opposite side, e. g. trochlear nerve palsy.

(2) Cyclotropia.

(3) Dissociated vertical deviation.

(4) Miscellaneous causes: paradoxical head tilt.

4. Management

The management of ocular torticollis can be directly treated its etiology. It is important to early restore the head position to normal to prevent the musculoskeletal changes such as neck and facial asymmetry. The surgical strategy is to increase the field of binocular fusion and decrease the turn or tilt. The posture may achieve one of several goals.

(1) Optimize visual acuity (e. g. nystagmus with an eccentric null zone).

(2) Maintain single binocular vision (e. g. incomitant strabismus).

(3) Paradoxical tilt to maximize separation of diplopic images.

(4) Center a narrowed visual field with respect to the body (e. g. hemianopic field loss).

(5) Enable fixation with one or the other eye.

（刘陇黔）

第十二章

垂 直 斜 视

 　导读：垂直斜视由于其涉及的肌肉同时具有多种作用，其临床表现并非如其名字单纯。通过本章的学习，应掌握主要的垂直斜视如下斜肌功能亢进、上斜肌功能亢进和垂直分离性斜视的临床表现和治疗要点。了解单眼上转不足的病因、临床表现和处理原则。本章疾病也和前面章节中的相关斜视类型相互联系、合并发生。掌握系统论的观点，运用系统思维来分析事物的本质和内在联系，有助于把握事物的发展规律，处理好事物发展的矛盾。

第一节　概　　述

一、定义和命名

眼位在垂直方向上的偏斜称为垂直斜视（vertical strabismus）。垂直斜视的一眼处于相对高位，另一眼处于相对低位。通常以非注视眼的偏斜方向命名垂直斜视。比如右眼高于左眼时，如果患者采用左眼注视，则右眼表现为上斜，称之为右眼上斜视（hypertropia）；如果患者采用右眼注视，则左眼表现为下斜，称之为左眼下斜视（hypotropia）；如果患者两眼交替注视，习惯以上斜视命名，称为右眼上斜视。

二、病因

垂直斜视可以是原发的肌肉功能亢进或不足，如原发性上斜肌或下斜肌功能亢进；也可以是继发的，如肌肉麻痹、肌肉的机械性限制或肌肉的异常神经支配。此外，一些解剖异常如肌肉移位和肌肉滑车（pulley）异位也可导致垂直斜视。

三、临床特点

垂直斜视通常伴有不同程度的旋转斜视，但因旋转融合范围较大，患者不一定感受到旋转复视。因为引起垂直斜视的垂直肌都有一定的旋转作用，因此垂直斜视有时又称为垂直旋转斜视（cyclovertical strabismus）。旋转可以是主观的，也可以仅表现为客观的眼底旋转。

新鲜的垂直斜视都是非共同性的。垂直肌在垂直、水平和旋转方向上的作用力各不相同，使得眼球向各个方向注视时表现出不同程度的斜视，即所谓非共同性。正是由于垂直斜视的非共同性，在某个注视野上斜视可以很小甚至没有斜视，这时患者会采用代偿头位来消除斜视造成的复视或混淆视。垂直斜视的非共同性随着时间的推移，可以逐渐泛化，出现所谓的共同性扩散。

垂直斜视常伴不同程度的水平斜视，这与垂直肌有一定的水平作用有关。有时水平斜视可以很轻微，仅在第二或第三眼位才表现出来。

四、治疗原则

一般在斜视度最大的注视野进行矫正。但须注意保护前方和用于阅读的下方这两个最重要的注视野,不能为了其他注视野而牺牲这两个方位。斜肌手术对内转时垂直斜视的矫正会比外转多,垂直直肌手术内外转之间的矫正差异不大。此外,斜肌手术比垂直直肌手术对旋转矫正得更多。但垂直直肌的限制性斜视,解除限制可纠正大量的旋转。

第二节　下斜肌功能亢进

下斜肌功能亢进(inferior oblique overaction,IOOA)可以是原发的,也可以是继发的。同侧上斜肌或对侧上直肌麻痹可导致继发性下斜肌功能亢进。当不伴有肌肉麻痹时,称为原发性下斜肌功能亢进。原发性下斜肌功能亢进的原因不明,可能与前庭 - 眼的异常神经反射有关,也可能与直肌及其滑车的异位有关。原发性下斜肌功能亢进最常见于 1~6 岁的先天性斜视,尤其是先天性内斜视;其次为调节性内斜视和间歇性外斜视。

一、临床表现和诊断

1. 下斜肌具有垂直、水平和旋转这三种功能,因此,下斜肌功能亢进的临床表现主要围绕这三个方面展开。

(1)垂直方向的功能亢进主要表现为眼球内转时上转过强,内上转(即下斜肌的功能位)时更明显。这也是下斜肌功能亢进最主要的临床表现。

(2)水平方向的功能亢进主要表现为 V 征,这与下斜肌的外展功能在眼球上转时更强有关。

(3)旋转方面,下斜肌功能亢进可引起外旋,包括主观和客观。主观外旋可通过马氏杆检测,客观外旋可以通过眼底检查发现。主观外旋可随知觉适应而消失,因此如果患者没有主观外旋,提示病程较长。

2. 原发性下斜肌功能亢进一般是双眼的,可以不对称。不对称的双眼原发性下斜肌功能亢进常见于视力不平衡的患者,视力较差眼会有更大的亢进。

3. 原发性下斜肌功能亢进与继发于上斜肌麻痹的下斜肌功能亢进区别主要在于歪头试验和 V 征,具体见表 12-1。

4. 眼球内转时如果内眦赘皮或鼻梁过高遮挡了视线,可诱发潜在的 DVD 出现类似下斜肌功能亢进的上转,这时需要注意鉴别。DVD 患者用内转眼注视时,对侧外转眼的再注视运动为从上向下而不是下斜肌功能亢进的从下向上。

表 12-1　原发性下斜肌功能亢进与继发于上斜肌麻痹的下斜肌功能亢进的鉴别诊断

	V 征	歪头试验	主观外旋	同侧上斜肌功能不足
原发性	有,但不明显	阴性	无	无或轻微
继发性	明显	阳性	有 (先天性上斜肌麻痹除外)	有

二、治疗

轻度下斜肌功能亢进如果没有影响双眼视功能,可以不予处理。

如果下斜肌功能亢进导致双眼视功能异常,如原在位或侧向注视时出现的垂直斜视或旋转斜视影响了融合,或 V 型斜视影响了上方或下方的融合,则需要进行手术治疗。手术方式主要为下斜肌减弱术,包括后徙术、切断术、部分切除术、前转位术等。下斜肌减弱术一般不会对原在位水平眼位产生影响。

第三节　上斜肌功能亢进

上斜肌功能亢进(superior oblique overaction,SOOA)病因不明,可能与对侧下直肌麻痹有关,继发于同侧下斜肌麻痹非常罕见。此外,筛窦炎或甲状腺眼病等炎症过程引起的肌肉纤维化或挛缩也可能导致上斜肌功能亢进。

一、临床表现

与下斜肌功能亢进类似,上斜肌功能亢进时上斜肌的所有功能(包括内旋、下转和外转)均增强。

侧向注视时内转眼下转过强是其主要临床表现,在内下转(上斜肌的功能位)时下转过强最明显。当上斜肌继发挛缩时可有内转受限。

眼底检查可见内旋,但少有主观内旋,因为上斜肌功能亢进患者多在婴儿早期发病,产生了知觉适应。

伴水平斜视时,最常见合并外斜视,并导致 A 型斜视。如果双眼上斜肌功能亢进,伴 A 型外斜视和 DVD,有人称为 Helveston 综合征。

上斜肌功能亢进通常是双侧的,如果是单侧或双侧不对称,原在位可出现垂直斜视,低位眼为上斜肌功能亢进眼。

二、治疗

上斜肌功能亢进如果引起垂直斜视或 A 型斜视,可行上斜肌减弱术(后徙术、断腱术、肌腱切除术、延长术等)。但对于有良好融合功能甚至立体视觉的患者应慎行上斜肌减弱术,尤其是上斜肌断腱术,以免术后发生垂直复视或旋转复视。对这些患者可通过水平直肌移位来治疗 A 型斜视。

第四节　垂直分离性斜视

垂直分离性斜视(dissociated vertical deviation,DVD)是一种被遮盖或注意力不集中时,一眼出现缓慢上漂,同时伴外旋震颤和轻度外转的异常垂直运动。其眼球运动的特征不符合 Hering 法则,双眼运动呈分离状态。当交替遮盖双眼时,被遮盖眼总是上斜视,而对侧眼没有相应的下斜视。

垂直分离性斜视是分离性斜视综合征(dissociated strabismus complex,DSC)最常见的表现;有时分离性眼动主要表现为外斜视,称为水平分离性斜视(dissociated horizontal deviation,DHD),偶尔会主要表现为旋转性眼动,称为旋转分离性斜视(dissociated torsional deviation,DTD)。当 DSC 主要表现为 DVD 时,也可同时伴有 DHD 和 / 或 DTD。

一、病因及发病机制

DVD 的病因尚不清楚,目前认为与早期双眼视觉发育障碍有关,因为 DVD 常见于先天性内斜视或外斜视、先天性屈光间质混浊(如单眼先天性白内障),甚至单眼视神经发育不良等单眼视觉传入障碍性疾病。有学者认为,双眼视觉发育异常使前庭系统输入不平衡,导致垂直旋转性隐性眼震。此时,旋转或垂直方向的异向运动被激发以抑制垂直旋转性眼震(一种垂直旋转性眼震阻滞现象),以稳定眼球,提高注视眼视力。但同时也在非注视眼产生了上转和外旋,从而导致DVD。另有学者认为,DVD 源自双眼视觉异常导致的融合缺陷,诱发了在低等动物中才有的原始背侧光反射。

二、临床特征

1. DVD 很少在婴儿期出现,通常在 2 岁左右发病。可自发出现(显性 DVD),或遮盖一眼时出现(隐性 DVD)。DVD 一般不会随时间的推移而改善或加重。

2. DVD 多为双侧性,可以是对称的,但常表现为不对称,多见于单眼弱视。如果没有单眼弱视,DVD 的双眼不对称与合并非垂直分离性斜视有关。非垂直分离性斜视的幅度可小于、等于或大于 DVD 的幅度。在遮盖试验中,非垂直分离性斜视的幅度如果小于 DVD 幅度,低位眼被遮盖后上漂幅度小于高位眼;如果等于 DVD 幅度,低位眼被遮盖后不出现上漂,这种情况可能被误认为单眼 DVD 幅度;如果大于 DVD 幅度,低位眼被遮盖后可出现下斜。

3. DVD 可单独存在,但多合并水平斜视(尤其是先天性斜视)或斜肌功能异常。斜肌功能异常可导致 DVD 不同注视眼位的非共同性。

4. 眼球运动特点为,当注意力不集中或遮盖一眼破坏融合时,被遮盖眼自发缓慢上漂伴外旋震颤和轻度外转,去遮盖后高位眼下转伴内旋震颤和轻度内转回落至中线,甚至可能越过中线呈低位后再回到中线。上斜视度数不稳定,遮盖时间越长,上斜幅度越大。交替遮盖双眼时,被遮盖眼总是高位眼。

5. Bielschowsky 现象　采用梯度滤光板逐渐降低注视眼前的光亮时,被遮盖的对侧眼由高位逐渐向下运动。

6. Posner 试验　遮盖一眼后,如果再遮盖低位注视眼,这时可以观察到高位眼向下移动,低位眼向上移动,最终在垂直方向双眼逐渐对齐。

7. 红玻璃试验　无论红色滤光片放在右眼还是左眼前,患者总是看到红光位于白光下方。

8. 约 1/3 的 DVD 患者可有异常头位,其原因目前尚不明确。异常头位可以是面转,也可以是歪头。面转时患者用内转眼注视。歪头一般偏向垂直斜视度小的一侧,偶有偏向大的一侧。患者没有复视,且往往双眼视力良好,因此异常头位并不是对异常双眼视功能的代偿。

9. DVD 的斜视度不稳定,难以准确测量。一般采用三棱镜遮盖法(prism under cover test):将基底向下的三棱镜置于被遮盖的上斜眼前,然后遮盖板移至注视眼。调整棱镜度直至上斜眼不再出现下转再注视运动。然后,对另一眼进行同样检测。

10. DVD 患者控制正位时有一定程度的双眼视功能和正常的视网膜对应。当一眼偏斜时会主动抑制该眼的视觉输入而不产生复视,因此多无自觉症状。

三、鉴别诊断

DVD 可有类似下斜肌功能亢进的表现,这是由于眼球内转时视线被鼻子或内眦赘皮遮挡而诱发DVD。其与下斜肌功能亢进的鉴别点主要有以下几方面。

1. 下斜肌功能亢进的上斜视主要出现在内转位,而 DVD 在原在位、内转和外转位的上斜视程度几乎相同。

2. 下斜肌功能亢进的眼球运动符合 Hering 法则,侧向注视时,如果内转眼下斜肌功能亢进,外转眼被遮盖后处于下斜位;而 DVD 的外转眼被遮盖后处于上斜位。

3. 下斜肌功能亢进常伴 V 型斜视,眼底可见外旋,可有上斜肌功能不足;而 DVD 没有这些现象。

四、治疗

对于隐性 DVD,如果患者没有症状,不合并其他类型斜视,可以观察无须治疗。无论何种治疗方法,只能在一定程度上改善 DVD,很难完全消除。

1. 非手术治疗　当 DVD 表现为单眼,或双眼但明显不对称时,可通过光学或药物方法压抑原注视眼的视力,使注视眼转换为 DVD 明显眼,从而从外观上改善 DVD。对 DVD 程度较轻者也可进行双眼视功能训练,增加融合力。对伴有屈光不正或弱视者,应给予对症治疗。

2. 手术治疗 根据是否存在下斜肌功能亢进,选择不同的术式。如果不伴下斜肌功能亢进,选择上直肌减弱术(上直肌后退、上直肌后固定或两者联合)。如果伴下斜肌功能亢进,首选下斜肌前转位术。如果 DVD 是对称性的,选择双眼对称性手术,如果 DVD 是非对称的,通常对称性手术效果也优于非对称性手术。

全英文扩展内容:单眼上转不足
Extended Reading: Monocular Elevation Deficiency

Part 1: Concepts and take-home messages

1. Vertical strabismus is the deviation of ocular alignment in vertical direction. By convention, vertical strabismus is termed according to the deviation of the nonfixation eye.

2. Vertical strabismus may be primary where there are overactions of oblique muscles, or secondary resulting from vertical muscles paresis or palsy, mechanical limitation of muscle or dysinnervation of muscle. Additionally, malposition of the rectus muscle or it's pulley may also cause vertical deviations.

Part 2: Monocular elevation deficiency

Monocular elevation deficiency (MED), formerly termed double-elevator palsy, is defined as an inability to elevate one eye and a hypotropia that increases on upgaze.

MED can be categorized into three forms according to different causes: restriction of the inferior rectus muscle which is the most common pathogenesis; deficient innervation of elevator muscles (supranuclear, nuclear, or infranuclear abnormality); a combination of restriction and elevator muscle deficit.

Studies using magnetic resonance imaging have shown either focal thickening of the inferior rectus muscle, supporting a restrictive etiology, or normal ocular motor nerves, suggesting a central deficient innervation of elevator muscles.

1. Clinical features

All three forms of monocular elevation deficiency are characterized by reduced elevation with the limitation more in abduction than adduction, hypotropia of the paretic eye when fixating with the nonparetic eye, a chin-up head position with binocular fusion in downgaze, and ipsilateral ptosis or pseudoptosis.

Distinguishing among the different etiologic forms of MED can be achieved by forced duction test, active force generation test, saccadic velocity and the sign of Bell phenomenon. Positive forced duction on elevation, normal force generation and saccadic velocity, and poor or absent Bell phenomenon suggest restriction form. Patient with negative forced duction, reduced force generation and saccadic velocity, and Bell phenomenon is caused by innervational deficit. In addition, combination form of restriction and elevator muscle deficit presents both positive forced duction on elevation and reduced force generation and saccadic velocity.

True ptosis is present in 50% of affected patients. Third nerve palsy also has the similar features of MED. Therefore, if any other feature of third nerve palsy is present, that condition should be suspected rather than monocular elevation deficiency.

Brown's syndrome may be mistaken as MED, although the limited elevation is worse in adduction than abduction in the former.

2. Management

Surgery for MED is indicated if a significant hypotropia is present in primary position with an abnormal chin-up head position. The type of surgery depends on the cause of the elevation deficit. If the etiology is the restriction originating inferiorly, the inferior rectus muscle should be recessed. Therefore, it is important to carry out forced duction preoperatively to confirm any mechanical restriction. If there is no restriction, transposition of the medial and lateral rectus muscles up to the superior rectus muscle (Knapp's procedure) can be performed. Alternatively, the surgeon can recess the ipsilateral inferior rectus muscle and either recess the contralateral superior rectus muscle or resect the ipsilateral superior rectus muscle. Ptosis surgery should be deferred until the vertical deviation has been corrected and the pseudoptosis component eliminated.

（李宁东）

第十三章
特殊类型斜视

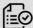　　导读：特殊类型斜视的病因和临床表现具有极大的差异，其治疗也往往具有较高的难度，为复杂性斜视。通过本章的学习，应了解特殊类型斜视的复杂性，掌握Brown综合征的诊断和鉴别诊断及治疗原则，掌握先天性脑神经异常支配眼病的病因和基本概念，熟悉Duane眼球后退综合征、Möbius综合征、先天性眼外肌纤维化、水平注视麻痹伴进行性脊柱侧弯的临床表现，掌握甲状腺眼病的临床表现、诊断标准和治疗原则，了解眼眶爆裂性骨折的临床表现和处理原则，了解慢性进行性眼外肌麻痹、重症肌无力的临床表现和处理原则。通过对本章的学习，提升处理复杂事物的能力。

第一节　概　　述

　　特殊类型斜视的病因包括：①先天性眼外肌或滑车结构发育异常，如Brown综合征；②先天性脑神经发育异常所致的眼外肌纤维化，如先天性脑神经异常支配眼病；③内分泌障碍相关眼肌病变，如甲状腺眼病；④眶壁外伤骨折所致的眼肌嵌顿或眼肌麻痹，如眼眶爆裂性骨折；⑤线粒体眼肌病变，如慢性进行性眼外肌麻痹；⑥神经-肌肉接头异常所致的斜视，如重症肌无力。

　　特殊类型斜视的病因不同，临床表现也具有迷惑性，除斜视专科检查外，还须仔细询问病史，并进行眼底、头颅或眼眶CT/MRI、全身检查等进行鉴别诊断。判断特殊类型斜视为麻痹性或限制性很重要，不仅是因为手术治疗原则不同，更重要的是，后天获得性麻痹性斜视的病因很可能是中枢神经系统病变，如外伤性、炎症性、血管性或压迫性，而斜视可作为首发症状出现。若怀疑有脑血管病变、恶性肿瘤或高颅压等，须尽快转诊，早期干预，以挽救生命为第一原则。

　　即使病因同属脑神经异常相关斜视，鉴别先天性或后天获得性亦很重要。先天性脑神经发育不良可继发眼外肌纤维化改变，属限制性斜视，如Duane眼球后退综合征、Möbius综合征和先天性眼外肌纤维化。患者常伴代偿头位，眼球运动可见异常神经支配表现。而后天获得性脑神经损伤所致的斜视属麻痹性斜视，患者常有复视主诉，并可意识到有头位变化。眼外肌病理改变不同，临床表现和治疗方式亦不同，增加了特殊类型斜视诊疗的复杂性。

　　同属于眼肌病变的特殊类型斜视，致病原因和病理表现也千差万别。内分泌障碍相关眼肌病变，如甲状腺眼病，存在眼外肌的免疫性炎症改变，有时可与重症肌无力合并存在。线粒体眼肌病变，如慢性进行性眼外肌麻痹，临床较罕见，易与重症肌无力眼肌型相混淆，确诊依赖于肌肉病理或基因检测。

第二节　Brown 综合征

一、概述

Brown 综合征（Brown's syndrome），由 Harold W Brown 于 1950 年首次描述。临床特点是眼球内转时上转受限，外转时上转正常（图 13-1）。病理生理学取决于受限的上斜肌滑车肌腱复合体；病因可为先天性或获得性。可以单侧或双侧发病，10% 的病例是双侧的，女性和男性的比例为 3∶2，右眼比左眼更常见。发病率较低，约占新发斜视患者的 0.2%，并且可能携带由一级家庭成员表现出来的潜在遗传成分。

二、病因

1. 先天性 Brown 综合征　眼球内转时上转受限通常是由于上斜肌肌腱复合体发育不良，限制了肌肉在眼球运动时脱离滑车的能力。上斜肌通过滑车运动的机制解释了一些异常的先天性原因的根源。1982 年，Helveston 等描述了上斜肌中央肌腱伸缩可以拉长整个肌腱，在滑车的远端产生松弛效应。一些 Brown 综合征的病例可能是中央肌腱交叉纤维的异常发育导致。

2. 获得性 Brown 综合征　可由眼眶和眼球外伤、手术、鼻窦炎、肿块和炎症如类风湿性关节炎和幼年特发性关节炎引起。在滑车区及其周围或肌腱本身的外伤或手术可能会发生纤维化或瘢痕。医源性原因引起的机械性限制相对少见，但也可能严重到限制肌腱的缩短和延长运动，在上斜肌麻痹上叠加产生 Brown 综合征。由于下方或后部眼眶外伤、鼻上方眼眶肿物、眶脂肪粘连和眶底骨折后的下直肌嵌顿造成的纤维粘连可能类似 Brown 综合征。

三、临床表现

Brown 综合征的特征是眼球内转时上转受限（图 13-1），可分为轻、中、重度：轻度者在原在位没有垂直斜视，在内转位也不会出现急速的下射；中度者在原在位仍没有垂直斜视，但在内转位会出现急速的下射；重度者在原在位出现下斜视，内转时出现急速下射，常伴眼性异常头位，有时下颌上抬，有时面转向健侧，其垂直斜视度可超过 $10^{\triangle} \sim 12^{\triangle}$，导致原在位的严重复视。在牵拉试验中眼球内转时几乎没有上转功能，而被动牵拉试验在同一方向上呈高度阳性。向眶深部下压眼球时被动牵拉限制更严重，这与下直肌限制不同。在眼球上转和旋转时，牵拉试验有时可听到或触及鼻上方弹响。在眼球上转时，眼底检查可显示内旋，黄斑中心凹略高于视盘。

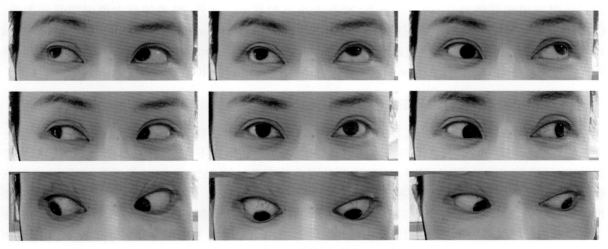

图 13-1　右眼 Brown 综合征患者诊断眼位图

右眼内上转时呈下斜视，上转受限。

四、诊断与鉴别诊断

Brown 综合征主要需要和下斜肌麻痹相鉴别,其关键诊断依据是被动牵拉试验中牵拉 Brown 综合征患者眼球向内上方转动时有明显阻力,而且 Brown 综合征会在眼球内下转时出现下射,而下斜肌麻痹则在内转时缓慢下转,不会出现急速下射。此外,Brown 综合征还需要与一些引起眼球上转受限的疾病相鉴别,如先天性下直肌纤维化、甲状腺眼病、单眼上转不足、眼眶骨折等。这些疾病和 Brown 综合征的不同之处是在原在位、内转位、外转位均存在上转受限。

五、治疗

针对病因的治疗:患者如伴有类风湿性关节炎、鼻窦炎、系统性红斑狼疮或其他系统性炎症性疾病时,可以用抗炎药治疗。口服非甾体抗炎药、口服皮质类固醇或在眼眶鼻上象限滑车附近局部注射皮质类固醇可缓解症状。

轻中度 Brown 综合征可以保守观察,不需要手术。重度 Brown 综合征,如果有严重的代偿头位或原在位的下斜视,可以手术治疗。

手术治疗:上斜肌断腱术一直是 Brown 综合征首选的手术方式。相对成功且操作简单,缺点是存在继发性上斜肌麻痹的风险。1991 年,Kenneth W.Wright 引入了硅胶延长技术,将预先测量的硅胶节段放置在切断的肌腱末端之间,有效地延长了上斜肌,缺点是可能出现植入物自然排出或巩膜黏附、继发肉芽肿和炎症。上斜肌肌腱劈开已成功地用于延长上斜肌肌腱,这保持了肌腱的功能,并以可控的方式分离肌腱腹部,以定量最后的肌腱长度。硅胶延长法和肌腱劈开法都可进行可控的肌腱延长,但在术后过矫或欠矫的情况下,这两种方法都不能进行调整。2001 年,Donny W.Suh 提出缝线延长法,横断上斜肌肌腱,然后在切口两端预先放置不可吸收缝线以形成连接两端的缝合桥,术中根据被动牵拉试验进行调整,术者可依靠临床评估和经验确定适当的肌腱延长量。

第三节　先天性脑神经异常支配眼病

先天性脑神经异常支配眼病(congenital cranial dysinnervation disorders,CCDDs)是一种罕见的眼科疾病,它是由支配眼外肌的脑神经发育异常,眼外肌受到异常神经支配而引起的,从而导致眼球运动障碍和斜视等症状。

CCDDs 通常表现为特殊类型斜视。这种斜视可能是单侧或双侧的。在斜视的同时,患者的眼睛还可能出现其他异常,如上睑下垂、瞳孔大小不对称等。此外,患者的视力也可能受到影响。CCDDs 主要包括 Duane 眼球后退综合征(Duane's retraction syndrome,DRS),Möbius 综合征(Möbius syndrome),先天性眼外肌纤维化(congenital fibrosis of extraocular muscles,CFEOM)和水平注视麻痹伴进行性脊柱侧弯(horizontal gaze palsy with progressive scoliosis,HGPPS)等。

一、Duane 眼球后退综合征

Duane 眼球后退综合征是 CCDDs 中最常见的一种类型,大多数病例在出生时即可发现,它是一种先天性眼球运动异常疾病,发病率为 1/11 000~1/1 000。病因尚不完全清楚,可能与早期胚胎发育相关,也可能与 CHN1、SIX1、SIX3、ROBO3 等基因突变有关。约 25% 的 DRS 患者有家族史,表明该病可能有遗传倾向。DRS 主要是神经支配异常继发的限制性问题。组织病理学研究已清楚地证实展神经核的缺失以及动眼神经分支对外直肌的部分支配。该疾病的特点是外转不足伴不同程度的内转受限以及内转时眼球后退,并可能伴发内转时眼球上射和 / 或下射,有时可合并眼球震颤、视力障碍和异常头位等症状,通常是单眼发病,约 15% 为双眼发病。

DRS 常见类型有 3 种。1 型是最常见的类型,占所有 DRS 的 50%~80%。患者第一眼位常见内斜视,外转功能明显受限,内转功能正常或轻度受限,内转时眼球后退。2 型患者通常第一眼位表现为外斜视,其内转功能明显受限,外转正常或轻度受限,内转时眼球后退。3 型患者的外转和内转均有明显的限制,内转时眼球后退。值得注意的是,所有类型的 DRS 均可表现为原在位正位。

协同分开(synergistic divergence)型 Duane 眼球后退综合征是 DRS 的一种罕见变异型,该病的特点是患眼在试图内转时双眼分开。导致眼睛出现 V 型斜视。肌电图数据显示内转时外直肌共同收缩和过度放电,而内直肌反应较弱,见图 13-2。

图 13-2　左眼协同分开型 Duane 眼球后退综合征诊断眼位图
左眼原在位呈外斜视,企图内转时双眼分开。

DRS 的治疗包括手术和非手术方法。非手术方法包括屈光矫正、弱视治疗和配戴特殊的眼镜或眼罩。手术治疗通常在儿童时期进行,手术指征为:原在位有斜视、异常头位及明确的眼球后退及上射和下射。通常采用的手术方式为直肌减弱术。对于 1 型患者,可采用减弱患眼的内直肌,若斜视角度较大,可考虑后徙对侧眼的内直肌。一般不采用外直肌的加强手术,否则可加重患眼的眼球后退症状。但要注意,后徙术通常会导致患眼功能眼位的注视限制。对于 2 型患者,可后徙患眼外直肌,若斜视角度过大,则可将对侧眼的外直肌同时后徙,一般不考虑内直肌的加强手术。外直肌后徙对缓解眼球上、下射也有帮助。对 3 型患者,手术须谨慎,若原在位无明显斜视或代偿头位,一般无须行手术。若眼球后退明显,则考虑同时后徙患眼的内、外直肌。外直肌的 Y 形劈开及后固定缝线技术可缓解患眼的上、下射症状。要注意的是,通常的斜视手术量效关系不完全适用于 DRS。

二、Möbius 综合征

Möbius 综合征是一种罕见的遗传性疾病,主要特征是双侧面神经麻痹和眼球运动障碍。该疾病通常是面神经和展神经的发育异常或受损所导致的。Möbius 综合征的发病率不详,据报道每100 000 人中可能有 1 例患病(图 13-3)。

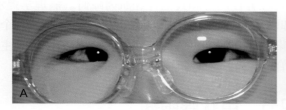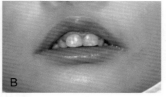

图 13-3　Möbius 综合征
A. 原在位呈内斜视；B. "面具脸"。

主要临床表现为双侧面神经麻痹和眼球运动障碍。面部表情不丰富、口唇不能闭合、呕吐反射减弱等是面神经麻痹的表现,患者可表现为"面具脸",笑时无表情,见图 13-3B。眼球运动障碍主要表现为内斜视、外转受限,可伴有注视麻痹。此外,患者还可能出现舌部、肢体及胸部发育异常。有些患者的内、外转均受累,同时伴有内转时睑裂的变化,个别患者的垂直肌肉受累。

Möbius 综合征的病因尚不完全清楚,但研究表明,该疾病可能与染色体异常和基因突变有关。目前针对内斜视,可采取手术治疗。手术方式主要为内直肌后徙术,若患者有明显内转受限时,手术要慎行。

三、先天性眼外肌纤维化

先天性眼外肌纤维化是一组罕见的遗传性眼肌疾病,临床特点为先天性、非进行性的眼球运动障碍。CFEOM 患者可能表现为下颌抬高的异常头位、上睑下垂、垂直斜视和眼球运动受限等症状（图13-4）。其原因与导致提上睑肌和眼外肌神经支配异常的遗传缺陷有关，从而导致肌肉发生纤维化。

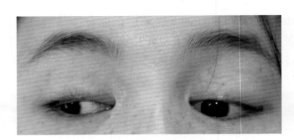

图 13-4 先天性眼外肌纤维化的第一眼位
双眼上睑下垂，第一眼位呈外斜视。

CFEOM 可以分为多种类型，每种类型通常与不同的基因突变相关。CFEOM1 型是最常见的类型，约占所有 CFEOM 患者的 50%，为常染色体显性遗传，通常是由 12 号染色体 *KIF21A* 基因的错义突变引起的。患者通常有严重的双侧上睑下垂和下斜视，并且双眼上转不过中线。CFEOM2 型为常染色体隐性遗传，由位于 11q13 染色体上的 *PHOX2A* 基因突变引起。这些患者表现为类似于双侧动眼神经麻痹的症状，并伴有严重的上睑下垂和外斜视。CFEOM3 型是常染色体显性遗传，常与 16q24 染色体上 *TUBB3* 基因缺陷有关。CFEOM3 型具有更多样化的临床表现，发生在单个家族内，也可以是单眼发病。隐性遗传的 Tukel 综合征中也发现 CFEOM 的表现，同时伴有手指缺失或有蹼状指，通常和 21 号染色体异常相关。

神经影像学检查可提供解剖学证据，提高诊断的准确性。基因检测可帮助评估该病的遗传模式。CFEOM 主要采取手术治疗，旨在改善第一眼位的斜视，提高眼球的运动能力。CFEOM 的手术治疗可能会面临一定的挑战，因为眼外肌的异常神经支配和纤维化可能会限制常规手术操作，预后较难估计。

四、水平注视麻痹伴进行性脊柱侧弯

水平注视麻痹伴进行性脊柱侧弯是一种罕见的神经肌肉疾病，呈常染色体隐性遗传，该病通常在儿童时期出现，表现为水平注视麻痹和进行性脊柱侧弯和其他神经肌肉障碍。病理学提示 HGPPS 患者的脑桥和小脑脚发育缺陷，伴有脑桥和髓质前后正中裂。目前认为，该病可能与多个基因突变有关，其中最常见的突变位点定位在 11 号染色体 q23-25 区间的 *ROBO3* 基因。HGPPS 主要是对症治疗。患者可能需要进行手术治疗，以纠正脊柱侧弯。若有斜视，可考虑手术治疗。

第四节 甲状腺眼病

一、概述

甲状腺眼病（thyroid eye disease，TED），也被称为甲状腺相关眼病（thyroid-associated ophthalmopathy，TAO）或 Graves 眼病（Graves'ophthalmopathy，GO），目前还没有全球范围内统一的命名。

甲状腺眼病是一种常见的自身免疫性眼眶疾病，人群中患病率约为 0.25%，女性多见，在成年高加索人群中，甲状腺眼病的发病率为女性每年 16/100 000，男性每年 2.9/100 000。绝大多数（80%~90%）发病与甲状腺功能亢进有关，也可出现于甲状腺功能正常或者低下的患者。甲状腺眼病可与甲状腺功能亢进同时发作，也可在之前或者之后发作，所以眼科医生有可能是甲状腺功能亢进患者的首诊医生。

甲状腺眼病的发病机制尚未完全清楚。目前研究已经证明，促甲状腺素受体（thyroid stimulating

hormone receptor，TSHR）和胰岛素样生长因子 -1 受体（insulin-like growth factor 1 receptor，IGF-1R）是最重要的自身抗原，高表达在眼眶成纤维细胞表面，自身免疫反应继发眼眶成纤维细胞发生一些反应，导致眼眶炎症，脂肪组织增生和 / 或眼外肌肥大，从而导致一系列的临床表现。

二、临床表现

甲状腺眼病患者会出现眼部异物感、畏光、流泪、复视、视力波动甚至下降等症状。常见临床体征包括眼睑退缩、眼睑水肿、结膜充血水肿、眼球突出、斜视和眼球运动障碍，严重者会出现压迫性视神经病变、暴露性角膜溃疡，威胁视力。

甲状腺眼病患者出现斜视和眼球运动障碍的根本原因是眼外肌的受累，斜视风险随年龄增加而增加，在疾病早期出现眼外肌的炎症和水肿，晚期则继发纤维化表现。下直肌是最为常见受累的眼外肌，其次是内直肌、上直肌和外直肌，上斜肌也可受累。成人年新发的垂直斜视，需要注意排查有无甲状腺眼病。另外需要注意的是，在甲状腺眼病患者中，往往是多条眼外肌不同程度的受累，眼眶影像学检查可以发现这一特点。

三、眼科检查

甲状腺眼病是一种可致盲的眼眶疾病，因此，斜视专科医生不能仅仅关注眼球运动和眼外肌的情况，而需要对患者眼部进行全面的评估，尤其是可能存在的视神经压迫的情况。检查和随访的内容包括最佳矫正视力、屈光度、突眼度、眼压、瞳孔、视野、眼底等。

眼眶影像学是甲状腺眼病重要的检查手段，包括计算机断层扫描（computer tomography，CT），磁共振成像（magnetic resonance imaging，MRI）和超声检查。CT 是最常用的方法，能够清晰地评估眶骨、眼外肌形态和眶尖拥挤的情况。甲状腺眼病主要累及肌腹，而不累及肌腱，眼外肌呈梭形肥大，因此可在球后大约 1cm 处评价眼外肌厚度并进行随访。MRI 在软组织成像方面有独特的优势，可以观察眼外肌含水量，评估疾病的炎症和活动状态，并且没有辐射的风险。眼部超声检查简单、方便、无创，可以作为评价眼外肌受累情况的一种辅助手段，但是诊断价值有限。

四、诊断标准

目前国际上公认的甲状腺眼病的诊断标准是 Bartley 等人于 1995 年提出的，也叫 Bartley 诊断标准。与甲状腺眼病诊断相关的临床体征包括：①甲状腺功能异常；②眼球突出（≥19mm），或增加至少 2mm；③视神经功能障碍（视力下降，瞳孔反射、色觉、视野异常）；④眼外肌受累（眼球活动受限、眼外肌肥大）。眼睑退缩是诊断甲状腺眼病的一个特征性的重要体征，如果出现眼睑退缩，那么再满足①～④中任何一项即可诊断；如果没有出现眼睑退缩，则必须满足①，以及②～③中任意一项，才可以诊断为甲状腺眼病。同时也必须注意与临床表现类似的眼眶疾病进行鉴别，包括眼眶肌炎、IgG4 相关疾病、淋巴瘤、颈动脉海绵窦瘘等。

五、治疗

甲状腺眼病的治疗需要多学科联合，包括内分泌科、放疗科、眼眶和眼整形外科、斜视专科，以及可能需要精神卫生科。内分泌科医生维持甲状腺功能的正常和平稳，眼眶科医生根据病情的活动程度给予必要的药物治疗，包括糖皮质激素、免疫抑制剂，以及最新的针对 IGF-1R 的靶向治疗等，必要时也可选择眼眶放疗。眼部手术一般需要在甲状腺功能稳定、眼部炎症消退、病情稳定后进行，若出现视神经压迫、角膜暴露等急症，需要尽快进行眼眶减压手术。

甲状腺眼病斜视的治疗包括配戴三棱镜、A 型肉毒毒素注射和斜视矫正手术。三棱镜主要用于改善复视，适用于具有融合潜力且旋转斜视不严重的患者，另外也可以作为判断斜视是否稳定的指标之一。A 型肉毒毒素注射只适用于没有明显眼外肌纤维化的复视患者，严格筛选合适适应证的患者显得尤为重要。

斜视矫正手术的指征包括：复视、斜视，以及异常头位。手术的主要目的是：尽可能恢复原在位和阅读眼位的双眼单视，扩大双眼单视注视野范围。

甲状腺眼病的斜视矫正手术相对复杂，往往需要多次手术，一般在甲状腺功能和斜视度稳定 6 个月后进行。如果患者需要进行眼眶减压手术，则斜视矫正手术一般安排在减压手术之后。斜视矫正术前需要精细的策划以及术中的灵活调整和处理。结合眼眶影像学检查、单眼运动，以及牵拉试验结果，明确受累的眼外肌，一般选择受累眼外肌的后徙术。在一些病例中，在极大量眼外肌后徙仍残余斜视的情况下，如果影像学显示眼外肌几乎没有受累，被动牵拉试验无阻力，那么可行眼外肌截除术，重建双眼视觉。甲状腺眼病的眼外肌虽然增粗肥大，但是容易发生眼外肌断裂，因此手术操作需要特别细致和谨慎。

大量眼外肌后徙可能会加重甲状腺眼病患者的眼球突出，尤其是在多条眼外肌后徙的情形之下。大量下直肌后徙可能会出现下睑退缩，术中将筋膜囊头部缝合在肌止点或者离断下睑缩肌可以改善这种情况。

第五节　眼眶爆裂性骨折

眼眶爆裂性骨折（orbital blowout fracture）是当外界暴力作用于眼部，导致眶内压突然增高，使得眼眶薄弱处的骨壁发生破裂。

一、临床特点

患者通常具有明确的外伤史。早期可合并眶周、眼睑皮肤软组织的肿胀、淤血，球结膜出血、水肿，眼球突出。随着眶内出血水肿的逐渐吸收，患者可出现眼球内陷。此外，患者还可存在眼球运转障碍、眼位偏斜、复视等症状。临床上以眼眶下壁或内壁骨折多见，根据骨折发生的部位、范围、形状及软组织疝出程度的不同，患者的症状和体征可有较大差异。眶下壁（又称为眶底部）骨折主要是下直肌和 / 或下斜肌嵌顿于上颌窦，可导致下斜视或上斜视，且上转和下转受限可同时存在（图 13-5）。同时，眶下壁骨折还易引起眶下神经损伤，导致感觉障碍和下直肌缺血。眶内壁骨折时，患眼外转、内转均可受限。而眶上壁骨折时通常不会发生嵌顿，也无运动受限，但可有上直肌功能的落后，同时合并下斜视、上睑下垂。眶外侧壁骨折较少见，常常会合并颌面部的损伤。

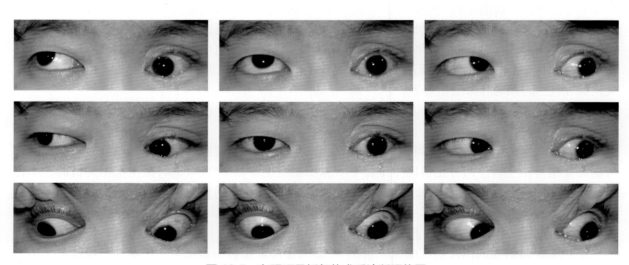

图 13-5　左眼眶骨折复位术后诊断眼位图
左眼外斜视和下斜视，上转明显受限。

眼眶爆裂性骨折早期眼眶 CT 检查可见眶壁骨折,软组织肿胀、出血,眶内积气,鼻窦出血等征象;后期则表现为眶壁骨折、眶腔扩大、眼外肌移位、肌腹增粗、眼球内陷。

二、鉴别诊断

1. 获得性上斜肌麻痹 患者常有闭合性颅脑损伤史,伴有复视,并且头向高位眼方向倾斜时,上斜视更明显,Bielschowsky 歪头试验阳性。双侧者常下颌内收。

2. 上直肌麻痹 可以是先天性或后天性,后天性患者常伴有外伤史。主要鉴别点是上直肌麻痹时被动牵拉试验为阴性,且眼球运动无限制,患眼上转落后而下转不落后。

3. 甲状腺眼病 患者无外伤史,通常存在甲状腺功能异常病史。主要累及下直肌,其次为内直肌、上直肌和外直肌,可存在眼睑迟落、眼睑退缩、眼球突出和球结膜充血水肿等体征。牵拉试验可为阳性,CT 或 MRI 检查可见眼外肌肌腹梭形肥大。

三、处理原则

对任何发生眼眶外伤的患者,均须评估是否存在眼眶爆裂性骨折。须进行全面眼科检查,包括视力、瞳孔对光反射和眼压。同时须检查角膜、结膜完整性,若患者还存在大面积球结膜下出血、瞳孔不规则、浅前房等体征,须考虑眼球破裂的情况。

眼眶 CT 检查可有效帮助爆裂性骨折的诊断和评估眼球完整性。通常在冠状位骨窗最易评估眶下壁骨质连续性。若确定存在眶下壁骨折,需要在软组织窗进一步评估下直肌的情况。此外,应在轴位骨窗评估是否伴有内侧眶壁骨折。

询问患者有关复视的情况和进行眼球运动检查,并可进一步行被动牵拉试验,以了解眼外肌嵌顿或位置异常的情况。可嘱患者向上方注视观察是否存在眼心反射,以提示是否存在下直肌嵌顿。

眼眶修复手术治疗原则:对受伤后出现复视、眼球运动障碍或存在眼球内陷(大于 2mm),且影像学检查提示软组织或眼外肌嵌顿的患者,目前主张在受伤后 2~3 周后,待眶周肿胀消退后再行手术治疗,其间可以行保守治疗。而对发生"活板门"骨折(trapdoor fracture)的儿童,则应尽早手术,松解嵌顿于骨折线处的眼外肌。

斜视与复视的处理:眶内壁骨折的症状和体征常常在骨折修复术后消失,通常无须再进一步处理斜视与复视。眶底骨折修复术后半年,若患者在下方、正前方仍然有垂直斜视、复视,且垂直斜视度小于 $10^\triangle$ 时,可考虑验配三棱镜;垂直斜视度大于 $10^\triangle$ 时,则考虑行斜视矫正手术。

> **全英文扩展内容:其他特殊类型斜视:慢性进行性眼外肌麻痹、重症肌无力**
> **Extended Reading: Other Special Forms of Strabismus: Chronic Progressive External Ophthalmoplegia, Myasthenia Gravis**

Part 1: Concepts and take-home messages

1. Clinically, most special forms of strabismus are paralytic, restrictive, or of combined mechanism. Factors causing incomitance can be related to abnormalities of the extraocular muscles, orbit, neuromuscular junction, cranial nerves or their nuclei, supranuclear control, or combined mechanisms. Their management varies according to their etiologic basis, and thus treatment often differs from that of ordinary types of strabismus. Because of their unusual features, special forms of strabismus were discussed in a separate chapter.

2. Congenital brainstem dysgenesis can arise through one of two mechanisms: defective motor neuron specification, usually by loss of a transcription factor necessary for brainstem patterning, or axon growth and guidance abnormalities of the oculomotor, trochlear, and abducens nerves.

3. Surgical options for esotropia in Möbius syndrome may include traditional muscle surgery, adjustable sutures, and botulinum toxin injection. In some cases, multiple surgeries may be required to achieve satisfactory results. Additionally, postoperative rehabilitation, including vision therapy and orthoptics, may be necessary to maximize functional and cosmetic outcomes.

4. Thyroid-associated ophthalmopathy is a common autoimmune orbital disease, commonly seen in women. The vast majority of cases are related to hyperthyroidism, and can also occur in patients with normal thyroid function or hypothyroidism. The pathogenesis of thyroid related ophthalmopathy is not yet fully understood.

5. Inferior rectus muscle is the most common extraocular muscle involved, followed by medial rectus muscle, superior rectus muscle and lateral rectus muscle. Superior oblique muscle can also be involved. Attention should be paid to the screening of occult thyroid-associated ophthalmopathy for newly diagnosed vertical strabismus in adults. In patients with thyroid-associated ophthalmopathy, multiple extraocular muscles are often involved simultaneously.

6. Thyroid-associated ophthalmopathy is an orbital disease that may pose a threat to vision. Therefore, in addition to sensory motor examination and orbital CT or MRI, a comprehensive ophthalmic evaluation of the patient is necessary, especially in the case of possible optic nerve compression.

7. The diagnosis of thyroid-associated ophthalmopathy is based on the Bartley's criteria, which also requires differentiation from orbital diseases with similar clinical manifestations.

8. Indications for strabismus surgery include diplopia and abnormal head position. The main goal of strabismus surgery is to restore single binocular vision in primary gaze and reading position, and to expand the field of single binocular vision. Strabismus surgery for thyroid-associated eye disease is relatively complex, often requiring multiple procedures, and is usually performed 6 months after thyroid function and the angel of deviation have stabilized. If the patient requires orbital decompression, strabismus surgery is usually scheduled after decompression surgery.

9. Trapdoor fracture is an anatomic subtype of orbital floor fracture, almost exclusively seen in children, due to their elastic bone quality. Initial evaluation in these patients may be deceiving, who frequently lack obvious CT scan findings of fracture, or external signs of periocular trauma, despite the presence of restrictive strabismus. The inferior rectus muscle is compressed within the fracture site and is at risk for impending ischemia. Signs suggestive of a trapdoor fracture include restriction of supraduction or infraduction, and a positive oculocardiac reflex with upgaze or downgaze especially when attempting extraocular movement.

Part 2: Chronic progressive external ophthalmoplegia

Chronic progressive external ophthalmoplegia (CPEO) is a rare mitochondrial cytopathy. It was first described by von Gräfe with bilateral ptosis and decreasing motility of the eyes in all directions of gaze. It can be sporadic or familial.

1. Clinical features

The onset is usually before 30 years of age, and sometimes it occurs early in childhood. There is no gender predominance. It usually affects the levator palpebrae muscle first and then slowly progresses to all extraocular muscles (EOMs). Correspondingly, bilateral ptosis is often the first symptom, followed by slowly progressive limitation of ocular motility with a predominant involvement of the elevating muscles. Patients usually present with chin-up head posture to allow vision, but diplopia is rare. CPEO combined with retinal pigmentary changes and cardiomyopathy (especially heart block) is called Kearns-Sayre syndrome. It should be differentiated from Thyroid eye disease, myasthenia gravis (Table 13-1). CT scans can demonstrate atrophy of the extraocular muscles. Detection of ragged red fibers or specific mitochondrial DNA alterations in muscle biopsy can confirm the diagnosis.

Table 13-1　Differentiation among thyroid eye disease, chronic progressive external ophthalmoplegia and myasthenia gravis

	thyroid eye disease	chronic progressive external ophthalmoplegia	myasthenia gravis
age of onset/years	40~60	<30	20~40
vulnerable muscles	inferior rectus muscle, medial rectus muscle	levator palpebrae muscle, elevating muscles	levator palpebrae muscle
eyelid	retraction	ptosis	ptosis
diplopia	common	seldom	common
other ocular abnormalities	exophthalmos	retinal pigmentary changes	seldom
fatigability	almost no	never	common
course of disease	remission or progressive	chronic progressive	variable
Tensilon test	usually negative	negative	positive
forced duction test	positive	positive in advanced cases	negative

2. Management

As life-threatening arrhythmias can occur in Kearns-Sayre syndrome, cardiac evaluation is required for patients with CPEO. Treatment options are limited. It has been reported that surgical alignment of the eyes is feasible, but long-term undercorrection is common. Surgical suspension of the upper eyelids can lessen a severe chin-up head position, but special care must be taken to protect the cornea.

Part 3: Myasthenia gravis

Myasthenia gravis is an acquired autoimmune disease, in which the number of available acetylcholine receptors is decreased, resulting in dysfunction of synaptic transmission across the neuromuscular junction. It can be purely ocular or part of a systemic disorder involving other striated muscles and hyperplasia of the thymus.

1. Clinical features

The first symptoms usually occur in adulthood, between 20 and 40 years, but children may develop it as well. It is more prevalent in women than in men (3 : 1), but the ocular form affects men more frequently, especially after 40 years. Myasthenia gravis can weaken any combination of EOMs and the levator palpebrae muscle, ranging from slight paresis to complete paralysis. Most cases (90%) exhibit ptosis and limited ocular motility, but the pupils are not affected. Ptosis and diplopia are the first symptoms in half the cases, which may be preceded by an emotional upset, upper respiratory infections, or pregnancy. Paresis of upward gaze is usually an early manifestation. Fatigability and/or variability are its characteristic features. The ocular signs can mimic those of any unilateral or bilateral ophthalmoplegia, including paralyses of cranial nerves Ⅲ, Ⅳ, and Ⅵ and internuclear ophthalmoplegia. Therefore, myasthenia gravis should be suspected when the signs are inconsistent with the etiology of ophthalmoplegia or there is fatigability and/or variability of deficits.

Tensilon (edrophonium chloride) test is helpful in the diagnosis of myasthenia gravis. The improvement of ptosis is often more dramatic than the improvement of ocular motility, which may be subtle and of very short duration. If the test result is ambiguous, a determination of circulating antiacetylcholine receptor antibodies and electromyography may be helpful in establishing the diagnosis.

2. Management

The purpose of the treatment is to provide relief from diplopia or obstruction of vision by ptosis. It should be initiated and supervised by a neurologist. If there is an associated thymoma, thymectomy is suggested. Systemic treatment options include cholinesterase inhibitors (pyridostigmine bromide) and immunosuppression. Pediatric ocular myasthenia is often successfully managed with pyridostigmine alone, but adult ocular myasthenia is frequently resistant to cholinesterase inhibitors. Oral corticosteroids are often more effective in alleviating ocular myasthenia than cholinesterase inhibitors. If the ocular deviation does not respond to medical therapy and has stabilized for a period of observation, strabismus surgery can restore binocular function in at least some gaze positions. Ptosis occasionally requires surgical repair.

（赵　晨）

第十四章

中枢麻痹性斜视

 导读：中枢麻痹性斜视是与神经眼科疾病密切相关的斜视类型，具有学科交叉的属性，因此对这类斜视的学习须具备较好的神经解剖和神经病学相关知识的基础。通过对本章的学习，主要应掌握核上性麻痹、核间性麻痹和核性麻痹的临床表现和鉴别诊断，了解这一类疾病的处理原则。本章的内容有助于拓宽对斜视的认识，结合对神经眼科相关知识的学习，有助于在全局视野下提高对各种复杂性斜视的诊断和鉴别诊断能力。

第一节　概　　述

中枢麻痹性斜视常常与神经眼科疾病密切相关，神经眼科疾病主要分为视觉传入系统障碍和视觉传出系统障碍，即眼球运动通路障碍。视觉传出系统在视觉形成过程中发挥的作用是建立清晰、稳定的双眼单视，这个过程涉及脑皮层、基底核、丘脑、上丘、脑干、前庭、小脑、脑神经及眼外肌等。视觉传出系统疾病在眼科最常见的临床表现为斜视、眼球运动异常及异常头位，患者可有复视。对于此类患者要详细询问病史，了解复视的产生是急性还是慢性，复视是间歇性还是恒定性出现，是水平复视还是垂直复视，是看近明显还是看远明显，是否伴随其他眼部症状，是否合并疼痛或不适感，以明确诊断和鉴别诊断。

第二节　核上性麻痹

眼球运动控制的核上路径主要包括额叶和顶叶皮层的运动区和运动前区、基底核、丘脑（外侧膝状核和丘脑枕）、上丘、脑干中央（脑桥旁正中网状结构、前庭核）和小脑。大多数核上性麻痹累及双眼且程度相近而不表现出复视，少数由于不对称性损害出现复视症状。常见核上性麻痹包括：眼倾斜反应、丘脑性内斜视、共轭异常、背侧中脑综合征。

一、眼倾斜反应

眼倾斜反应（ocular tilt reaction，OTR）是指从位觉器官（内耳球囊、椭圆囊；半规管）到核上（中脑间质核）的非对称性输入异常所导致的后天性垂直旋转偏斜。临床表现主要为垂直斜视，可以是共同性或非共同性，共同性多见；此外，其旋转偏斜表现为共轭性旋转偏斜，即一眼内旋、另一眼外旋，且高位眼为内旋（图 14-1）。罕见病例可阵发性或周期交替性（30~60 秒）发病，眼倾斜反应除上述特征外，还伴有异常头位。

眼倾斜反应的病因多见于颅后窝的任何损害，包括脑梗死或出血、肿瘤、多发性硬化，以及神经外科手术。此外也见于周边损害，但中枢损害更常见。眼球运动异常既可来自中枢病变，也可来自周边前庭半规管病变,前庭病变常导致眼球震颤。

　　临床上有时能见到交替性眼倾斜反应,其临床表现为向侧方注视时,外转眼上斜视,如向右侧注视时,右眼上斜视,而向左侧注视时,左眼上斜视。交替性眼倾斜反应相关损害多见于小脑、中脑背侧、颈延髓连接处,必须与双侧滑车神经麻痹鉴别。

　　眼倾斜反应的异常头位及眼旋转方向与上斜肌麻痹所致的代偿头位和旋转特点不同,须严格鉴别。

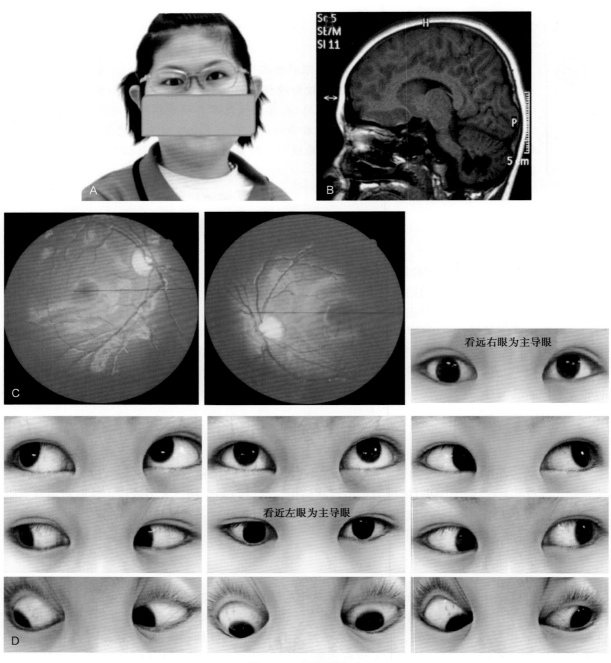

图 14-1　眼倾斜反应
A.患儿外观像示异常头位;B.MRI 示小脑、脑干占位病变;C.眼底像示双眼共轭性旋转;D.左眼上斜视。

对于此类中枢麻痹性斜视,应在神经科及耳鼻咽喉科会诊(若与前庭眼反射有关,可考虑传入神经阻滞)并给予相应治疗后,待斜视情况稳定半年左右再考虑行手术治疗。

二、丘脑性内斜视

丘脑性内斜视(thalamic esotropia)是后天获得性水平斜视,其常见病因是丘脑出血,病变部位邻近间脑和中脑连接处,此种内斜视发病隐匿或急性发病,若为肿瘤原因且肿瘤不断浸润扩展,内斜视也可表现不断进展而斜视度数不断变大,因此,对于不断进展的儿童内斜视,在行手术前应排除中枢神经系统病变。

三、共轭异常

1. 分开不足　分开不足是后天获得性内斜视,内斜视度数看远比看近明显,通常为良性,当缺少其他神经系统症状时,可不再做进一步检查。若伴突发性头痛、视盘水肿,须排除中脑肿瘤、颅颈交界区损害、脊髓小脑共济失调、颅压异常等。

分开不足须与双侧展神经麻痹鉴别,后者外转时存在异常的扫视速度和幅度。

2. 集合不足　集合不足是后天获得性外斜视,50 岁以上患者多见,看近复视明显,如果不合并神经系统症状,可不做进一步检查。但须注意许多神经科疾病与集合不足相关,最常见的是锥体外系疾病 Parkinson 病。顶盖前区损害也会造成集合不足,通常特征性合并背侧中脑综合征。此外,集合不足也可见于闭合性颅脑损伤。

3. 集合痉挛　在青少年高 AC/A 型内斜视常可见过度集合,单纯的、间歇性集合过强常与器质性病变无关。但集合痉挛若伴有其他神经系统症状或体征,如眼球震颤或双眼向上注视困难,则多为器质性病变造成,如间脑和中脑腹侧连接处损害、脑干和小脑损害,如 Wernicke 脑病、Arnold-Chiari 畸形、Parinaud 综合征、多发性硬化等。

四、背侧中脑综合征

背侧中脑综合征(dorsal midbrain syndrome)也称为 Parinaud 综合征(Parinaud syndrome),患者多表现为向上注视困难,少数向下注视困难,伴有下颌上抬或下颌内收的异常头位,多不伴复视,可见眼球震颤、眼睑退缩、光 - 近反射分离,即瞳孔在近反射时可见缩小,但光照射时不缩小。

常见病因多为占位病变如松果体瘤,此外也见于脑积水、脑卒中、多发性硬化、外伤等。病变部位在中脑背侧,故也被称为中脑背侧综合征。

第三节　核间性麻痹

一、注视麻痹

注视麻痹(gaze palsy)是指双眼不能同时向左侧或向右侧注视,表现为双眼向一侧或双侧水平注视困难,通常垂直运动不受累,本病是由中枢神经系统病变引起,病变多位于脑桥旁正中网状结构(paramedian pontine reticular formation,PPRF)以及展神经核。部分患者在向左侧或向右侧注视困难的同时,伴有脊柱侧弯并呈进行性加重,称为水平注视麻痹伴脊柱侧弯(图 14-2)。注视麻痹的方向与病变同侧,如右侧 PPRF 病变产生向右侧的注视麻痹。常见病因为脑卒中、多发性硬化、炎性反应、占位病变,以及退行性病变等。

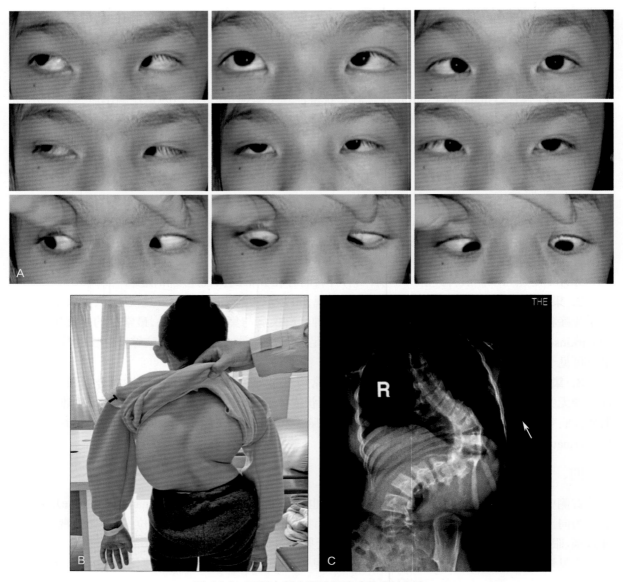

图 14-2 双眼左侧水平注视麻痹伴脊柱侧弯

A. 患儿 9 个诊断眼位示左眼外转落后、右眼内转落后；B. 患儿外观像示脊柱侧弯；C. 胸片示脊柱严重变形、侧弯。

二、核间麻痹

核间麻痹（internuclear ophthalmoplegia，INO）病变部位为内侧纵束（medial longitudinal fasciculus，MLF），表现为向一侧外转时外转眼眼球震颤，内转眼内转落后，但可有集合存在，可伴有水平复视。MLF 连接展神经核和对侧动眼神经核的内直肌核簇，司职双眼同向水平运动，一旦损伤将产生核间麻痹，内转落后侧为核间麻痹的病变侧。常见病因为脑卒中或多发性硬化，临床表现为外转眼可见眼球震颤，多为垂直震颤，同时内转眼内转落后，患者虽内转落后，但可有集合存在（图 14-3）。

三、一个半综合征

患者双眼向一侧注视时表现为注视麻痹，向另一侧注视时表现为核间麻痹，即患者向一侧注视时内转眼内转落后，外转眼外转落后，而双眼向另一侧注视时外转眼眼球震颤，内转眼内转落后，患者虽双眼内转均落后，但可见集合，此为一个半综合征（one-and-a-half syndrome）（图 14-4）。发病机制为脑桥病变范围广,同时累及 MLF 和 PPRF 或展神经核。常见病因为脑卒中尤其好发于基底动脉或椎动脉,以及多发性硬化。

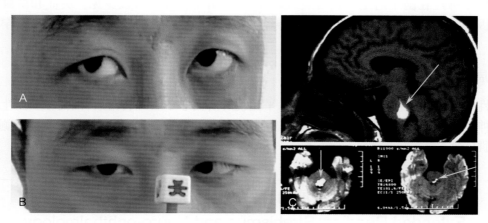

图 14-3　核间麻痹

A. 患者面右转;B. 左眼内转落后,但可见集合;C. 头部 MRI 显示脑桥旁中心出血。

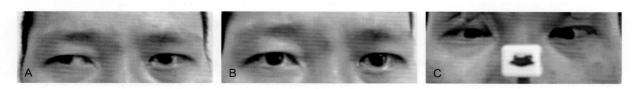

图 14-4　一个半综合征

A. 患者右眼外转时可见眼球震颤,左眼内转时内转落后;B. 右眼内转时内转落后,左眼外转时外转落后;
C. 患者虽双眼内转落后,但可见集合。

第四节　核 性 麻 痹

一、动眼神经核性麻痹

动眼神经核由外侧核、正中尾核和 Edinger-Westphal 核组成,外侧核司职 4 条眼外肌即内直肌、上直肌、下直肌及下斜肌,正中尾核司提上睑肌,Edinger-Westphal 核司职瞳孔括约肌,因此,不同亚核受损导致不同临床表现。典型的完全性动眼神经核性麻痹表现为上睑下垂、瞳孔放大、眼球运动内转落后(图 14-5)、上转和 / 或下转落后,外斜视或伴有垂直斜视。常见病因包括炎症、肿瘤、动脉瘤、微血管病变等。急性发病且伴瞳孔放大须排除动脉瘤,因其从外侧压迫 Edinger-Westphal 核导致瞳孔扩大。

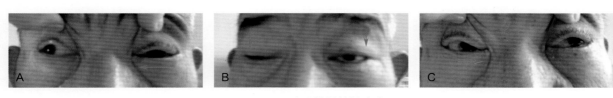

图 14-5　动眼神经核性麻痹

A、C. 患者眼球运动双眼内转受限;B. 双眼上睑下垂。

二、滑车神经核性麻痹

由于滑车神经在脑干内走行相对短,脑实质内的滑车神经麻痹很少见。炎症和微血管病变是可能的原因。由于交感神经降支邻近滑车神经核尾部,偶尔可合并对侧 Horner 综合征,罕见脱髓鞘病因。

三、展神经核性麻痹

选择性的纯粹的展神经核性麻痹造成水平注视麻痹而非单眼外转落后,因而很少产生复视。这是因为展神经核除了发出展神经支配同侧眼外直肌,还发出中间神经元通过 MLF 支配对侧动眼神经核的内直肌核簇。

全英文扩展内容: 斜视与神经眼科学
Extended Reading: Strabismus and Neuro-ophthalmology

The deviation of the visual axes relative to each other is named strabismus. The causes of strabismus are not only because of neuromuscular anomalies of the eyes but also supranuclear, internuclear and nuclear affections. The significance and goal of strabismus surgery is to establish binocular fusion, eliminate diplopia, correct compensatory head posture or to improve cosmetic appearance. Prior to strabismus surgery or face to sudden acquired deviation or diplopia, it is very important and essential to make clear that the cause of strabismus is derived from neuromuscular anomalies or neurological disorders. Neuro-ophthalmology covers neurology and ophthalmology as an interdisciplinary. Neuro-ophthalmology involves not only visual afferent system disorders but also visual efferent system disorders. The clinical findings of visual efferent system disorders include strabismus, diplopia, ocular motility and abnormal head posture. As an optometrist or pediatric ophthalmologist, understanding ocular motor pathways disorders in neuro-ophthalmology is very beneficial to improve diagnosis and treatment of strabismus.

（张　伟）

第十五章
弱　视

　　导读：弱视既与斜视密切相关，也与双眼视觉发育密切相关，因此为本课程的重点内容。通过本章的学习，应掌握弱视的定义和基本概念、病因和分类，熟悉弱视的临床特征和检查方法，掌握弱视的诊断和鉴别诊断要点，掌握弱视的治疗原则、方法和注意事项，了解弱视筛查的重要性和筛查方法，了解弱视的神经生理学基础。弱视是儿童视力低下的重要原因，应牢固树立全年龄段全生命周期眼健康理念，树立责任意识和担当意识，努力提高全民眼健康水平。

第一节　概　　述

弱视是视觉发育期内，因异常视觉经验（斜视、屈光参差、屈光不正、形觉剥夺等）导致单眼或双眼最佳矫正视力（best-corrected visual acuity，BCVA）低于相应年龄视力；或双眼视力相差 2 行及以上，视力较低一眼为弱视。弱视的诊断应排除眼部器质性病变。

弱视（amblyopia）是儿童时期常见的视觉发育相关疾病。我国弱视的患病率为 2%~4%。人类出生后的视觉系统尚未成熟，需要在外界刺激下逐渐发育完善，该时期为视觉发育敏感期。中枢视觉系统在发育过程中需要双眼提供清晰且一致性高的图像，该阶段的视觉经验会极大程度地影响正常视觉发育。其中，出生后至 3 岁前是视觉系统发育最迅速的阶段，该时期称为视觉发育关键期。3 岁之后的儿童视觉系统仍存在可塑性。儿童视觉发育敏感期为出生后至 12 岁。在关键期和敏感期内，任何对视觉中枢的抑制、干扰以及剥夺都可能导致弱视发生。

第二节　弱视的病因与分类

一、弱视的病因

弱视的发生机制有两方面因素，包括双眼异常的相互作用和形觉剥夺，见表 15-1。两种因素可独立存在也可共同作用。

表 15-1　不同病因导致弱视发生的机制

病因	双眼异常相互作用	形觉剥夺
斜视	+	−
屈光参差	+	+
形觉剥夺		
单侧	+	+
双侧	−	+

双眼异常相互作用主要体现为双眼中心凹接收的图像具有明显差异,由于融合困难导致抑制的发生。形觉剥夺对弱视的影响在于中心凹无法接收高质量且清晰的图像,导致视皮层加工能力受阻。由于屈光介质和视轴被遮挡,长期的成像模糊就会导致弱视的发生。

二、弱视的分类

1. 斜视性弱视(strabismic amblyopia)

斜视性弱视是最常见的弱视类型之一,多为单眼弱视。由于眼位偏斜,患者注视性质改变,导致异常视网膜对应或抑制。斜视患者双眼视网膜对应点上的物像存在差异,患者可能产生复视和混淆视。由于大脑无法处理双眼差异过大的两个图像,输入神经元之间发生竞争性或抑制性相互作用。注视眼输入的反应占据主导地位,非注视眼输入的反应降低,称为视网膜 - 纹状皮层视觉通路的主动抑制。

各种类型的斜视都可能导致弱视,但持续性非交替性斜视是最容易引起弱视发生的斜视。

2. 屈光不正性弱视(refractive amblyopia)

屈光不正性弱视多发生在双眼未矫正或未正确戴镜矫正的高度屈光不正患者。屈光不正性弱视与屈光参差性弱视可统称为屈光性弱视。屈光不正性弱视最常见于双眼高度远视,屈光度≥5.00DS、散光度数≥ 2.00DC 可明显增加弱视发生的危险。患者由于双眼无法接收清晰的物像而形成形觉剥夺。屈光不正性弱视也见于部分高度散光和高度近视儿童。高度散光引起的弱视称为子午线弱视,与相同度数的近视或远视相比,子午线弱视的程度更高,治疗难度更大。屈光不正性弱视通常在儿童配戴眼镜 3~6 个月后予以诊断。

3. 屈光参差性弱视(anisometropic amblyopia)

屈光参差性弱视是由两眼的屈光状态不一致引起,其中屈光度较高的一眼无法接收清晰的图像。当患儿注视时,调节性神经冲动是由屈光度较小的一眼的需求发出的,因此屈光度较高的眼接收相对模糊的图像。屈光参差性弱视通常发现较晚。屈光参差性弱视形成的原因主要包括两方面:首先,屈光度较高一眼视网膜接收图像不清晰是导致屈光参差性弱视发生的直接因素。其次,屈光参差会导致在视皮层水平竞争的过程中出现竞争性抑制,这是为了消除物像不等所造成的错误感知和不适而产生的。

屈光参差性弱视可由近视、远视、散光引起。当双眼球镜度相差≥1.50D,屈光度数较高的一眼发生弱视的可能性明显提高。类似地,当柱镜度的屈光参差超过 1.00D 时,弱视发生的可能性也明显增大。

4. 形觉剥夺性弱视(form deprivation amblyopia)

形觉剥夺性弱视是由于视轴受阻挡或中心视觉被干扰所致。屈光间质的混浊(白内障、角膜混浊、玻璃体混浊)和先天性上睑下垂等先天因素以及医源性遮盖或眼睑缝合均可导致形觉剥夺性弱视。形觉剥夺性弱视的程度往往是最重且治疗效果最差的弱视类型。形觉剥夺性弱视与年龄、形觉剥夺程度和形觉剥夺时间、形觉剥夺眼性质(单眼还是双眼)有关。如患儿形觉剥夺发生年龄较小(如先天性),剥夺程度较重(如白内障混浊发生在晶状体中央)、剥夺时间较长(如手术时间较晚),则患者的形觉剥夺性弱视程度会更重,治疗效果越欠佳。形觉剥夺性弱视的治疗在于早期及时治疗相关眼病、解除剥夺因素,否则可能造成患儿永久性视力损害。

第三节　弱视的临床特征

一、视力低下

视力低下是弱视最主要的临床特征。主要表现为单眼或双眼的最佳矫正视力低于相应年龄的正常视力,或双眼视力相差 2 行及以上。

二、拥挤现象

拥挤现象(crowding phenomenon)是指分辨间隔开的视标的能力较分辨整幅或整行的能力强。在临床中表现为一行视标的两端视标可以辨认,而中间的视标无法辨认。视力表从上到下,视标间距缩短,拥挤现象越来越明显。相比屈光性弱视,斜视性弱视的患者拥挤现象更为显著。

三、旁中心注视

部分弱视患者由于弱视眼视力显著下降,导致中心凹逐渐失去注视能力,形成旁中心注视(paracentric fixation)。

四、立体视觉损害

立体视觉(stereopsis)是建立在同时视和融合功能基础上的一种高级视觉功能。斜视性弱视患者的一眼出现抑制,立体视觉发育会受到严重影响;屈光参差性弱视患者的立体视觉也会受到不同程度的影响;屈光不正性弱视患者的立体视觉受到的影响相对较小。

五、对比敏感度下降

对比敏感度反映的是不同对比度和不同空间频率下的分辨能力。弱视眼的对比敏感度(contrast sensitivity)下降,特别是高空间频率一端,表现得更为突出。

六、调节功能异常

弱视眼的调节功能异常包括调节幅度降低、调节潜伏时间延长、调节性集合异常等。

七、其他特征

弱视患者还可伴有手眼协调差、轮廓认知下降、弱视眼注视性眼球运动和扫视运动异常、视觉信息处理受损、视觉搜索和阅读障碍等症状和体征。

第四节　弱视的临床检查

弱视的诊断需要进行详细的眼科检查,排除眼部器质性病变。此外,还应关注引起弱视发生的异常视觉经验等危险因素,才能确定弱视的诊断。

一、视力检查

视力是诊断弱视的重要指标。儿童视力检查方法的选择要根据儿童的年龄和认知能力而定。对 1 岁以下的婴儿可观察其注视行为,采用注视和追随试验、遮盖厌恶试验、视动性眼球震颤、选择性观看、视觉诱发电位等检查方法。对 1~2 岁的儿童可采用垂直三棱镜试验、选择性观看等检查方法;对 2~3 岁儿童可采用认图和图形配对等检查方法;3 岁以上可采用图形视力表、E 字视力表检查。由于弱视患者存在拥挤现象,使用成行的视标来检查才可以较为准确地评估单眼视力。

由于婴幼儿很难配合视力检查,所以检查时定性比定量更为重要,判断两眼的视力是否存在差别比获得每眼的准确视力更有价值。如果发现婴幼儿两眼的视力存在差别,提示视力较差眼存在弱视的可能(表 15-2)。

表 15-2 婴幼儿视力评估手段

检查类别	检测项目
视力定性检查	瞬目反射、单眼注视试验、交替遮盖、选择性观看等
视力定量检查	Teller 视力卡、Allen 图片、图形视力表、视觉诱发电位等
基础眼部检查	外眼检查、红光反射、瞳孔检查、睫状肌麻痹下检影验光等

二、屈光状态检查

对于屈光性弱视及合并屈光不正的其他类型弱视患者,合适的光学矫正是重要的治疗方法。为了获得儿童的真实屈光状态,所有儿童初次验光均应使用睫状肌麻痹剂消除调节影响。

三、眼位检查

眼位偏斜是斜视性弱视的重要原因。遮盖试验、角膜映光法、同视机法等检查可以明确患者眼位偏斜的方向及程度。内斜视,尤其是婴幼儿期出现的某一眼恒定性内斜视,偏斜眼易产生弱视;外斜视发病初期,往往存在间歇性正位期,引起斜视性弱视的概率较前者低;垂直斜视多是非共同性斜视,在各个诊断眼位的斜视度不等,通过代偿头位,两眼的视力能得到良好的发育,弱视的发病率相对较低。

四、注视性质和注视行为检查

检查弱视患者的注视性质及注视行为,对评估其预后及指导治疗均有重要临床意义。一般来说,注视点离黄斑中心凹越远,弱视眼的视力越差。中心注视是弱视患者获得标准视力的基础,如果患眼不能转变为中心注视,则视力提高的可能性很小。

注视和追随试验(红球试验)用于评估儿童单眼注视的能力。在婴儿眼前 20~33cm 处,用直径 5cm 左右的红色小球缓慢移动,重复 2~3 次。婴儿出现短暂寻找或追随注视红球的表现为正常。注视正常的标志:①角膜映光点位于注视眼的角膜或者瞳孔的中央,双眼注视时角膜映光点应该对称;②单眼注视必须稳定,视标缓慢运动时,注视眼能够稳定地追随点光源;③两眼都能够保持正位,稳定注视目标。如果患者某一眼注视点光源时,角膜映光点不在角膜的中央,眼球出现震颤样运动,这只眼的视力通常是异常的。

五、电生理检查

视觉诱发电位包括图形视觉诱发电位(pattern visual evoked potentials,pattern-VEP,PVEP)和闪光视觉诱发电位(flash-VEP,FVEP),主要用于判断视神经和视觉传导通路疾患。PVEP 常用棋盘格图形翻转刺激,波形较稳定,可重复性好。无语言表达能力的婴幼儿可使用 FVEP 检查。弱视眼表现为图形视觉诱发电位 P100 波潜伏期延长,振幅下降。

值得注意的是,不能用视觉诱发电位的测量代替视力测量,两者之间相差很大。

六、眼底检查

弱视的诊断是一种排除性质的诊断,须排除视盘、视神经和视网膜等部位的器质性病变。使用直接检眼镜或间接检眼镜观察视盘的大小、边界清晰度、颜色和杯盘比等,同时注意周边视网膜的结构和黄斑中心凹有无异常,如发现其他器质性病变,可以使用 B 超,眼眶 CT,光学相干断层扫描(optical coherence tomography,OCT),扫描激光眼底照相等检查辅助诊断。

七、其他检查

对于屈光间质混浊、先天性白内障等引起的形觉剥夺性弱视,应使用裂隙灯显微镜检查原发疾病的情况。此外,弱视患者色觉、对比敏感度、立体视觉、调节功能等都可能存在异常。

第五节　弱视的诊断与鉴别诊断

一、弱视的诊断依据

1. 视力　弱视诊断的视力标准为最佳矫正视力低于相应年龄的视力,或是两眼的视力相差 2 行及以上。学龄前儿童处于视觉发育期,视力发育尚未达到成人的水平。根据儿童视力发育规律,3~5岁儿童视力的正常值下限为 0.5,6 岁及以上儿童视力的正常值下限为 0.7。

2. 异常视觉经验相关因素　诊断弱视须伴有单眼斜视、屈光参差、高度屈光不正或形觉剥夺 4项之一。屈光不正性弱视多发生于未配戴过矫正眼镜的高度屈光不正患者(远视度数 ≥ 5.00DS 和 /或散光度数 ≥ 2.00DC 可增加形成弱视的危险性),一般配戴屈光不正矫正眼镜 3~6 个月后确诊。屈光参差性弱视为双眼球镜屈光度数相差 ≥ 1.50DS,或柱镜屈光度数相差 ≥ 1.00DC,屈光度数较高眼形成的弱视。斜视性弱视为单眼斜视形成的弱视,常见于内斜视。患者伴有斜视,或是婴幼儿期曾经存在过斜视,而且优势眼多处于注视状态,非优势眼多处于偏斜状态,或是曾经长期处于偏斜状态。形觉剥夺性弱视应注意形觉剥夺因素所引起的单眼或双眼弱视因素,如屈光间质混浊(如先天性白内障、角膜混浊等)、先天性上睑下垂,以及不适当的遮盖等。

3. 排除其他器质性病变

弱视是一种排他性疾病,弱视的诊断应排除眼底疾病、视路或颅内疾病、眼外伤及其他眼部器质性病变。眼底检查注意视盘、周边视网膜的结构和黄斑中心凹是否存在异常。

4. 弱视程度分级　我国将弱视的轻重程度分为三级:

轻度弱视:视力为 0.8~0.6;

中度弱视:视力为 0.5~0.2;

重度弱视:视力为 ≤ 0.1。

二、弱视的鉴别诊断

1. 视神经或视网膜发育异常　无论是先天性视神经或视网膜发育异常或是其他原因引起的视神经萎缩,都是视力降低常见的病因。为排除是否同时伴有弱视,应考虑患者是否存在弱视发病的危险因素。

2. 病理性近视　病理性近视(pathologic myopia)出现与近视相关的过度眼轴增长,导致眼球后段结构变化,包括后巩膜葡萄肿、近视性黄斑病变和高度近视相关性视神经病变,可致最佳矫正视力下降。但有时候通过检查,高度近视儿童患者的黄斑部是否存在病理性改变是很难确定的。如患者经过弱视治疗,视力仍然不能恢复正常,这些患者的黄斑部可能存在器质性病变。

3. 其他眼病伴有弱视　有的患者视力低下,同时存在其他眼病,如先天性青光眼,患者眼压升高的时候,角膜混浊。眼压降低之后,患者也可能发生弱视。在视觉发育敏感期之内,对弱视进行规范和及时的治疗,视力可能得到部分恢复。

4. 心理因素　由于学习和生活压力的增大,致使心理因素导致视力变化的患者呈逐年上升的趋势,患者只有视力下降,外眼、眼前节及眼底均无异常,在排除弱视与神经科等疾患后,应考虑心理因素的可能性。

第六节　弱视的治疗

弱视治疗的目的一是恢复单眼视力,二是恢复双眼视觉功能。弱视治疗效果与初诊年龄、初诊视力与注视性质等因素有关,所以一旦确诊为弱视应立即治疗。

一、消除形觉剥夺

形觉剥夺性弱视是最严重的弱视类型,治疗困难,预后差。最常见的形觉剥夺原因是先天性或后天性早期发病白内障,严重影响儿童视觉发育。对于单眼致密性先天性白内障,应在患儿出生后 6 周内进行白内障摘除手术,以获得最佳的视力恢复。对于双眼致密性先天性白内障,建议在出生后 10 周内进行手术。手术治疗只是治疗弱视的重要一步,弱视治疗是一个漫长的过程,单眼先天性白内障患者手术后,通常需要治疗到 9 岁或更长时间。在治疗过程中,眼科医生的指导和家长的配合是治疗成功的关键。

对于视轴遮挡(如上睑下垂、眼睑血管瘤等)和其他眼内介质混浊(如角膜混浊)的患者,应该及时矫正。导致形觉剥夺性弱视的重度上睑下垂须尽早手术治疗。

二、矫正屈光不正

屈光不正和屈光参差是弱视最常见的发病原因。大多数斜视性弱视患者也伴随着不同程度的屈光不正。规范进行视网膜检影验光和准确矫正屈光不正是弱视治疗的基础。

对于伴发内斜视者,首次配镜应充分矫正远视性屈光不正;配镜后须定期复查视力;每半年至 1 年重新给予睫状肌麻痹后检影验光 1 次。调节性内斜视在维持眼位正、视力好的情况下,酌情降低球镜度数,保留一定的生理性远视。近视性屈光不正按获得最佳矫正视力的较低度数进行矫正。对于伴发外斜视者,远视性屈光不正按获得最佳矫正视力的较低度数进行矫正;3 岁及以下尚不能配合视力检查的儿童,可依据检影验光的屈光度数减去生理性远视屈光度数。近视性屈光不正根据睫状肌麻痹检影验光结果或复验结果进行矫正。对于不伴斜视者,远视性屈光不正根据睫状肌麻痹检影验光结果酌情低矫配镜。近视性屈光不正根据睫状肌麻痹检影验光结果或复验结果进行矫正。散光根据睫状肌麻痹检影验光结果或复验结果进行矫正,原则上不增减度数。若患者视力正常且没有视疲劳或视觉干扰症状,轻度散光可以不予矫正。若出现上述两种症状之一,无论散光程度多小,都应进行矫正。

弱视患者的屈光矫正方法多种多样,配戴框架眼镜为最常用的矫正手段。另外,对于圆锥角膜、先天性白内障等特殊情况的患儿,可采用硬性角膜接触镜(rigid gas permeable contact lens,RGP),手术进行屈光矫正。

三、遮盖治疗

遮盖治疗(occlusion therapy)有三种治疗方式,包括传统遮盖疗法、反传统遮盖疗法和交替遮盖疗法。

传统遮盖疗法是指遮盖患者优势眼的方法,是临床上最常用且疗效最好的遮盖疗法。一般情况下,遮盖疗法即指的是传统遮盖疗法。反传统遮盖疗法是一种针对弱视眼进行遮盖治疗,并与后像疗法结合使用以治疗旁中心注视的方法,当前已较少采用。交替遮盖疗法的应用范围较为有限,适用于婴幼儿,为了避免遮盖性弱视的发生会选择此疗法。一旦患儿年满 3 岁并能够配合医生进行视力检查,就不再采用交替遮盖疗法,而是选择传统遮盖疗法。

1. 适应证

遮盖疗法适用于斜视性弱视、屈光参差性弱视或者其他类型的单眼弱视。在屈光不正性弱视患者中,由于两眼的视力相近或相等,大多数情况下不需要采用遮盖疗法。

2. 操作方法

(1)遮盖时间:按照每天遮盖时间的长短,遮盖疗法可以分为全天遮盖(full-time occlusion)和部分时间遮盖(part-time occlusion)。每日遮盖时间占非睡眠时间的 70%~100% 为全天遮盖;如果遮盖时

间 <70%,为部分时间遮盖。根据弱视发生的原因及程度确定遮盖强度。为避免遮盖眼视力下降,通常年龄越小,遮盖时间越短。可以根据弱视程度、患者的年龄和依从性调整遮盖强度。部分时间遮盖每日至少遮盖 2 小时。

婴幼儿不能用语言表达视力,可以根据两眼屈光参差的大小、注视优势、注视行为的差别等因素估计两眼视力的差别,决定遮盖优势眼的时间。在随访的时候,根据遮盖疗法的效果,调整遮盖时间。婴幼儿对遮盖比较敏感,推荐使用的是部分时间遮盖。

对于 3 岁以上的患儿,每天遮盖的时间因人而异,应用最多的是全天遮盖,即全部清醒时间一直遮盖优势眼。使用弱视眼的时间越长,弱视眼视力恢复得越快,借以缩短疗程。随着年龄的增长,学龄儿童每天需要遮盖的时间延长,若两眼的视力相差较大,需要全天遮盖。

不同受检者对遮盖疗法的敏感程度也不尽相同。对遮盖较敏感者,弱视眼的视力提高较快,或是两眼视力的差别缩小较快。这种情况下可以适当减少每天遮盖的时间。若弱视眼的视力提高比较慢,优势眼的视力也没有明显降低,可以适当延长每天遮盖的时间。

(2)遮盖形式:遮盖形式多种多样,配戴眼镜的患儿一般选用眼罩遮盖优势眼。将眼罩固定到镜架上,眼罩一定要足够大,下缘与镜框的下缘对齐,上缘与眉弓对齐,颞侧弯向眼镜腿,长度为 2~3cm。若眼罩较小,患儿会从眼罩的上方、侧方注视目标,不能达到遮盖治疗的目的。

若患儿未配戴眼镜,一般选用眼贴进行遮盖治疗。眼贴是把眼罩粘贴到皮肤上,遮盖效果比较好,但不足之处是可能引起皮肤的过敏反应。

3. 并发症

(1)斜视:在遮盖治疗过程中,受检者的融合功能被打破,注视眼也会改变,如果眼外肌存在一定程度的不平衡,就可能引起斜视和复视。若患者之前存在间歇性斜视,可能转变为恒定性斜视。屈光参差性弱视患者可能出现内斜视,随之患者可能出现复视。

如果出现内斜视,应麻痹睫状肌重新检影验光。若远视性屈光不正没有全部矫正,应该按照检影验光的结果给予全部矫正,避免出现内斜视。也可以改用压抑疗法,避免出现内斜视。如果看近的时候出现内斜视,认真检查受检者的 AC/A 比值是否正常,若 AC/A 比值偏高,可以配戴双光眼镜。

如果受检者出现外斜视,也可以适当降低远视眼镜的度数,增加调节,增加调节性集合,控制眼位,避免外斜视的出现。

对于部分调节性内斜视和间歇性外斜视的患儿,原则是待弱视治愈之后,及时安排手术矫正眼位。

(2)遮盖性弱视(occlusion amblyopia):在弱视治疗过程中,如果患者的年龄比较小,特别是婴幼儿,全天遮盖之后,遮盖性弱视出现的危险性比较大。为了避免发生遮盖性弱视,可以改为交替遮盖的方法,缩短复诊时间,密切观察治疗效果,避免遮盖性弱视发生。

在遮盖治疗过程中,无论哪一种治疗方法都可能引起优势眼的视力降低,这说明视觉系统的可塑性比较好,弱视眼视力也会恢复得比较快。特别是选用全天遮盖疗法,可能会发生优势眼视力降低。多数情况下,在停止遮盖后数天,优势眼的视力会迅速恢复。必要的时候,采取短期翻转遮盖,即遮盖弱视眼。

在婴幼儿期,即使短暂的遮盖,如 1 周或更短时间的遮盖,斜视眼和注视眼的优势状态可能发生实质性颠倒。应该停止遮盖,观察 1 周或 2 周,优势状态可能恢复。必要的时候,也可以选用翻转遮盖的方法,使原有的优势状态恢复或保持双眼交替注视状态。

4. 依从性(adherence)

依从性是影响弱视治疗效果的重要因素之一,因为依从性差,许多弱视患者会延误治疗进程或错失治疗良机。

在遮盖优势眼后,患者只能使用弱视眼视物。即使患儿是轻度或中度弱视,视力也会"明显降低",患儿的生活和学习将面临许多困难,因此他们会极力反抗并拒绝遮盖。医生必须向家长明确指出这些后果,并获得家长的合作,督促患儿遮盖优势眼,提高依从性。

5. 复诊时间

遮盖治疗可能导致斜视和复视、遮盖性弱视等并发症的发生,患者定期复诊对弱视的治疗至关重要。复诊时间应根据患者的年龄和弱视程度确定,家长应该遵照医嘱,按时复诊。

不同年龄建议复诊时间如下:

(1)0~1 岁,1~4 周复诊;

(2)1~2 岁左右,2~4 周复诊;

(3)3~4 岁,3~12 周复诊;

(4)5~6 岁,4~16 周复诊。

6. 停止遮盖的参考指标

(1)两眼的视力相等或相近(不超过 2 行),可以停止遮盖或者逐渐减少每天遮盖的时间。

(2)两眼能自由交替注视,往往弱视眼的视力已经恢复到优势眼的水平,可以停止遮盖或减少遮盖时间。

(3)在患者依从性良好的情况下,连续遮盖优势眼 3~6 个月,弱视眼的视力没有任何改善,可以停止遮盖,并细查原因。

(4)经过规范的遮盖治疗,患者两眼的注视优势很快发生颠倒,应该停止遮盖,观察视力。

四、压抑疗法

压抑疗法(penalization)是指利用药物、光学或半透明的塑料膜降低优势眼的远视力或近视力,从而抑制优势眼,使原来的优势状态发生颠倒的一种治疗方法。

这种治疗方法的本质是使优势眼视网膜上的物像清晰度下降,非优势眼视网膜上的物像保持清晰,消除优势眼对弱视眼的抑制,迫使弱视眼注视目标。

压抑疗法不影响美容,患儿容易接受。由家长执行医嘱,依从性也比较好。在治疗期间,继续保持周边融合功能,不容易出现斜视,并适用于隐性眼球震颤患者。

1. 适应证

压抑疗法适应证与遮盖疗法的适应证基本相同,多用于斜视性弱视和屈光参差性弱视。压抑疗法不适用于重度弱视。对于伴有隐性眼球震颤的弱视患者或是巩固治疗效果的弱视患者、拒绝接受遮盖疗法的患者,可以选择压抑疗法。

2. 分类

(1)药物压抑:药物压抑是最常用的抑制优势眼看近的压抑疗法。优势眼用睫状肌麻痹剂之后,使优势眼的调节功能暂时降低或丧失,达到降低优势眼近视力的目的;而弱视眼既能看清远处的目标,也能够看清近处的目标。

(2)光学压抑:适用于弱视眼最佳矫正视力 >0.3 的儿童。通过改变优势眼的光学矫正(戴上过矫+3.00D 的球镜)从而引起优势眼的远视力降低到低于弱视眼视力的程度,以治疗弱视眼。但这种技术的有效性具有较大的变异度,较少使用。

(3)半透明塑料薄膜压抑:在优势眼的镜片上贴上半透明的塑料薄膜,使优势眼的视力降低。可以选择不同透明度的薄膜,使优势眼的视力降低到不同的水平,借以强迫弱视眼注视目标。

五、辅助治疗

辅助治疗方法包括对视觉细胞进行有效刺激,提高弱视眼的视力;还包括特殊的视觉刺激以改善注视性质,以及视觉训练等(详见第十九章第一节)。

1. 中心注视的治疗方法

(1)后像疗法(afterimage therapy):视觉后像是指眼睛在视觉刺激停止后的感觉形象并不立刻消

失,而是逐渐减弱,保留一短暂时间。这种在视觉刺激停止后所残留的感觉形象称为视觉后像。后像疗法是用强光刺激旁中心注视点,使之产生后像,处于抑制状态,同时训练中心凹的功能。后像疗法适用于患有旁中心凹注视的弱视患者,年龄较大、视力较低、注视性质比较差的患者也使用此方法。

(2)红色滤光片疗法(red filter treatment):这种治疗方法是根据视网膜的解剖生理学特点设计的。由于黄斑中心凹仅有视锥细胞,而由中心凹向周边部移行过程中,视锥细胞数量迅速下降,而视杆细胞数量逐渐增多。因视锥细胞对红光敏感,视杆细胞对红光不敏感,因此使用红色滤光片放置于弱视眼前,通过滤光片进入眼内的光线为红光,刺激黄斑中心区域的视锥细胞,而周边区对红光不敏感的视杆细胞接收不到红光刺激。通过红胶片观察到的目标,只有弱视眼的中心凹敏感。可使得弱视眼的旁中心注视转为中心注视,改善中心凹的分辨力,最终达到改善注视性质的目的。

这种治疗方法应用范围较窄,适用于旁中心注视性弱视、重度弱视和少数中、轻度弱视患者,这类患者的矫正视力一般较低,多数患者的视力在 0.3 以下。当注视性质转变之后,遮盖疗法是首选的治疗方法。

(3)海丁格内视刷(Haidinger brush):海丁格内视刷是一种视觉刺激器,利用特殊的光学原理和视网膜内视现象产生一个光刷,用光刷刺激视网膜黄斑中心凹,提高黄斑中心凹的分辨力,改善注视性质。海丁格内视刷适用于旁中心注视性弱视患者。经过治疗之后,注视性质发生转变,由旁中心注视转变为中心凹注视视为治疗成功,继而改为传统遮盖疗法继续治疗。

2. 视觉刺激疗法 采用 CAM 视觉刺激仪(CAM vision stimulator)的治疗方法。CAM 视觉刺激仪是一个光栅刺激仪,这些光栅是黑白相间的不同空间频率的方波条栅,光栅不断旋转,改变方向。条栅的方向不断转动,视网膜接收视觉刺激之后,神经冲动传入视皮层的神经元,这些神经元接收不同空间朝向、不同空间频率的条栅刺激,使弱视眼驱动更多的皮层神经元,提高弱视眼的分辨能力。CAM 视觉刺激仪适用于中心注视性弱视患者,在临床上多用于屈光不正性弱视。

3. 精细目力工作(fine visual acuity work) 精细目力训练是针对弱视眼的一种近距离视觉活动训练,训练方法多种多样,如穿针、穿珠、描图、刺绣等,可根据患儿年龄、视力程度和配合程度进行不同选择,还可经常更换训练方式,以提高患儿的依从性。

六、疗效评估标准

弱视治疗结束后,对治疗效果的评估可分为以下四个等级,对于完全治愈的弱视,还需要考虑双眼视觉和立体视觉是否恢复正常。

1. 无效 弱视眼的视力未发生改变、退步或者仅提高 1 行。

2. 进步 视力提高 2 行或 2 行以上。

3. 基本痊愈 视力提高至 0.9 或以上。

4. 治愈 经过 3 年随访,视力保持正常。

七、预后

视觉发育敏感期内,弱视的早期诊断和及时治疗能够取得良好的疗效。由于弱视治疗是一个漫长的过程,需要患者和家长按时复诊,遵照医嘱,配合戴镜、遮盖和精细目力训练等治疗措施。

弱视的治疗效果与年龄有关,年龄越小,治疗效果越好。不同类型的弱视疗效差异较大,其中屈光不正性弱视的治疗效果相对较好。视力恢复较慢的弱视类型包括斜视性弱视和屈光参差性弱视,而单眼高度近视引起的弱视比单眼高度远视的恢复难度更大,失败率更高。轻、中度弱视患者的视力比较容易恢复,重度弱视患者的视力恢复比较慢,治疗失败的比例也高。注视性质较好者,如中心凹注视,患者的视力比较容易恢复。旁中心注视或周边注视,则视力恢复得比较慢,注视点越靠近周边部,恢复视力需要的时间越长,最终治疗失败的比例越高。对于先天性高密度白内障引起的弱视往往属于重度弱视,治疗时间较长,疗效差。患者的依从性对治疗预后有重要影响,依从性好的患者预后更好。在预后不佳的情况下，应根据患者的年龄、眼球状况和治疗反应等综合因素，决定是否继续治疗，医生应听取患者和家长的意见。

八、弱视的复发

弱视治疗的一个重要问题是巩固治疗效果和防止弱视复发。除屈光不正性弱视外，斜视性弱视和屈光参差性弱视治愈后复发率较高。在视觉发育敏感期内停止治疗，弱视可能复发。按时复诊、及时重新治疗可以恢复正常。

1. 复发的原因　屈光参差性弱视和斜视性弱视容易复发，而屈光不正性弱视不容易复发。前者与形觉剥夺和异常相互作用有关。初诊时两眼视力差别大、停止治疗后两眼视力差别大于2行的患者复发概率较高。复发的原因包括过早摘眼镜、两眼视力未达平衡或平衡后未得到巩固、过早停止遮盖疗法或压抑疗法等。有些患者急于手术矫正眼位，手术后未坚持弱视治疗或术后存在残余性斜视，也是弱视复发的原因。

2. 预防措施　对于年龄在10岁以下的患者，当两眼视力差异≤1行时，应继续治疗以巩固治疗效果，直至视力稳定到正常水平。经过遮盖疗法之后，为了巩固疗效，可以改为压抑疗法，优势眼的视力低于弱视眼2行或2行以上，以巩固治疗效果。对于中、高度远视患者，特别是屈光参差性弱视和高度复合性散光引起的弱视，治愈之后一定要坚持戴镜。过早摘镜，弱视眼视网膜上的物像不能保持清晰状态，容易导致竞争性抑制和弱视复发。对于斜视性弱视患者，须待两眼视力相等或平衡之后再行斜视手术。如果弱视没有彻底治愈，手术后应该继续抑制优势眼，直至弱视治愈。

第七节　弱视的筛查

一、筛查的重要性

弱视是儿童中常见的眼病，未及时治疗的弱视会导致终生的视力障碍，对患者的生活质量产生显著影响。

弱视儿童的症状和体征有时并不明显。不伴斜视、屈光间质混浊的弱视，不易被家长发现；屈光参差性弱视的患儿一眼的视力可能达到正常水平，更难以被发现。当家长缺乏弱视预防和治疗的意识时，常常耽误弱视治疗时机。

弱视的治疗效果与治疗年龄密切相关，年龄越小，治疗效果越好，视力恢复正常的潜力越大。青少年时期进行弱视治疗，可以期望视力改善，但是治疗疗程长，治愈率低。成年之后进行弱视治疗，基本没有治愈的希望。

早期进行规范的眼部评估和视力筛查可以发现已存在的眼部疾病，特别是可能导致弱视发生的疾病，如屈光间质混浊、屈光不正、斜视以及其他影响视觉发育的眼病。早期及时处理可以获得良好的治疗效果，同时能够缩短病程，节省治疗费用。

二、弱视筛查的重点人群

早产儿、低体重儿、发育迟缓的婴幼儿以及一级亲属患弱视的儿童，弱视患病率明显高于普通人。母亲在怀孕期间吸烟、饮酒或使用药物会增加后代弱视患病风险。儿童眼保健及检查过程中若发现弱视发病原因和危险因素，应及时转诊到县级妇幼保健机构或具备相应治疗能力的上级医疗机构进行干预和治疗。

三、筛查的方法

弱视筛查（amblyopia screening）应该包括视力筛查和弱视高危因素筛查。具体筛查方法包括以下几种。

1. 视力筛查　对于 3~5 岁的学龄前儿童，可以采用视力表进行主观视力检查。根据儿童认知和配合情况，可以选择点视力表、图片视力表、象形视力表、单字母视力表、Log MAR 视力表和E字形视力表等。

2. 屈光筛查　屈光检查对于弱视和斜视的诊断和治疗意义重大，客观的验光包括视网膜检影验光和自动电脑验光仪验光。非睫状肌麻痹性验光（如屈光筛查仪）适用于快速筛查，但结果不够准确。出现异常值时，应进一步进行睫状肌麻痹验光。

3. 注视行为　婴幼儿视力可以通过观察其注视行为，交替遮盖被检查者一眼，另一眼注视检查者面部、光源或玩具等。观察被检查者是否可以稳定地持续性中心注视目标，平稳地追随目标。若被检查者一眼视力较差，在遮盖视力较好眼时通常会表现出较强的拒绝反应。对于正位眼或小度数斜视的被检查者，可以在被检查者眼前交替放置 10$^\triangle$~20$^\triangle$基底向下的三棱镜观察其注视行为。

4. 角膜映光法　用于评估双眼视轴是否平行，检查者将调节性视标与光源并排放在一起，让被检查者注视调节性视标，检查者将手电筒灯光投照在受检者角膜上，评估儿童两眼角膜上光反射的位置。

5. 红光反射检查法（Brückner test）　可以用来检测屈光间质混浊、斜视、屈光参差和屈光不正。红光反射检查需要在暗室进行，直接检眼镜距离被检查者 45~75cm，将光线投射到两眼的角膜上。红光反射应在瞳孔散开前进行，因为瞳孔散开会导致反射光微小的差异，难以辨别。正常情况下，双眼瞳孔区出现对称相同的红光。如果屈光间质混浊、斜视、屈光参差等则双眼反射出的光线颜色不同，亮度也不同。

目前，弱视筛查方法和技术越来越成熟，弱视治疗方案越来越多样化。因此投入一定人力、物力和财力对弱视及其危险因素进行早期筛查，可以有效地预防和治疗弱视，降低儿童盲和低视力的发生率。

全英文扩展内容：弱视及其神经生理学
Extended Reading: Amblyopia and Its Neurophysiology

1. Development of retinal ganglion cell and visual cortex during visual sensitive period

The development of the visual system involves the maturation of retinal ganglion cells and the visual cortex. In newborn infants, the visual system is not yet fully matured, and the development of retinal ganglion cells, the optic nerve, and the visual cortex occurs gradually through visual stimulation. Understanding the developmental patterns of visual function from a neuro-ophthalmic perspective is crucial for understanding the occurrence of conditions like amblyopia, which may be associated with developmental abnormalities in these structures.

In the human eye, the majority of retinal ganglion cells are generated between 8 and 15 weeks of gestation, reaching a peak of approximately 2.2~2.5 million by week 18. Starting from week 30 of gestation, a process of programmed cell death, known as apoptosis, leads to a rapid decline in the number of fetal retinal ganglion cells. This process lasts for about 6 to 8 weeks. During the early months after birth, the rate of retinal ganglion cell apoptosis slows down. Eventually, the population of retinal ganglion cells is reduced to approximately 1.0~1.5 million. The apoptosis of retinal ganglion cells is a self-refinement and developmental process in visual development, aiming to optimize the precise topography and specificity of the retinal-brain projection. By selectively eliminating about 1 million retinal ganglion cells through apoptosis, inappropriate connections between the visual organ and the visual cortex are eliminated.

In addition to changes in cell numbers, the development of visual function is accompanied by significant structural changes in the visual pathways. These changes occur at various levels of the central visual pathways. Newborn infants have relatively poor visual acuity, estimated to be around 20/400. This is due to the presence of multiple cell layers covering the fovea and the sparse arrangement of cone cells. Over the first few years of life, photoreceptors redistribute within the retina, and foveal cone density increases fivefold, eventually resembling the configuration found in a mature retina. Furthermore, the white matter of the visual pathways and the optic nerves in newborns are not fully myelinated. Myelin sheaths undergo rapid growth and maturation in the first two years after birth and continue to mature slowly until approximately 10 years of age. Similarly, the neurons in the lateral geniculate body, at birth, are only about 60% of their adult size. With visual stimulation, the neurons in the lateral geniculate body rapidly increase in size and gradually mature before the age of two. However, the refinement of synaptic connections in the visual cortex continues for several years after birth. The density of synapses decreases by 40% over the first few years after birth, reaching adult levels at approximately ten years of age.

Although amblyopia, or lazy eye, is not caused by organic abnormalities in the visual structures, it often leads to developmental deficits in the visual center of the brain. Studies have shown that abnormal visual experiences such as form deprivation, anisometropia, and strabismus can strongly influence the development of the retina-lateral geniculate nucleus-cortex pathway, which are key factors contributing to amblyopia.

2. The impact of amblyopia on visual development and nervous system

Research conducted on infant monkeys has revealed that monocular deprivation caused by eyelid suture can result in myopia, although there are no significant anatomical changes in the eyes. At the central nervous system level, the lateral geniculate nucleus of the deprived eye undergoes slight shrinkage, but it quickly recovers its responsiveness to visual stimuli, indicating that the defect in the lateral geniculate nucleus is unlikely to explain amblyopia. However, in the striped cortex of the cerebral cortex, the region corresponding to the deprived eye (ocular dominance columns) significantly narrows. This may be due to competitive inhibition between the cortical representations of the two eyes. As a result, the deprived eye loses many neural connections with the target cells in the cortex. Meanwhile, the non-deprived eye's corresponding cortical region expands its dendritic arborization, occupying the territory that originally belonged to the deprived eye. Furthermore, evidence suggests that the cortical blood flow and glucose metabolism are lower in the cortex corresponding to the amblyopic eye compared to the normal eye, indicating that the visual cortex is the primary site of amblyopia.

Any opacity in the refractive media or occlusion along the visual axis can cause amblyopia in children. Visual deprivation can rapidly lead to severe amblyopia. Utilizing visual deprivation in infant monkeys serves as a good model for studying amblyopia. In experiments, eyelid suture is commonly used to induce visual deprivation. Similar to human infants, macaque monkeys also have sensitive periods in their visual development. During this period, the adverse effects of visual deprivation can be reversed.

（周炼红）

第十六章
先天性眼球震颤

 　导读：先天性眼球震颤是一种双眼不自主的有节律的眼球颤动，严重影响视力发育，其病因复杂，治疗困难，目前还缺乏根治的手段。通过对本章的学习，应掌握先天性眼球震颤的概念和分类，熟悉先天性运动缺陷性、感觉缺陷性和融合发育不良性眼球震颤的临床特征，了解眼球震颤波形描记方法，掌握先天性眼球震颤的手术和非手术治疗方法，进一步领会眼球运动控制神经系统的复杂性。

第一节　概　　述

病理性眼球震颤分为先天性眼球震颤（congenital nystagmus，CN）和后天性眼球震颤。前者是一种双眼的不自主的有节律的眼球颤动，通常于出生后 6 个月内出现，视力可有不同程度下降，一般无视物晃动感，无眩晕、听觉功能障碍及神经系统异常，而后天性眼球震颤往往伴有视物晃动感，眩晕、听力异常及神经系统疾病的相应症状和体征。

先天性眼球震颤的常见类型有：先天性运动性眼球震颤（congenital motor nystagmus，CMN）或称先天性运动缺陷性眼球震颤（congenital motor defect nystagmus，CMDN），先天性感觉性眼球震颤（congenital sensory nystagmus，CSN）或称先天性感觉缺陷性眼球震颤（congenital sensory defect nystagmus，CSDN），融合发育不良性眼球震颤综合征（fusion maldevelopment nystagmus syndrome，FMNS）。前两者统称为婴儿性眼球震颤综合征（infantile nystagmus syndrome，INS）。

第二节　先天性运动缺陷性眼球震颤

一、病因

先天性运动缺陷性眼球震颤的确切病因尚不清楚，故也被称为先天性特发性眼球震颤（congenital idiopathic nystagmus，CIN）。目前认为，其可能与眼球运动中枢传出机制缺陷有关。7%~30% 的患者有家族遗传倾向，可表现为常染色体显性、隐性，以及 X 连锁遗传。

二、临床表现

1. 眼球震颤形式　为双眼同向性眼球震颤，以水平震颤为主，同时可伴有轻度旋转或垂直成分。其可为冲动型、钟摆型或旋转性眼球震颤，也可为两种或两种以上成分混合的眼球震颤，但常以冲动型眼球震颤为主。冲动型眼球震颤具有快、慢相，CMN 的慢相多为速度递增型波形（图 16-1）。

2. 眼球震颤强度　眼球震颤强度可随精神紧张、试图努力看清目标时注意力集中程度的增加而增加，闭目、睡眠、困倦、精力不集中和黑暗环境可使眼球震颤减轻。

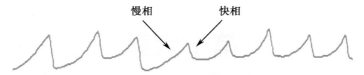

图 16-1　速度递增型眼球震颤波形

箭头所指分别为眼球震颤波形的慢相和快相,其慢相眼球运动的速度逐渐增加。

3. 中间带及代偿头位　常有眼球震颤相对静止或完全静止的区域,即中间带(null zone),在中间带区域黄斑中心凹注视时间(foveation time)延长、视力提高或接近正常。如果中间带偏离正前方,则患者可伴有代偿头位,视线朝向中间带方向。患者常采取面转的头位,但也可为下颌内收或上抬位或头倾位,往往视远时(尤其是感兴趣的目标)头位最为明显(图 16-2A)。故在测试眼球震颤患者的最好视力时,必须检测代偿头位时的单眼和双眼视力。头部晃动(head oscillations/nodding)较多见。

4. 集合抑制　患者常有集合抑制现象(图 16-3),即两眼集合能使眼球震颤的程度减轻。

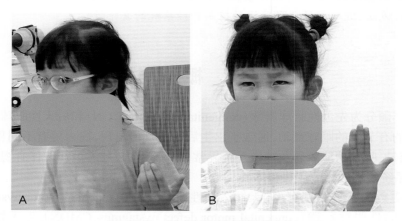

图 16-2　先天性眼球震颤代偿头位

A. 中间带移位术前代偿头位;B. 中间带移位术后代偿头位明显改善。

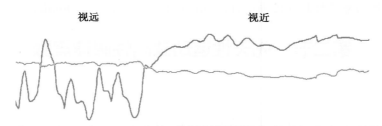

图 16-3　先天性眼球震颤的集合抑制现象

视远时有明显的水平眼球震颤(红色波形),视近时水平眼球震颤波幅和频率降低,眼球震颤受到明显抑制。

第三节　先天性感觉缺陷性眼球震颤

一、病因

先天性感觉缺陷性眼球震颤可能继发于视觉传入通路的异常。模糊的物像导致正常固视反射发育障碍,从而引发眼球震颤。如果出生时即有视觉缺陷因素存在,则生后 3 个月内即可出现眼球震颤,如见于 Leber 先天性黑矇、视网膜营养不良、视神经发育不良、全色盲、先天性静止性夜盲、严重的虹膜缺损或无虹膜、先天性白内障和眼皮肤白化病等。

二、临床表现

此型眼球震颤的眼震波形常为水平钟摆型(一般当视力高于 0.1 时),但侧方注视时可能变为冲动型;冲动型眼球震颤者的视力常在 0.2~0.3 之间。眼球震颤的严重程度取决于视觉损害的程度。并伴有上述先天性感觉缺陷性眼病。

第四节 融合发育不良性眼球震颤综合征

一、病因

表现为隐性眼球震颤(latent nystagmus,LN)或显隐性眼球震颤(manifest latent nystagmus,MLN)。病因不明,但它是融合发育不良的标志。多见于婴儿期发生的斜视或单眼视力低下的患儿。

二、临床表现

1. 眼球震颤形式 为水平冲动型眼球震颤,慢相侧为速度递减型眼震波形(图 16-4)。

(1)隐性眼球震颤:即当双眼注视时无眼球震颤,但遮盖一眼后两眼均出现冲动型眼球震颤,而且快相指向未遮盖眼。两眼的眼球震颤振幅、频率和眼球震颤速度可能不对称。注视眼处于内转位时往往眼震减轻。

隐性眼球震颤通常在幼儿期即可发现,尤其多见于先天性内斜视和垂直分离性斜视患儿。运动缺陷性眼球震颤可以附加隐性眼球震颤成分。

(2)显隐性眼球震颤:当一眼注视目标而另一眼有视觉抑制或弱视时,隐性眼球震颤可变为显性眼球震颤,称为显隐性眼球震颤。

2. 视力检查 隐性或显隐性眼球震颤患者由于单眼遮盖后出现眼球震颤或眼球震颤加重,故双眼视力好于单眼,须分别检测单、双眼视力,单眼视力检查须在对侧眼前加用 +5.00D 球镜或采取隔障法进行测试。隔障法即将遮眼板放置被遮眼前,但不完全遮盖而将颞侧视野暴露,以被遮眼不能看到前方所测视标为度。

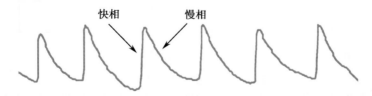

图 16-4　MLN 患者速度递减型眼球震颤波形
箭头所指分别为眼球震颤波形的慢相和快相,其慢相眼球运动的速度逐渐降低。

第五节 眼球震颤波形描记与分析

眼球震颤的电生理检查方法主要包括眼震电图和视频眼震图描记法,其能够较准确、客观地描记眼球震颤波形。

一、眼球震颤波形描记

传统的眼震电图描记法(electronystagmography,ENG)是一种记录眶周电极间电位差的检查方法。其原理是当眼球运动时,由角膜和视网膜间电位差形成的电场在空间的相位发生改变,眶周电极区的电位也发生变化,产生角膜-视网膜电位,经过放大和记录装置,描绘成眼震电图。视频眼震电图描记法(videonystagmography,VNG)是近年来发展起来的用于记录眼球运动轨迹和眼球震颤波形的新型数字化眼震电图描记方法。其基本原理是通过高速红外摄像机实时采集眼球注视不同方向时眼球位置的数据,所采集的数据通过光纤传递给主试机,以数字形式将眼球震颤的波形保存下来。

视频眼震电图描记法与眼震电图描记法的主要区别在于,VNG 可以直接记录眼动,无须安置电极,具有无创性,并能达到高的分辨率和记录精度。而 ENG 则要通过角膜-视网膜电位的变化,间接测量眼球震颤。

二、眼球震颤波形分析

眼球震颤波形的主要分析指标包括:眼震振幅、眼震频率、眼震强度、慢相速度及黄斑中心凹注视时间等。单纯通过眼震振幅、频率、强度不能准确地预测视力。先天性眼球震颤患者较好视力的获得必须同时满足两个条件:持续的中心凹注视和物像在视网膜上较低的滑动速度。先天性眼球震颤患者视力与黄斑中心凹注视时间相关。缺乏黄斑中心凹注视期的眼球震颤患者视力低下,黄斑中心凹注视期长者视力往往较好(图 16-5A、B)。

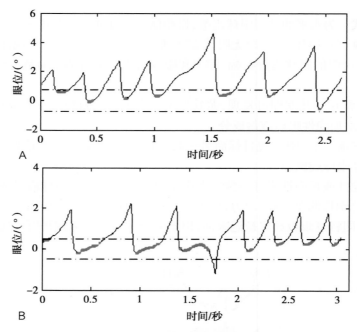

图 16-5 黄斑中心凹注视时间

红色线段所示为黄斑中心凹注视时间;A. 显示黄斑中心凹注视时间较短;B. 显示黄斑中心凹注视时间较长。

第六节 先天性眼球震颤的治疗

先天性眼球震颤病因复杂,目前治疗的主要目的是改善代偿头位、减轻眼球震颤,而无法从病因上解决问题及消除眼球震颤。

一、非手术治疗

1. 屈光矫正 如果患者存在屈光不正,矫正屈光不正是首要的治疗措施。有些患者配戴合适的眼镜后,眼球震颤可能明显减轻,但常常未被给予足够重视。尽管未发现注视努力程度与眼球震颤严重程度之间的相关关系,但眼球震颤患者试图努力看清物体时眼球震颤常会加重,从而使视物更加模糊。所以,为了给患者提供尽可能清晰的视网膜物像,减轻注视目标的努力程度以减轻眼球震颤,就必须进行屈光矫正。

2. 配戴三棱镜　　双眼戴基底向外的三棱镜,产生人为的眼位分离从而刺激融合性集合,通过集合抑制眼球震颤从而提高视力,但此种治疗的前提是患者必须有双眼融合功能及较好的融合范围;如果眼球震颤中间带位于侧方,则会产生代偿头位,为了改善头位,则眼前可加用尖端朝向中间带方向的三棱镜,使中间带由侧方移向正前方,从而消除代偿头位,提高正前方的视力。还可以在术前通过三棱镜试验预测中间带移位术的效果,以及中间带移位术后残余代偿头位的矫正。

二、手术治疗

1. 中间带移位术　　适于有中间带的运动缺陷性眼球震颤患者。目前常用的是改良的 Kestenbaum-Anderson 中间带移位术,即通过眼外肌截 - 退术将中间带移至正前方,以改善或消除头位(见图 16-2B)。即将中间带方向两眼一组配偶肌减弱(Anderson 术式),或同时行另一组拮抗肌加强(Kestenbaum 术式),当不伴有斜视时要求两眼直肌手术总量相等。临床上最常见的是面右转或左转的代偿头位,例如,代偿头位为面左转视线向右即中间带位于右侧者,手术可根据头位扭转角(代偿头位时头位相对于正直位扭转的角度)大小选择两眼与中间带方向一致的一组配偶肌减弱即右眼外直肌和左眼内直肌后徙术;或右眼外直肌和左眼内直肌后徙联合右眼内直肌和左眼外直肌截除术,以将中间带由右侧方移至前方,从而使代偿头位改善或完全消失。若眼球震颤伴有内斜视或外斜视,则须在考虑矫正代偿头位的同时进行斜视眼手术量的加减,以矫正水平斜视。

垂直代偿头位同样可以采取中间带移位术。若头位扭转角 < 25°,只行慢相侧垂直直肌减弱术,垂直直肌后徙量通常为 5~7mm。若头位扭转角 ≥ 25°,可将与中间带方向一致的一组慢相侧垂直直肌减弱,同时加强其快相侧垂直直肌。

有些眼球震颤患者出现头向一侧肩部倾斜的代偿头位,这是代偿眼球旋转的结果。消除此种代偿头位,可以采取抵消相应眼球旋转的术式。

2. 水平直肌大量后徙术　　此术式主要用于无集合抑制和代偿头位的眼球震颤患者,可减轻眼球震颤强度,部分患者黄斑中心凹注视时间延长,视力提高。此术式还可用于伴有斜视的眼球震颤患者。此类术式使眼球震颤减轻的机制可能是直肌大量后徙使肌肉松弛,并且使肌肉收缩的杠杆力臂变短,以及由于内直肌后徙而引发的集合抑制均会使眼球震颤强度降低。但疗效还须进一步观察,临床上并未广泛开展。

此类手术方法包括双眼水平直肌后徙至止点后 10~12mm;或水平直肌部分后徙悬吊术,即将 4 条直肌同时后徙 8mm,然后根据术前眼位情况再行 1~4mm 不等的后退悬吊;或水平直肌完全悬吊术,即对于无斜视者,4 条直肌均后退悬吊 14mm,若有内、外斜视则做 4 条直肌 13~15mm 不等量的后徙悬吊,避免了巩膜穿孔和周边视网膜损害的发生。

全英文扩展内容: 其他类型的儿童眼球震颤
Extended Reading: Other Types of Nystagmus in Children

1. Central vestibular instability nystagmus

Central vestibular instability nystagmus (also called periodic alternating nystagmus, PAN) is an unusual form of motor jerk nystagmus that can be congenital or acquired. The nystagmus periodically changes direction due to a shifting null point, with a certain frequency that usually lasts between 60 and 120 seconds. The cycle starts with a typical jerk nystagmus in one direction that lasts for 60~90 seconds and then slowly damps. This leads to a 10~20 seconds period of no nystagmus, and then the jerk nystagmus begins in the opposite direction for 60~90 seconds. The process repeats every few minutes. Some children adopt an alternative head position to take advantage of the changing null point. The etiology of it is unknown, but it has been associated with oculocutaneous albinism, cerebellar abnormalities or Arnold-Chiari malformation.

2. Spasmus nutans syndrome

Spasmus nutans syndrome (spasmus nutans) is an acquired nystagmus that occurs during the first 2 years of life. It usually presents a triad of findings, including nystagmus, head nodding and torticollis. The nystagmus is generally bilateral but often asymmetric, monocular, and variable with gaze position. It is a small-amplitude, high-frequency nystagmus (shimmering). It can be horizontal, vertical or torsional and is occasionally intermittent. It usually disappears by age 3~4 years. Spasmus nutans syndrome is a benign disorder in most cases, but there is a high association with strabismus, amblyopia and develop-mental delay. Neuroradiological investigation should be employed when there is any evidence of optic nerve dysfunction or any sign of neurologic abnormality.

（陈　霞）

第十七章

斜视遗传学

 导读:斜视的发生受到遗传因素的影响。通过对本章的学习,应了解共同性斜视遗传学研究的进展,掌握先天性眼外肌纤维化、Duane 眼球后退综合征、Möbius 综合征及水平注视麻痹伴进行性脊柱侧弯的已知致病基因,熟悉先天性眼球震颤致病基因 *FRMD7*,提高对基因诊断技术在疾病诊断中的作用的认识。

第一节　概　　述

人类认识斜视与遗传的关系最早可以追溯到 2400 多年前,Hippocrates 首次观察到斜视可以从父母遗传给后代。自此以后,越来越多的研究探讨了影响斜视发生、发展的相关遗传因素。Sclossmann 和 Priestley 发现,47.5% 的斜视患者中,48.9% 的内斜视和 36.8% 的外斜视患者的家族成员中至少有 2 名及以上的斜视患者。Aurell 发现,出生在一级亲属有内斜视的婴儿中,17.6% 在 6 岁时会发展成恒定性或间歇性内斜视。有其他研究报道家族性斜视发生率可高达 65%。经典的孟德尔遗传学认为,每个表型特征都由一个基因决定。然而,绝大多数的人类表型,包括斜视,是由多个基因的相互作用决定的,它们的遗传机制是复杂的。同时,受限于这些研究使用的方法(人群)不同,使得其在临床实践的应用中存在较大的局限性。因此,破译斜视的遗传密码是一项艰巨的任务,仍旧需要更多的深入研究。

经典的遗传方式包括以下几种。

1. 常染色体显性遗传(图 17-1)

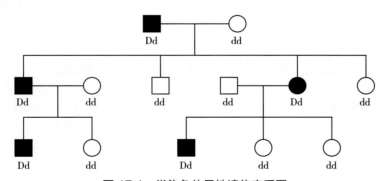

图 17-1　常染色体显性遗传家系图

特点:致病基因 D 位于常染色体,为显性致病基因,并连续传代;父母之一有病,子代约 50% 患病;男女患病概率相等,各为 1/2。

2. 常染色体隐性遗传（图17-2）

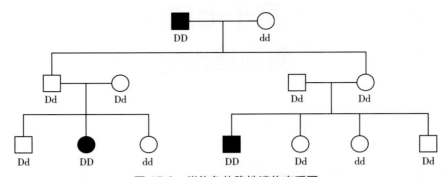

图 17-2　常染色体隐性遗传家系图

特点：致病基因 D 位于常染色体，为隐性致病基因，隔代遗传；父母之一有病，第一代子女为致病基因携带者，为杂合子；第二代子女中纯合子发病，发病人数占 1/4；与性别无关，近亲结婚子代易发病。

3. X 连锁遗传（图17-3）

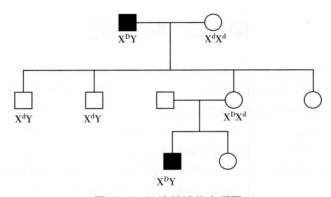

图 17-3　X 连锁遗传家系图

特点：与性别有关，女性多为致病基因携带者，男性发病。

4. 线粒体遗传　遵循母系遗传方式。

在斜视中，有一部分斜视具有明确的遗传背景因素，属于遗传性斜视。这些疾病的发病率相对低，但是由于其种类繁多，因此在日常临床工作中能经常遇到。同时，这些斜视大多预后较差，且多以家族性发病，对患者生活影响较为严重。

第二节　共同性斜视的遗传机制

迄今为止，共同性斜视的发病机制仍旧不明。研究表明，遗传学在共同性斜视的发生中起着重要作用。共同性斜视多为散发，少数有家族遗传。共同性斜视的遗传方式多样，涉及多个基因位点。

一、遗传背景

大约 30% 的斜视患者有阳性家族史。虽然斜视在普通人群中的发生率约为 3%，但如果父母存在斜视，其子女斜视的发生率增加到 13%。一对单卵双胞胎中一人出现斜视，另一人就有大约 73% 的机会出现斜视。研究发现，调节性 / 部分调节性内斜视和间歇性 / 恒定性外斜视的遗传因素要显著高于婴儿型内斜视；而调节性内斜视是内斜视中与遗传因素关系最为密切的斜视类型。

二、致病基因位点

2003 年,Parikh 等人第一次利用连锁分析成功确定了 7 号染色体短臂(7p21.3-15.3)上的一个区域,与共同性内斜视显著关联,该区域被命名为 *STBMS1*,遗传方式有常染色体显性遗传和常染色体隐性遗传。在日本人群中还发现了另外两个易感位点,即 4q28.3 和 7q31.2,与候选基因 *MGST2* 和 *WNT2* 有关。通过全外显子组测序(whole exome sequencing,WES)在中国家庭中检测到 *AHI1* 和 *PAX3* 的变异体,其会促进斜视的发生。近年来,通过 WES 和全基因组关联分析(genome-wide association study,GWAS)的技术在中国家庭中发现,*LRP2* 基因的一个罕见杂合变异体 c.335 A>G(p.Q112R),位于相应的关联区间(2q22.3-2q32.1),与斜视家族的表型具有共线性。在另一个共同性斜视家族中检测到 *LRP2* 基因的另一个杂合变异体(c.7274 A>G,p.D2425G),这两个变异体都是高度保守的,说明 *LRP2* 很可能是家族性共同性斜视的一个遗传基因。两项关于斜视的 GWAS 发现,*TSPAN10* 的两个变异体(rs6420484 和 rs397693108)和 *WRB* 的一个变异体(rs2244352)会增加斜视的易感性。Li 等对一个共同性外斜视中国家系做 WES 检测发现,在先证者和先证者的父亲中发现了一个新的涉及 *PCDHA1-7* 的拷贝数重复变异和 *COL3A1* 基因的杂合突变(c.3775 G>A,p.A1259T)。此外,在先证者的母亲及外祖父中检测到 *NCOA7* 中一个氨基酸(S165)的缺失。这些变异所在的基因都与皮层神经元的发育有关,因此,提示异常的皮质神经元发育可能是共同性斜视发病的起源。

三、基因表达改变

基因本身的序列可能是正常的,但其表达水平可能是异常的。一些研究表明,斜视的存在与否与某些基因的表达水平改变有关。Altick 等人通过微阵列和定量 PCR 技术,评估了共同性斜视患者肌肉组织中 RNA 的表达水平。结果显示,一些基因的表达调控发生了变化。这些基因包括以下三类:第一类是参与细胞外基质生成的基因上调,如胶原蛋白,这些基因的上调可能导致纤维化;第二类是参与肌肉收缩能力的基因下调,如肌球蛋白;第三类是参与能量代谢的基因。这些结果表明,斜视是由损害新陈代谢、降低收缩力和增加眼外肌纤维化的变化所致。

第三节　非共同性斜视的遗传机制

广义上的非共同性斜视包括麻痹性斜视和一些特殊类型的斜视。有遗传背景的主要是先天性脑神经异常支配眼病(congenital cranial dysinnervation disorders,CCDDs),这是一组先天性非进行性的脑神经核、脑神经以及其支配的眼外肌发育异常的疾病,其病因为一条或多条脑神经发育异常或完全缺失,从而引起的原发或继发的对肌肉的异常神经支配。其特征可表现为垂直眼球运动异常、水平眼球运动异常和面肌麻痹,包括 Duane 眼球后退综合征(Duane's retraction syndrome,DRS),先天性眼外肌广泛纤维化(congenital fibrosis of the extraocular muscles,CFEOM),Möbius 综合征,水平注视麻痹伴进行性脊柱侧弯(horizontal gaze palsy with progressive scoliosis,HGPPS)等。

一、先天性眼外肌纤维化

先天性眼外肌纤维化其特征性临床表现为先天性、非进展性的限制性斜视,伴或不伴上睑下垂以及代偿头位。作为一种遗传性疾病,CFEOM 存在显著的临床异质性和基因异质性。

传统学说把 CFEOM 分为 1 型、2 型、3 型和 4 型,而近年来随着分子诊断学进步,CFEOM 被提出存在 5 型。1 型(经典型),典型表现为双眼限制性下斜视伴双眼上睑下垂,第一眼位部分或完全固定于下斜位,双眼上转不过中线。部分患者存在 Marcus Gunn 现象,该体征被认为是 CFEOM 1 型的特异性表型。2 型,典型表现为双眼限制性大角度外斜视伴双眼上睑下垂,第一眼位部分或完全固定于外斜位。绝大部分患者存在瞳孔异常,大多数为小瞳孔,小部分形状异常;对光反应消失,但对瞳孔药物存在反应。3 型,此型临床表现多变,不仅受累患者第一眼位多变,双眼斜视度、眼球运动受限、上睑下垂存在双眼非对称性,而且同一家系中患者的表现也可存在较大差异。但除了眼部症状,此型患者通常存在神经系统症状 / 体征,以及精神异常。近期也有学者提出先天性单眼上转不足可被归纳入 CFEOM 3 型。4 型,又称 Tukel 综合征,为 CFEOM 3 型合并少指。5 型,也是一种综合征,眼部表现为外斜视、眼球后退伴协同分开,同时全身还合并先天性多发性关节挛缩(arthrogryposis multiplex congenita,AMC)(表 17-1)。

表 17-1　引起 CFEOM 的遗传位点和突变基因

遗传位点	染色体区	致病基因	疾病表型	外显率
FEOM1	12q12	*KIF21A*	CFEOM 1, CFEOM 3	100%
FEOM2	11q13.3-q13.4	*PHOX2A*	CFEOM 2	100%
FEOM3	16q24.3	*TUBB3*	CFEOM 3	<100%
FEOM3		*TUBB2B*	CFEOM 3	100%
		TUBA1A	CFEOM 1, CFEOM 3	未知
FEOM4	13q27.3	未知	CFEOM 3	未知
TUKLS	21qter	未知	Tukel 综合征	未知
		COL25A1	CFEOM 5	未知

二、Duane 眼球后退综合征

Duane 眼球后退综合征是最常见的先天性脑神经异常支配眼病。在胚胎发育第 4~8 周,展神经核 / 神经的发育不良被证明是 DRS 的病因,展神经缺如、外直肌由动眼神经支配,由此表现出一系列临床症状,常见有眼球内转和 / 或外转受限,企图内转时由于内、外直肌同时收缩引起睑裂缩小、眼球后退,以及不同程度的眼球上射和下射。单纯性 DRS 除眼部病变外无其他遗传异常,发病率占全部 DRS 的 70%,临床上可分为 4 型。1 型:最常见,展神经发育不全,动眼神经分支支配内、外直肌,但是大部分支配内直肌。患眼外转受限,内转时眼球后退、睑裂变小,同时可伴有上射或者下射现象,第一眼位内斜视,多采取面转向受累方向的代偿头位,可单眼或者双眼受累。2 型:展神经发育基本正常,展神经和动眼神经分支共同支配外直肌,患眼内转受限,内转时眼球后退、睑裂变小,同时伴有上射或者下射现象,第一眼位多为外斜视,头位与受累方向相反,可单侧或者双侧受累。3 型:展神经发育不全,动眼神经分支支配内、外直肌,患眼内、外转均受限,企图内转时眼球后退、睑裂变小,常伴有上射或者下射现象。第一眼位可内斜视或者外斜视,面转向患者,可单眼或者双眼受累。4 型:展神经发育不全,动眼神经分支支配内、外直肌,大部分神经纤维支配外直肌,第一眼位大角度外斜,内转受限,面转向健侧,企图内转时出现外转,即患眼向对侧注视时,双眼同时外转。

DRS 在正常人群中的发病率达到大约 1/1 000,占全部斜视患者的 1%~5%。DRS 患者大多数是散发的,没有家族史,少部分患者为家族遗传性单纯 DRS。*CHN1* 基因是目前已知的唯一确定的 DRS 致病基因。*CHN1* 基因杂合突变可引起散发和家族遗传性单纯 DRS。在散发病例中,研究表明,眼球垂直运动异常与 *CHN1* 基因突变有关。*CHN1* 基因突变检测阳性者出现双侧受累及垂直运动异常的概率明显高于阴性的 DRS 患者。在家族遗传性单纯 DRS 中,*CHN1* 基因杂合突变的遗传特征为不完全外显率的常染色体显性遗传。*CHN1* 基因突变引起的 DRS 的外显率较低。*CNH1* 基因有 11 个外显子,Duane 眼球后退综合征患者的 *CNH1* 基因已经被证实有 7 个不同的杂合子错义改变。

对存在细胞遗传学异常的散发病例研究证实,DRS 还存在另外的遗传位点 *DURS1* 位点。*DURS1* 位点位于染色体 8q13 区(OMIM 126800),目前尚未确定致病基因。

三、Möbius 综合征

Möbius 综合征为先天性展神经和面神经麻痹引起面瘫和眼球不能水平外转。由 Möbius 于 1888 年首次提出,该综合征的患者以两侧展神经和两侧面神经瘫痪为特征,男性多见。临床表现为:①多数为双侧性,两侧面瘫,受累程度可能不同。②展麻痹,存在明显内斜视,但集合正常,双眼垂直运动正常。③合并其他先天缺陷,包括感音神经听力损失、蹼指、趾/指骨少节、内翻足、语言发育迟缓等。④智力低下和自闭等。

Möbius 综合征属于单基因疾病;大多数的病例是散发的,也就是没有家族史,少数患者由父母遗传而患病。目前已知的致病基因为 *PLXND1*、*REV3L* 和 *MBS1*。遗传方式:常染色体显性遗传;常见的婚配型是患者常为杂合子,与正常人婚配,子代中将有 50% 个体是 Möbius 综合征患者。有学者认为病变局限于第Ⅺ、Ⅻ对脑神经时遗传易感性低,若局限于双侧面瘫无眼外肌受累者遗传易感性高。

四、水平注视麻痹伴进行性脊柱侧弯

水平注视麻痹伴进行性脊柱侧弯为罕见的常染色体隐性遗传性疾病,于 1974 年首次报道,其突变位点定位在 11 号染色体 q23-q25 区间的 *ROBO3* 基因上,目前已报道有 42 种不同的 *ROBO3* 突变与 HGPPS 发病相关。其原发病理为脑桥和小脑脚的发育缺陷,伴有脑桥和髓质前后正中裂,是一类与特定脑干神经系统神经交叉缺陷有关的综合征。临床特征:先天性双眼水平运动缺如,儿童期发病的进行性脊柱侧弯,双眼集合和垂直运动正常。

第四节　先天性眼球震颤的遗传机制

先天性特发性眼球震颤(congenital idiopathic nystagmus,CIN)是婴幼儿眼球震颤中最常见的类型,不伴有眼部疾病或神经系统问题。大多数情况,该疾病为排除性诊断,须经过一系列复杂的检查后,才能明确诊断。CIN 的患病率为 1/1 500~1/1 000。CIN 具有遗传异质性,可为常染色体显性遗传、常染色体隐性遗传和 X 连锁遗传。外显率不全的 X 连锁遗传是最常见的遗传形式,不同的遗传模式在表型上无法区分。

一、常染色体显性遗传

一种类型的常染色体显性遗传性 CIN 已被定位到染色体 6p12 上的 18cM 区(NYS2)。然而,也存在其他常染色体显性遗传基因。例如,在一个患有常染色体显性 CIN 的德国家庭中,排除了 6p12 基因位点,证实可能与 7p11(NYS3)连锁相关。同时,7p11 基因位点(或者可能是第 15 号染色体上的一个基因位点)也与另一个常染色体显性遗传性 CIN 家族的基因平衡易位共分离[7;15t(7;15)(p11.2;q11.2)]。对 18q 缺失患者研究表明,眼球震颤患者在 18q22.3 的 D18S812(68.4Mb)和 18q23 的 D18S1141(75.0Mb)之间均有缺失。

在实践中,包括男性-男性传递的 CIN 谱系(因此不是 X 连锁的)比明显的 X 连锁谱系要罕见得多。这意味着对于家族性 CIN,X 染色体上的致病基因比常染色体基因更重要。然而,大多数临床上看到的 CIN 病例是散发性的,常染色体基因对这一群体的贡献尚未知。

二、常染色体隐性遗传

这种遗传形式非常罕见,尚未鉴定出基因位点。

三、X 连锁遗传

1999 年,研究者报道了两个 X 连锁 CIN 基因位点,证明这种形式的遗传在基因上也是异质

的,其中 X 连锁不规则显性 CIN 的基因位点由 Kerrison 等发现的 Xq26-q27(NYS1)的三个家系和 Cabot 等发现的 Xp11-4-11.3.8 的一个家系。Xq26-q27 基因位点中的关键基因被多个研究依次缩小。2005 年和 2006 年,在具有明显 X 连锁隐性遗传的两组 CIN 家系中发现了与 Xq26-q27 基因位点连锁的证据。这增加了 X 连锁隐性和 X 连锁显性 CIN 可能由具有不同突变的同一基因引起的可能性。

2006 年 11 月,Tarpey 等人在 Xq26-q27 区间内含有 *FRMD7* 基因的 FERM 结构域中鉴定出 22 个引起眼球震颤的突变,16 个 X 连锁家系接受了连锁分析,其中 15 个家系具有致病性 *FRMD7* 突变。尽管这个基因的确切功能尚不清楚,但其在发育过程中的视网膜、小脑和侧脑室中表达。*FRMD7* 已被证明与轴突生长有关。患有 *FRMD7* 基因的突变具有相对良好的视力(大于 0.5),通常具有立体视觉,并显示与非 *FRMD7* 突变引起的 CIN 个体相比,不太明显的异常头部姿势。大约 25% 的 *FRMD7* 相关眼球震颤患者出现交替性眼球震颤。

到目前为止,大约 50% 的 X 连锁谱系和大约 5% 的散发谱系 CIN 病例已产生 *FRMD7* 突变。因此,对于新的具有明显 X 连锁 CIN,*FRMD7* 基因筛选可能在临床上最有助于诊断及基因咨询。

全英文扩展内容:东亚人群和欧洲人群斜视的遗传学差异、对 CCDDs 认识的发展

Extended Reading:Genetic Differences in Strabismus between East Asian and European Populations, The Development of The Understanding of CCDDs

Part 1: Genetic differences in strabismus between East Asian and European populations

An understanding of the genetic underpinnings of strabismus may help identify patients at risk early enough to prevent disability and may lead to new preventive or therapeutic approaches. Concomitant strabismus can be inherited as a complex genetic trait, and it is likely that both genes and the environment contribute to its occurrence. Approximately 30% of individuals with strabismus have a positive family history. While the incidence of strabismus in the general population is approximately 3%, the incidence increases to 13% in the parents of patients with strabismus. Significantly higher concordance rates in monozygotic twins. The heritability of concomitant strabismus is supported by twin studies, which reveal a concordance rate of 73% to 82% among monozygotic twins and 35% to 47% among dizygotic twins. While the data presented above clearly suggests a genetic basis of strabismus, it also suggests that the role is limited. The Collaborative Perinatal Project identified a number of relevant environmental factors, including advanced maternal age, smoking during pregnancy, and birth weight under 1500 grams. Thus, the occurrence of strabismus in a given individual is determined by a combination of genetic and environmental influences.

The heritability of concomitant strabismus is supported by differences in its frequency and type in various ethnic populations. The prevalence of strabismus is 2% to 4% among the white population and 0.6% among African and Asian populations. Esotropia is more common than exotropia in the white population of the United States and Europe whereas exotropia is more frequent in the Asian population and among black pop. Podgor et al. reported significance with esotropia ($P=0.03$) but not exotropia; however, in a Chinese population, Wei noted that concordance was more common in exotropia than in esotropia.

The results of these linkage analysis studies demonstrate that In a minority of families with a strong history of strabismus, a unique genetic locus can be identified, which varies with ethnicity. Seven large families of European descent with a strong history of strabismus underwent a whole genome linkage analysis. In one of the seven families, a significant association was found with a region on the parm of chromosome (7p21. 3-15. 3), designated STBMS1; STBMS1 was not associated with the strabismus of the six other families, indicating that the role of STBMS1 in the genetics of strabismus is limited. In fact, no locus was identified for the other six families, emphasizing the complexity of the genetics. Strabismic members of the family in which an association with STBMS1 was found had an esotropia. Rice and colleagues recruited 12 families with a history of comitant esotropia within the UK Hospital Eye Service and assessed the occurrence of STBMS. A significant linkage was only found in one of the 12 families, again suggesting the limited role of STBMS1 in the genetics of strabismus. A variety of phenotypes can arise from a single genotype, in the family linked to STBMS1 by Rice et al., two of the five affected individuals had accommodative esotropia, while the other three had infantile esotropia. While STBMS1 is associated with strabismus in European populations, a number of other loci have been identified in other ethnicities. In Japan, Matsuo and colleagues recruited 55 families in which comitant strabismus was present in at least two family members. Their linkage analysis identified loci at 4q28.3 and 7q31.2. Some of the genes that lie within these regions encode proteins expressed in the brain such as neuronal cell adhesion molecule, as might be expected from theories purporting that strabismus is caused by a neurological deficit that compromises the capacity for binocular fusion and stereopsis.

Part 2: The Development of the Understanding of CCDDs

Incomitant strabismus accounts for approximately 5% of strabismus cases and includes the various forms of Duane's retraction syndrome (DRS), horizontal gaze palsy, and congenital fibrosis of the extraocular muscles (CFEOM). These rare forms of complex strabismus can be inherited as mendelian traits, and the genetic bases of several forms of incomitant strabismus have been defined. Studies of mendelian forms of incomitant strabismus (for example CFEOM and DRS) have now demonstrated that these disorders can result from mutations in genes critical to the development of ocular motoneurons and their axonal connections and led to their renaming as the congenital cranial dysinnervation disorders (CCDDs). The European Neuromuscular Centre (ENMC) derived the term Congenital Cranial Dysinnervation Disorders in 2002 at an international workshop for a group of congenital neuromuscular diseases. Congenital cranial dysinnervation disorders is a new term, initially referred to as congenital fibrosis syndrome, it was thought that the primary problem was extraocular muscular maldevelopment. Recent advancements in genetics and neuro-radiology have now determined the initial observation of fibrotic muscles is secondary to a primary lack of innervation from deficient, absent, or misguided cranial nerves.

The main CCDDs currently comprise the following disorders.

1. Predominantly vertical disorder of ocular motility

1：1 Congenital fibrosis of extra ocular muscles (CFEOM).

1：2 Congenital ptosis.

2. Predominantly horizontal disorder of ocular motility

2：1 Duane's retraction syndrome (DRS).

2：2 Horizontal gaze palsy with progressive scoliosis (HGPPS).

3. Disorder of facial motility

3：1 Congenital facial palsy.

4. Disorder of facial motility and ocular abduction deficit

4：1 Möbius syndrome.

The CCDDs concept has focused attention on specific congenital disturbances of human ocular motility and on the fact that these disorders are typically neurogenic in origin. Recent literature contains new genotypic and phenotypic descriptions of Duane retraction syndrome, Möbius syndrome, and other CCDDs. New genes which when mutated can result in CCDDs have been identified, permitting a better understanding of associated phenotypes. More information is available regarding neurodevelopmental and clinical effects of various gene mutations associated with individual CCDDs. For certain CCDDs, the phenotype of a particular individual may not completely predict the genotype, and conversely, the genotype may not always predict the phenotype.

Most individuals with DRS are the only affected member of their family (simplex, or sporadic, cases), but hereditary forms account for 5%~10% of cases. Several investigators have described bilateral Duane's retraction syndrome with an autosomal dominant inheritance pattern. Recent mapping of the phenotype of families with DRS inherited as a dominant trait identified the *DURS2* locus on chromosome 2 and, subsequently, heterozygous mutations in *CHN1*. Current evidence suggests that gain of function mutations in *CHN1* hyperactivate α2-chimerin and cause disruption in the growth or guidance of cranial axons destined to innervate extraocular muscles during development. Phenotypic variability has been recognized among individuals harboring heterozygous *CHN1* mutations. Many affected individuals have bilateral DRS with either manifestations of either type 1 or type 3 DRS. Some have type 1 in one eye and type 3 in the other eye, but none have type 2. Individuals harboring the familial mutation do not always have clinical evidence of disease, indicating that while phenotypic penetrance is very high, it is not complete. It is important to note that *CHN1* has not been identified as a cause of simplex DRS nor has it been implicated in Brown syndrome, congenital disorders of the oblique muscles, or vertical retraction syndrome. *CHN1* hyperactivation has, however, been associated with deficits in supraduction in the absence of DRS. Abnormalities in chromosomes 10 and 22 have also been implicated in the pathogenesis of DRS. Therefore, while much information on the genetic basis of DRS has been gleaned in recent years, much more remains to be determined.

Inheritance of CFEOM1 is autosomal dominant. Mutations in *KIF21A* on chromosome 12, which encodes a kinesin motor protein, have been identified in most individuals with CFEOM1. Rare CFEOM1 patients harbor mutations in *TUBB3*, and other genes not yet identified are likely to be responsible for CFEOM1 in a minority of individuals. CFEOM2 was found to result from homozygous mutations in *PHOX2A*, which encodes a homeodomain transcription factor. To date, there has been no evidence of *PHOX2A* mutations in patients with CFEOM1 or 3. Familial transmission is autosomal dominant with variable penetrance in CFEOM3. CFEOM3 can result from heterozygous missense mutations in *TUBB3*, which encodes a β-tubulin isotype that is a component of neuronal microtubules. In addition, rare individuals meeting CFEOM3 criteria harbor *KIF21A* mutations. While the above genes account for the majority of families with CFEOM, additional mutations causing the disorder are likely yet to be identified and characterized.

First described in 1975, horizontal gaze palsy with progressive scoliosis (HGPPS) is a rare autosomal recessive disorder that features lateral gaze limitation and scoliosis as key clinical findings. The pathogenesis was linked to mutations in *ROBO3* in consanguineous families with autosomal recessive inheritance pattern of the disease. Therefore, infants and children presenting with plagiocephaly or torticollis in addition to lateral gaze palsy would benefit from genetic testing for *ROBO3* mutations. Because of the ophthalmologic and molecular cues that can help diagnose HGPPS, patients can be diagnosed from an early age and screened for the onset of scoliosis, the most debilitating clinical sequela of this disorder.

（赵　晨）

第十八章

眼外肌手术学

 　导读：手术是治疗斜视的主要手段。通过对本章的学习，应掌握眼外肌手术的基本原则，掌握肌肉减弱术和肌肉加强术的种类和基本手术步骤，了解斜视手术设计的基本原则。

第一节　基本原则

一、眼外肌手术的目的和作用

理想化的眼外肌手术效果是恢复或重建舒适的双眼视觉功能、改善外观。不同类型的斜视，发病年龄不同，对双眼视觉功能损害程度不同，因此，并非所有患者都可以获得理想化的矫正效果。例如，发病早、双眼视觉功能破坏严重的斜视，如先天性内斜视、先天性外斜视，即便早期手术，患儿也难以获得健全的双眼视觉功能，术后残余微小斜视、获得粗糙的双眼视觉功能即为理想的效果。对于各种原因导致的单眼视力的丧失而形成的知觉性斜视，获得外观的改善即为理想手术效果。严重的限制性或麻痹性斜视，获得全注视野的双眼单视和双眼运动的协调，几乎是不可能的，此类患者术后在功能眼位，即原在位和阅读位恢复双眼单视即为满意的手术效果。

此外，很多斜视患者，在斜视矫正手术之后，仍需要进一步光学矫正或其他治疗。眼外肌手术并非斜视患者唯一的治疗方式和终极治疗，手术需要个性化设定合理的、现实的治疗目标。

二、眼外肌手术前的条件和准备

眼外肌手术治疗需要建立在精准的诊断基础上。成年后天性获得性斜视患者，多为神经源性、血管源性、内分泌性、感染性、代谢性等全身性疾病所致，部分幼儿、儿童的斜视也存在以上潜在的致病因素。详细的病史询问、完善的眼部检查、影像学检查、相关实验室检查，乃至多学科交叉联合会诊是精准术前诊断的循证基础，同时避免漏诊、误诊，避免延误影响患者生命的疾病诊疗。

眼外肌手术治疗需要建立在充分的术前检查评估基础上，包括视力、规范的睫状肌麻痹下屈光状态检查、常规眼前节及后段的检查、斜视专科检查、影像学及实验室相关检查。术前要对眼球运动功能、知觉功能和中枢功能进行全面评估，个性化制订斜视患者的治疗方案，对于确需眼外肌手术的患者，要建立合理的目标矫正眼位并确定合理的手术方式。

眼球运动方面的检查包括：单眼眼球运动和双眼同向、异向眼球运动，原在位看远、看近斜视度的测量，九个诊断眼位下的斜视度测量等；知觉方面评价包括三级视功能，即同时知觉、双眼融合、立体视觉的评估。

健全的双眼视觉功能，首先需要两眼视知觉正常或近似。儿童斜视患者常常合并弱视，如尚处于视觉发育敏感期，应首先进行规范的弱视治疗，双眼视力相对平衡时，即两眼视力平衡或双眼可交替注视,再予以眼外肌手术。对于已过视觉发育敏感期但未曾行弱视治疗的大龄儿童,积极规范的弱视治疗仍可能提高弱视眼视力,因此也建议先行弱视治疗。合并明显的屈光不正、屈光参差的斜视患者,应首先予以充分的屈光矫正,戴镜 2~3 个月再进行斜视的评估。如内斜视合并远视,远视性屈光不正充分矫正后,戴镜后获得正位则为完全屈光调节性内斜视,不需要手术治疗;戴镜后仍有部分内斜视未被矫正则为部分调节性内斜视,需要手术矫正眼镜不能起作用的那部分斜视,而术后仍需要戴镜矫正屈光调节性部分;如戴镜后斜视度数没有变化,则为非调节性内斜视,需手术矫正斜视。

此外,斜视手术前需要与患者及其家属充分沟通,建立合理目标,充分解释是否可以保守治疗、预期产生的手术结果、手术治疗的局限性、可能出现的手术并发症,甚至需要多次手术的问题。

三、眼外肌手术的时机的选择

不同类型的斜视,在发病年龄、对双眼视功能影响、能否控制正位、代偿头位有无等方面有很大差异,因此,斜视治疗的手术时机不同。

儿童早期发病的斜视,如先天性内斜视,生后 6 月龄内发病、恒定大角度斜视、双眼视觉功能破坏严重,多数眼科医生主张尽早手术,为了获得更好的双眼视功能,建议手术最迟不超过生后 18~24 个月,如内斜视度数较大并且不断进展,眼球运动受限越来越强,表现为进行性限制性内斜视,甚至可在生后 4~6 个月进行;而同样是先天性内斜视,部分患儿斜视度较小且不稳定,则不建议过早手术。

间歇性外斜视多在 5 岁前发病,因融合机制可以间歇性控制正位,患者具有一定双眼视觉功能,甚至早期未被破坏。间歇性外斜视的手术时机不仅取决于斜视角大小、显性外斜视出现的频率或是眼位控制能力,而且要密切观察患者的双眼视功能,双眼视觉功能出现恶化时应及时手术。

先天性麻痹性斜视患者可能采取代偿头位保护双眼视觉功能,而长期的代偿头位造成骨骼和肌肉的永久性改变,因此伴有明显代偿头位的先天性麻痹斜视患者需要尽早手术治疗。后天性麻痹性斜视患者,需要明确诊断和病因,在发病至少 6 个月后且眼位稳定时,方可手术治疗。

斜视手术后如眼位欠矫、过矫,早期需要观察或保守治疗。眼位欠矫,即残余性斜视的二次手术,可以在术后 3~4 个月进行。眼位过矫,如外斜视术后继发性内斜视、内斜视术后继发性外斜视,至少 6 个月后才可行再次手术。较大度数垂直斜视和水平斜视患者,可能需要分期手术,以避免眼前节缺血,则再次手术至少 4~6 个月后进行。

四、眼外肌手术基本作用原理

肌肉的总力是弹性力和收缩力的总和。弹性力随拉伸而增加。总力是双相的(图 18-1),随着拉伸量的增大而减小,然后随着拉伸量的增大而增加。肌肉的扭矩是力乘以力臂。只要肌肉不后退到赤道以后,肌肉扭矩减少仅仅是由于其力的减少。

理论上,当一块肌肉通过截除而被少量缩短时,总力应该略有减少。随着缩短量的增加,作用力的增加主要原因是由于弹性张力的增加。肌肉缩短或折叠手术并非真正增强肌肉本身的收缩力,大多数情况是通过缩短紧绷的肌肉来矫正斜视,在肌肉作用力方向的反方向上一定程度地限制眼球运动。眼外肌后退手术使眼外肌松弛,引起肌小节缩短,使肌动蛋白和肌凝蛋白丝处于一个不利的关系,降低了肌肉的收缩力和弹性力。肌小节缩短或延长都是暂时性的,肌小节快速重塑将使肌节恢复到正常的静息长度。

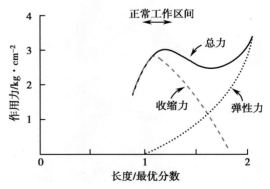

图 18-1　眼外肌长度 - 张力曲线

显示随肌肉拉伸长度变大,弹性张力指数增长(蓝色虚线)。在眼外肌的休息长度下肌肉收缩力达到峰值,在大于或短于该长度时收缩力均下降(红色虚线)。肌肉长度 - 张力曲线是弹性力和收缩力的总和,是双相的,在静息长度(实黑线)附近达到峰值。(注:图改编自 Burton J Kushner.Strabismus. Springer,2017)

五、眼外肌手术常规矫正量

1. 内直肌 1mm 矫正原在位 3$^\triangle$~4$^\triangle$。
2. 外直肌 1mm 矫正原在位 2$^\triangle$~3$^\triangle$。
3. 上直肌 1mm 矫正原在位 3$^\triangle$~4$^\triangle$。
4. 下直肌 1mm 矫正原在位 3$^\triangle$~4$^\triangle$，下方注视野矫正 5$^\triangle$。
5. 内直肌和外直肌各 1mm，矫正原在位 8$^\triangle$~9$^\triangle$。
6. 下斜肌减弱手术矫正量与下斜肌亢进程度相关，即亢进程度越大，矫正量越大。一般原在位平均矫正约 10(7~15)$^\triangle$。

第二节　肌肉减弱手术

肌肉减弱手术包括直肌后徙术（或称后退术）（recession）、直肌悬吊术、直肌后固定术、直肌边缘切开术、下斜肌后徙术、下斜肌切断术、下斜肌部分切除术、上斜肌断腱术、上斜肌肌腱延长术、上斜肌后徙术等。

眼外肌后退手术对眼睛位置的影响由所产生的肌肉松弛量决定。肌肉松弛量是通过测量后退量来确定的。根据长度-张力曲线的指数特征，当肌肉松弛增加时，肌肉收缩力急剧下降；后退手术的量即使是小的变化，也会引起肌肉力量显著变化，从而影响眼位。例如，内直肌后退手术量在 5.5mm 及以内时，每 0.5mm 双侧内直肌后退可纠正约 5$^\triangle$内斜视；而内直肌后退手术量大于 5.5mm 时，每增加 0.5mm 双侧内直肌后退可矫正 10$^\triangle$内斜视。斜肌后退手术不仅引起肌肉松弛，同时由于改变肌腱宽度、眼球赤道前或后的止点变化，进而改变肌肉功能。

一、直肌后退手术

以右眼内直肌后退术为例图解说明（图 18-2）。

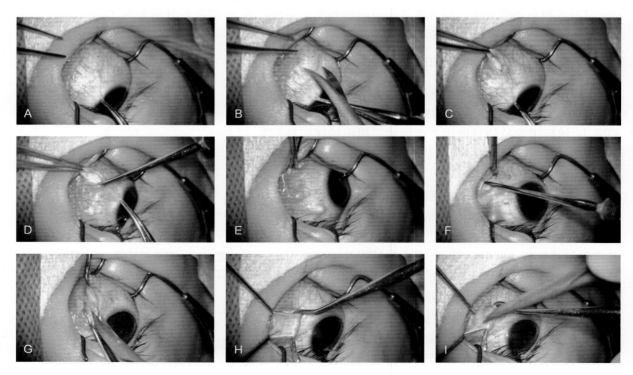

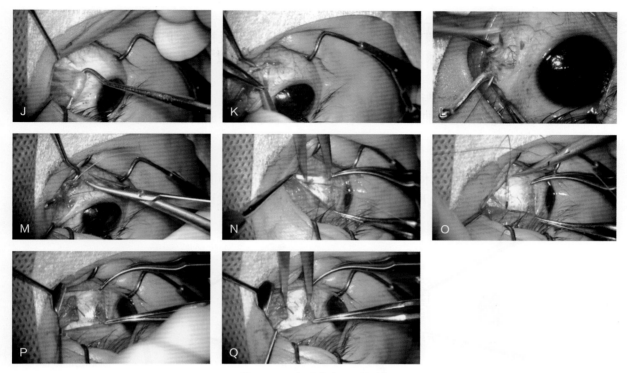

图 18-2　右眼内直肌后退术

A. 有齿镊钳夹 4：00 位子午线角巩膜缘结膜，辨认结膜下方内直肌与下直肌的解剖位置，避免术中损伤肌肉边缘处的肌纤维，减少出血；B. 于角膜缘后 8~10mm，内、下直肌之间的穹窿结膜部做平行于穹窿方向的结膜切口；C. 垂直结膜切口方向做 Tenon 囊切口，暴露下方巩膜组织；D. 直视下找到眼外肌附着点边缘，小斜视钩（Stevens 钩）进入 Tenon 囊下，沿肌止点方向，钩到肌肉边缘；E. 大斜视钩在小钩下方进入止点下方，平行肌肉止点走行，并达到肌肉止点另一端，避免将肌肉劈开，大斜视钩旋转 90°，钩尖端可以达到角膜缘附近；F. Stevens 钩自切口钝性分离肌肉止点上方筋膜组织与结膜之间的联系，达到大斜视钩尖端；G. 分离结膜组织并跨过斜视钩顶端，暴露肌肉上缘，贴近肌肉上缘于肌止点处剪开筋膜，暴露斜视钩，用小斜视钩，进入分离的结膜切口，在巩膜表面向前走行，如果有残余未被钩全部分肌纤维，则斜视钩被阻挡在肌止点处，而不能向前达到角膜缘；H. 眼外肌分离，斜视钩自肌肉上下缘向后钩起眼外肌两侧的 Tenon 囊及肌间膜组织；I. Westcott 剪锐性或棉签钝性分离眼外肌周围的筋膜组织、肌间膜；J. 分离筋膜组织向后达到 Pulley 附近，同时避免损伤后部 Tenon 囊，防止脂肪脱出特别是内直肌，同时避免损伤肌肉的睫状血管（注意：特别是在上直肌和下直肌的减弱后退或加强缩短手术时均需要彻底向后分离，避免手术后睑裂大小的变化，同时警惕不要损伤涡静脉）；K. 清除肌止点表面的筋膜组织，暴露眼外肌的肌腱组织，过多的筋膜组织，缝线可能只是置于筋膜，远期肌肉滑脱，引起后退手术的过矫，缩短手术的欠矫；肌止点处前睫状血管可以电凝灼烧止血；L. 肌肉缝线技术是避免术后眼外肌滑脱、肌肉丢失的重要步骤，使用 6-0 vicryl 可吸收缝线于肌止点后约 1mm 的肌肉中间 1/3 位置的 1/2 板层穿过，严重挛缩的肌肉，可以采用不可吸收缝线避免远期肌肉滑脱；M. 缝线再于肌肉两侧 1/3 全层缝合，单扣或 8 字锁扣结扎，注意两侧全层的缝合尽量结扎肌肉表面走行的睫状前动脉，可以预防肌肉离断后出血；缝线结扎后，肌肉自止点处离断；N. 肌肉止点上下缘分别用 moody 固定，斜视钩暴露巩膜，规尺自肌肉止点下缘和上缘，并垂直肌肉附着线方向，测量肌肉后退量，于巩膜分别做标记；O. 铲形针自巩膜标记点进针，平行肌肉附着线方向，注意针尖在板层巩膜内滑行，保持板层巩膜深度，自肌肉宽度 1/2 附近穿出（注意：巩膜缝线深度以可见铲形针为宜，针尖表面的巩膜透明则缝合过浅，无巩膜隆起则缝合过深；巩膜固定缝线过浅则容易肌肉滑脱，过深则易造成巩膜穿透、眼球穿通，导致严重的视网膜脱离和眼内炎的并发症）；P. 缝线 2-2-1 结扎；Q. 在肌肉中间处再次测量，确保肌肉中间到附着线距离保持后退量一致（注意：如发现肌肉中间位置松弛偏后，大于手术后退量，则应将其缝线固定于巩膜处或巩膜缝线打结后与肌肉中间再缝合结扎）。

二、肌肉悬吊术

肌肉悬吊术，即将肌肉通过双套环缝线固定于肌止点处巩膜，眼外肌以缝线悬吊于原肌止点后的减弱量的距离(图 18-3)。

肌肉悬吊术适用于：视网膜脱离手术后的斜视矫正术、高度近视巩膜扩张变薄，为避免巩膜缝线的穿孔危险；有巩膜扣带的眼球、肌肉严重纤维化挛缩、手术后退量大等情况下，难以进行巩膜固定缝线操作的患者。

但是肌肉悬吊手术眼外肌与巩膜附着不牢固，效果不稳定。

将肌肉双套环缝线固定于肌止点处巩膜，眼外肌以缝线悬吊于原肌止点后的减弱量的距离。

三、后退联合悬吊术

该手术方式适用于减弱手术量较大，巩膜固定缝线操作困难，可以先将肌肉缝线固定于巩膜小于设计手术量的位置，在此位置上再行悬吊；或是用于术中、术后缝线调整(图 18-4)。

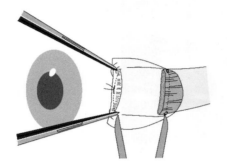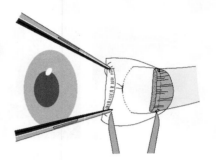

图 18-3　肌肉悬吊术　　　　　　图 18-4　后退联合悬吊手术

四、下斜肌减弱术

下斜肌减弱手术包括下斜肌后退术、下斜肌切断术、下斜肌部分切除术等，图 18-5 显示下斜肌后退术。

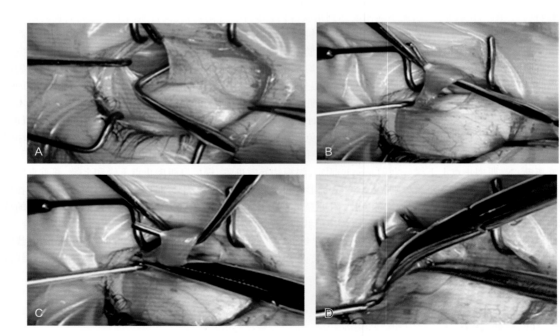

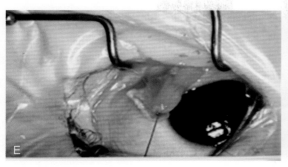
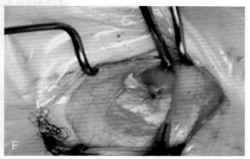

图 18-5　下斜肌后退术

A. 颞下方穹窿结膜切口，暴露下斜肌；B. 直视下，斜视钩自下斜肌后缘钩取全部肌肉；C. 在下斜肌近止点处，肌肉钳钳夹全部肌肉；D. 在近下斜肌止点处离断下斜肌；E. 6-0 vicryl 可吸收缝线，与（于）下斜肌前缘做套环缝线（也可前缘、后缘均行套环缝线）；F. 将下斜肌固定于下直肌颞侧止点后 3mm 旁 2mm。

第三节　肌肉加强手术

肌肉加强手术包括直肌缩短术（或称截除术）（resection）、直肌折叠术（plication）、直肌前徙术、上斜肌矢状移位术（Harada-Ito 术）、直肌联结术（Jensen 手术）、直肌移位术、上斜肌折叠术等。

图 18-6 和图 18-7 分别示外直肌缩短术和内直肌折叠术。

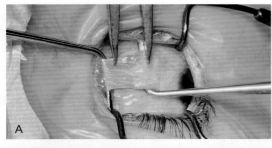
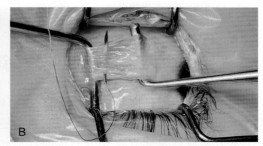
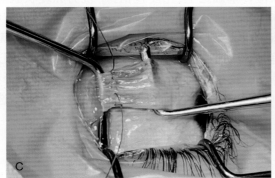
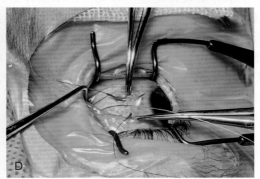
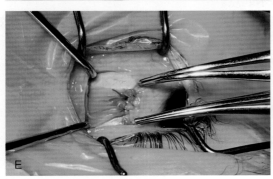

图 18-6　外直肌缩短术

A. 钩取暴露外直肌，分离外直肌两侧肌间膜，自肌肉止点向后测量缩短量并标记；B. 6-0 vicryl 可吸收缝线，于测量标记处肌肉中间 1/3 行 1/2 板层缝线；C. 再于肌肉两侧 1/3 全层缝合，单扣或 8字锁扣结扎，注意两侧全层的缝合尽量结扎肌肉表面走行的睫状前动脉，可以预防肌肉离断后出血；D. 自肌肉止点将其离断，去除缩短的肌肉，自止点上下缘固定肌肉；E. 缝线结扎。

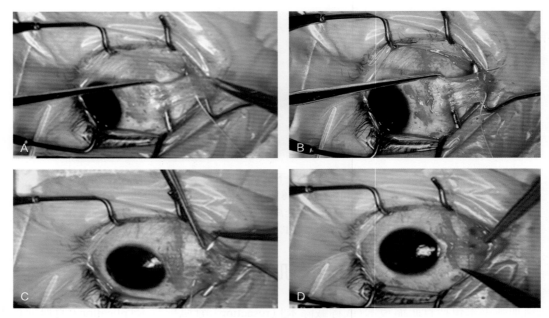

图 18-7　内直肌折叠术

A. 钩取暴露内直肌,分离内直肌两侧肌间膜,自肌肉止点向后测量折叠量并标记,6-0 或 5-0 不可吸收缝线,于测量标记处肌肉中间 1/3 行 1/2 板层缝线;B. 再于肌肉两侧 1/3 全层缝合,单扣或 8 字锁扣结扎;C. 于肌肉止点巩膜处固定;D. 缝线结扎。

第四节　斜视手术的设计

斜视手术的目标是恢复双眼视功能、改善外观。斜视手术的设计也是基于手术的目标进而确立手术时机和合理的手术方案。手术时机、目的见本章第一节以及各斜视类型章节。

手术方案设计是建立在充分的术前评估和检查基础之上,主要包括:①视力和睫状肌麻痹下验光,确定有无弱视与屈光性调节因素;②双眼知觉功能状态,是否正常视网膜对应,融合范围大小,是否有立体视觉,是否有单眼抑制;③眼球运动功能,双眼共同运动时配偶肌之间比较有无运动落后或功能亢进,分析限制或麻痹因素的来源;单眼运动情况;有无分离性运动现象;有无眼球震颤;有无代偿头位;检查斜视角大小,是否可以控制,比较视远与视近、戴镜与裸眼斜视角是否有变化,各诊断眼位的斜视角是否有非共同性。以此,确定手术矫正目标和手术方案,包括肌肉的选择和手术量等。

一、手术治疗的起点

通常水平斜视 $\geqslant 15^\triangle$,垂直斜视 $\geqslant 10^\triangle$ 为手术起点。

下斜肌减弱术的效果与下斜肌亢进的程度密切相关,下斜肌亢进程度愈显著,其减弱术效果亦愈显著;反之亦然。如患者垂直斜视 $<10^\triangle$,但是下斜视亢进明显,也可以行下斜肌减弱术。

一些伴有复视症状的患者,虽然斜视度不大,但是不能耐受三棱镜等光学治疗时,也可以考虑手术治疗。

二、共同性内斜视与外斜视的手术设计

手术前应对斜视类型进行正确的分类,以确定手术方式的选择。

1. 共同性外斜视

(1)外展过强型：多选择双眼外直肌后退。

(2)一般 40$^{\triangle}$及以下的外斜视，单眼内直肌截除联合外直肌后退手术、双眼外直肌后退手术均可选择。大于 40$^{\triangle}$外斜视多数学者选择内、外直肌截退术。

(3)集合不足型：多选择内直肌截除联合外直肌后退手术。

2. 共同性内斜视

(1)集合过强型、高 AC/A 型内斜视：首选双内直肌后退。

(2)基本型：一般 50$^{\triangle}$以下的内斜视，单眼内直肌后退联合外直肌缩短手术、双眼内直肌后退手术均可选择。

(3)分开不足型：多选择外直肌截除，也可根据患者集合性融合的功能选择内直肌后退；或者斜视度较大时，选择内直肌后退联合外直肌截除手术。

对于共同性斜视，一般不建议行超长量手术，即内直肌 >5~6mm、外直肌为 >7~8mm，否则容易导致术后眼球运动非共同性、术后过矫的发生。

三、垂直斜视的手术设计

先天性垂直斜视患者为保持双眼单视，会采取代偿头位，将没有斜视或斜视角很小的注视位置移到正前方。后天性患者则以复视为主要症状，代偿头位不典型。针对此类患者主要的手术目的是改善或消除代偿头位、消除复视。当然，也有小部分患者丧失双眼视功能而以明显的眼位异常、外观影响来就诊，针对这样的患者手术目的是矫正斜视、改善外观。

手术肌肉选择的一般原则：根据单眼和双眼眼球运动，判断麻痹肌麻痹因素（功能落后）的程度、麻痹肌的拮抗肌、麻痹肌的配偶肌的亢进程度等，理论上可以：①加强受累肌肉；②减弱配偶肌；③减弱拮抗肌；④加强间接拮抗肌，即配偶肌的拮抗肌。临床实践中，因加强麻痹肌远期眼位回退漂移明显，选择减弱功能亢进的拮抗肌、配偶肌更有利于眼位的稳定。

手术不能在各个注视野均恢复双眼单视，设计手术时要在主要注视野即功能眼位恢复双眼单视功能，不可以牺牲主要注视野功能为代价而追求非主要注视野的眼位矫正。

上斜肌麻痹是临床上最常见单一一条垂直肌麻痹的垂直旋转斜视。手术设计根据临床分型选择眼外肌。临床上普遍采用的是 Knapp 分型，其中 1 型和 2 型最为常见，这里以此两型为例说明手术设计方案。1 型，表现为麻痹眼的下斜肌亢进，手术选择行该眼下斜视减弱手术。2 型，主要表现为麻痹眼的上斜肌落后，手术选择该眼的上斜肌折叠手术或对侧眼配偶肌下直肌减弱手术。

四、A-V 型斜视的手术设计

A-V 型斜视产生原因不同，手术设计不同。水平肌肉异常引起者施行水平肌肉移位术。无论是 A 型或 V 型斜视，内直肌总是向字母尖端方向移位，外直肌总是向开口方向移位。斜肌功能异常者则行斜肌减弱手术。下斜肌亢进引起的 V 型斜视，行下斜肌减弱术；上斜肌亢进引起的 A 型斜视，对没有双眼视功能的患者，上斜肌亢进显著者可以行上斜肌减弱手术，有正常视网膜对应和一定程度立体视的患者，须进行主觉检查（双马氏杆和 / 或同视机检查）或客观检查（眼底照相）证实有内旋者，也可选择上斜肌减弱术，否则慎行上斜肌减弱手术。

双眼下斜肌减弱手术可关闭 V 型斜视上方 20$^{\triangle}$~30$^{\triangle}$开口，双眼上斜肌减弱手术可关闭 A 型斜视下方 7$^{\triangle}$~70$^{\triangle}$开口。

五、牵拉试验对斜视手术设计的作用

眼外肌牵拉试验有主动收缩牵拉试验、被动牵拉试验。前者在局麻下进行，主要检查患者眼外肌收缩功能状态，判断麻痹程度。后者检查眼外肌的限制因素，局部麻醉下，其可靠性与患者的配合程

度有关,可能存在一定假阳性;全麻下操作可靠性强。对于一些特殊类型的斜视,特别是限制性斜视患者,术者常常根据牵拉试验的结果来选择手术肌肉及其手术量。并且手术前、手术中、手术后均要进行被动牵拉试验,比较限制因素。例如,下直肌次要作用是内转,当其挛缩时会引起外转受限,外转被动牵拉表现为阳性受限。因此下直肌解除限制,特别是在下直肌自肌止点离断后,需要再次行牵拉试验,如果此时外转被动牵拉转阴,则限制来自下直肌而非内直肌的限制因素。

全英文扩展内容:斜视手术器械
Extended Reading: Instruments for Strabismus Surgery

　　The instruments for strabismus surgery might include all of the commonly used hooks, scissors, lid speculums, and other devices that allow the vast majority of surgeries to be performed (Figure 18-8~ Figure 18-17).

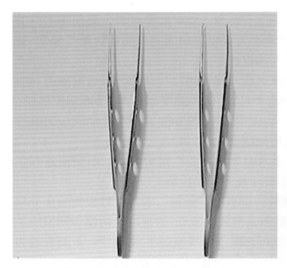

Figure 18-8　tissue forceps

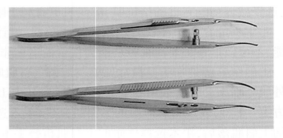

Figure 18-9　moody curved fixation forceps

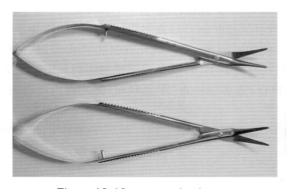

Figure18-10　corneal scissors

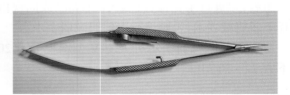

Figure 18-11　needleholder

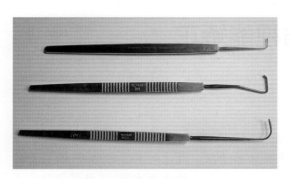

Figure18-12　hooks

Stevens tenotomy hooks, green muscle hook, von Graefe muscle hook.

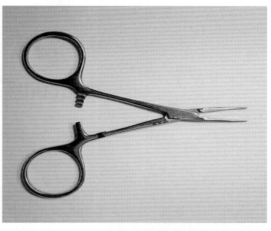

Figure 18-13　straight delicate mosquito clamp

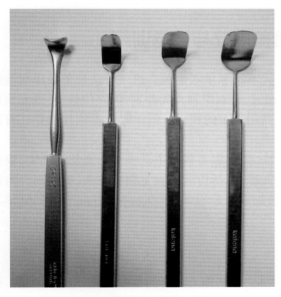

Figure 18-14　retractors

Desmarres lid retractor, "Barbie" retractor, "big Barbie" retractor, "great big Barbie" retractor.

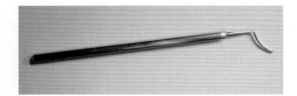

Figure 18-15　scleral ruler

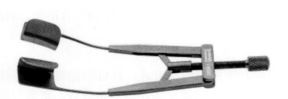

Figure 18-16　speculum

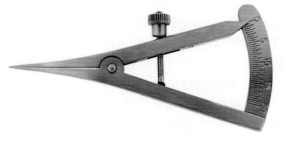

Figure 18-17　caliper

（张　伟、李月平）

第十九章
视觉训练与视能矫正

 导读：非手术治疗是斜视与弱视的重要治疗手段。通过对本章的学习，应熟悉各种弱视的视觉训练治疗方法，包括传统的和近年来新兴的技术方法，掌握斜视的非手术治疗的原则和方法，了解视能矫正的方法。通过本章的学习，培养创新精神，努力开发斜视弱视新的诊疗技术，提高全民眼健康水平。

第一节　弱视的单眼遮盖治疗与视觉训练

弱视的主要治疗措施包括消除形觉剥夺、矫正屈光不正和单眼遮盖。遮盖疗法是单眼弱视治疗的首选方法，适用于中心注视或旁中心注视。双眼弱视者，若双眼视力无差别、无眼位偏斜，则无须遮盖。单眼遮盖治疗通过增加弱视眼的使用机会，以提高弱视眼的视力。但单眼遮盖治疗也存在着遮盖性弱视、停止遮盖后弱视可能复发、依从性差等问题。

视觉训练为弱视治疗的辅助手段，相对于遮盖疗法，需要患者积极主动参与到视觉活动中，根据视觉刺激做出相应的反应，并做出反馈。弱视的视觉训练，包括传统的视觉训练方法，如精细目力训练、后像治疗、海丁格刷训练等，和新的行为治疗方法，如双眼分视训练（dichoptic training）、知觉学习（perceptual learning）和视频游戏（video gaming）等。

一、传统的弱视视觉训练方法

传统的弱视视觉训练方法分为单眼训练和双眼训练。最初都是先开始单眼训练，遮盖对侧眼，提高弱视眼的注视性质和视力，以消除弱视异常。然后增加双眼训练，在提高弱视眼视力的同时，获得正常的双眼知觉性融合。

1. 精细目力训练

精细目力训练，是一种视近训练。在做精细动作的过程中，让弱视眼使用起来，消除大脑对弱视眼的抑制，提高弱视眼的视力。精细目力训练有穿针、穿珠、视力插板、剪纸、描图、刺绣等多种方法。这些训练都需要眼和手的密切配合才能够完成。医生根据患者的年龄、弱视程度和配合情况，选择不同的训练方式，并进行相应调整，提高患者的依从性。

2. 后像治疗

后像治疗，适用于注意力集中且能配合治疗的旁中心注视性弱视患者。其目的是将旁中心注视转为中心注视，提高弱视眼的视力。训练前，须对弱视眼散瞳。后像训练在暗室中进行。患者双眼平视远方的一个目标，以使弱视眼在治疗时不转动。医生手持后像镜照射弱视眼眼底，将圆形黑斑（图19-1）落在黄斑中心凹。然后加大后像镜的亮度，使用亮光照射黄斑中心凹以外的视网膜区域20~60秒，关掉电源。照射后，有屈光不正的患者应配戴矫正眼镜。遮盖对侧眼，嘱患者注视墙上白屏的后像，并询问患者后像是否出现。后像开始为一个亮圈和中心黑暗的正后像，后来变为一个黑圈和中央亮区的负后像。可使用自控的交替点灭的灯来加强后像。在负后像出现后,嘱患者以中央亮区对准白屏上的十字视标,并用指示棒去指点此处,通过脑、手、眼协调来加强正常定位功能。后像消失后,可再照射 1~2 次。如果注视性质已转变成中心注视,视力有明显提高,应增加或者调整为其他训练。

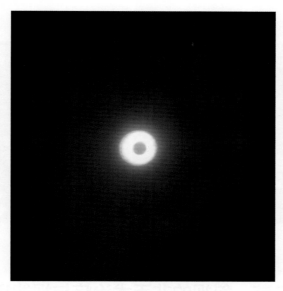

图 19-1　后像镜产生的圆形黑斑

3. 海丁格刷训练

海丁格刷是由偏振光在黄斑中心凹引起的内视现象。当人眼通过旋转的偏振光镜片注视蓝光背景时,会产生内视现象,其形态像两个尖端相对的三角形毛刷,也像飞机的螺旋桨,围绕着一个中心旋转。旁中心注视的弱视患者的黄斑中心凹处存在抑制,很难看到这一内视现象。在治疗时,弱视眼受到这种旋转光刷的刺激,逐渐消除抑制,在视力提高后,可逐步看到此现象。当患者可以看到光刷后,逐渐缩小光圈直径,强迫患者从旁中心注视逐步向中心注视转移。当光圈范围逐渐缩小至 3° 以内,患者能看见光刷图像时,可插入飞机画片。患者可将光刷看作飞机的螺旋桨,以提高训练的兴趣,巩固疗效。

二、弱视的行为治疗方法

近年来,新的行为治疗方法包括知觉学习、双眼分视训练和视频游戏,被逐渐探索应用于大龄儿童和成人弱视的治疗。

1. 知觉学习

近年来,知觉学习成为治疗弱视的一种新兴的方法。知觉学习是指利用特定视知觉任务有目的地刺激视觉皮层的各个区域,通过重复训练来发展感知能力,加强神经通路对视觉刺激的反应,增强脑区活动,促进视觉功能改善。知觉学习可以显著提高弱视患者的视觉功能,包括游标视力、位置视力、对比敏感度等。如果知觉学习的效果局限在练习过的刺激、条件和任务上,将限制其在弱视中的治疗价值。但是研究发现,许多任务的知觉学习效果是可以传递的,至少部分传递到 Snellen 视力上,如对比度觉察任务。除了视力提升,其他视功能比如立体视和视觉计数都有提高。知觉学习可改善弱视患者尤其是大龄儿童和成年弱视患者的视觉功能,但也用于儿童弱视的辅助治疗。

2. 双眼分视训练

在双眼分视条件下进行训练是治疗弱视的另一种方法。在分视训练中,双眼分别受到不同的刺激。低对比度的刺激用于对侧眼,高对比度的刺激用于弱视眼,以消除眼间抑制和促进双眼融合。随着训练的进行,弱视眼刺激的对比度逐渐降低,直到刺激的对比度与对侧眼的刺激对比度相等。

3. 视频游戏

视频游戏治疗是在计算机上呈现娱乐性视觉刺激,有相关的自动奖励系统(图 19-2),以治疗弱视。视频游戏已经被证实可以提高正常视觉系统中的某些视功能,包括光敏感性、对比敏感度、视觉拥挤和视觉注意。

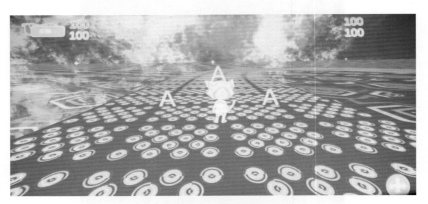

图 19-2　一种视频游戏

第二节　斜视的非手术治疗与视能矫正

斜视治疗的目标是重建或恢复舒适、持久的双眼单视。其治疗效果通常通过眼位和立体视功能的改善程度来判断。有些情况,斜视的治疗是非手术的,或者需要非手术和手术方法的联合使用。斜视的非手术治疗方法包括屈光矫正、棱镜治疗和视能矫正等。

一、屈光矫正

对伴有的屈光不正进行矫正,是治疗斜视的第一步。单眼或者双眼视力的下降可能会使融合受损,导致斜视的发生。合适的屈光矫正可以提高视网膜的成像质量,促进融合,并且有助于恢复或保持调节与集合间的平衡。

二、棱镜治疗

棱镜能将视网膜像移到黄斑中心凹,有利于提高知觉性融合。棱镜通常用于低于 $20^{\triangle}$ 的斜视患者,但不能用于弱视患者、存在抑制或者存在异常视网膜对应的患者。它在早发性儿童斜视的治疗中作用有限。棱镜可以以三种形式制作,分别是非涅尔棱镜(Fresnel lens)、眼镜片移心和直接在眼镜上装配棱镜。

间歇性外斜视患者通常没有复视。一般不需要给间歇性外斜视患者处方棱镜。对于一些集合不足型的间歇性外斜视患者,基底向外的棱镜可以用于集合训练。而一些经视能矫正训练后仍有相关视觉症状的间歇性外斜视患者,可以处方基底朝内的棱镜,提高近距离工作的舒适度,一般不对儿童患者处方基底朝内的棱镜。

棱镜几乎不在先天性内斜视患者中使用,因为该类斜视患者斜视度通常很大。非调节性内斜视或者部分调节性内斜视的非调节性部分,可以使用棱镜治疗。棱镜可以用于重建和维持迟发型斜视(主要是内斜视)等待手术儿童的双眼单视功能。双眼单视功能的维持可以防止抑制的发生,提高手术预后。

斜视术后的欠矫和过矫,且有较好功能预后的患者,可以使用棱镜获得双眼单视功能。一旦建立了双眼单视功能,应努力逐步降低棱镜度数,以期最终在没有棱镜的帮助下,患者也能有双眼单视功能。

三、视能矫正

视能矫正可以用于增强隐斜视和间歇性斜视的控制能力。进行视能矫正的斜视患者通常是那些有较小斜视角度（一般不超过 20$^\triangle$），有较好的眼位控制能力，双眼视力相等或接近一致，并且没有引起斜视的病理原因。患者能充分配合并愿意进行训练，能够定期就诊。如果患者伴有弱视，应该在视能矫正前先进行弱视的治疗。内斜视患者比外斜视患者使用视能矫正进行治疗更为困难。

视能矫正根据训练的内容，可以分为脱抑制训练、异常视网膜对应的治疗、斜视控制的训练、融合性集合训练和集合近点的训练等。

1. 脱抑制训练

斜视患者为避免复视和混淆视，会产生视觉抑制。只要有抑制的存在，患者不能建立双眼视功能。脱抑制训练的主要目的是使患者能够意识到复视。其方法有红色滤光片画图、实体镜和棱镜训练、同视机训练、聚散球训练等。

红色滤光片画图是将红色滤光片放置在主视眼前，嘱患者使用红色的笔画图。如果笔的红色与主视眼经滤光片看的红色一致，则只有抑制眼才能看到图画，双眼都能看到纸。

棱镜训练可以将像从抑制区域移出，使患者感受到复视。在水平斜视中，一般 10$^\triangle$ 的垂直棱镜足够将像移出视网膜抑制区域。大多数患者通过这种方法能感受到复视。然后逐渐减少棱镜度，使患者在不使用棱镜时，也能感受到复视。

抑制也可以使用同视机治疗。在抑制眼的前面迅速移动同视机的画片，穿过抑制区，或者是从周边区域朝抑制区域慢慢移动画片，然后慢慢将画片从抑制区的另一边移出，以逐渐减少抑制区域，使患者可以重叠画片。

2. 异常视网膜对应的治疗

异常视网膜对应的治疗方法有遮盖、手术、棱镜和同视机交替闪烁法等。

同视机为闭合状态下治疗异常视网膜对应的工具。使用交替闪烁法，在客观斜视角放置同时视画片，交替闪烁两侧画片（图 19-3），两眼黄斑得到等量的刺激，诱发正常视网膜对应。随治疗进展，异常视网膜对应消失，正常视网膜对应建立。还可以使用动态刺激法，在客观斜视角处插入同时视画片，小范围左右活动镜筒，动态刺激双眼黄斑，建立正常视网膜对应。

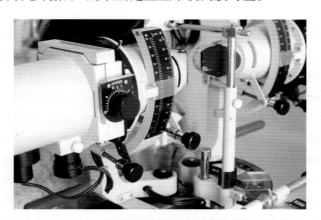

图 19-3　使用同视机交替闪烁法治疗异常视网膜对应

使用同视机治疗获得正常视网膜对应后，再在开放空间下使用其他方法如后像法、海丁格刷和 Bagonili 镜等获得开放空间的正常视网膜对应。后像法，让患者双眼分别注视垂直和水平日光灯管 10~20 秒。患者会短时间感受到开放空间下的正常视网膜对应反应。如右眼感受垂直后像，左眼感受水平后像，当双眼正常视网膜对应时，应看到十字交叉图案。重复以上训练，可加强正常视网膜对应。Bagonili 镜可用于开放空间消除异常视网膜对应。其方法是，当患者通过 Bagonili 镜注视光源时,在眼前放置足够的棱镜诱发复视,然后移除棱镜,反复重复以上过程,消除异常视网膜对应。

3. 斜视控制的训练

可以使用棱镜去融合两眼的像,在保持双眼单视同时,慢慢减少棱镜度。也可以从两眼视轴交叉的位置,通过将视标移近或者移远移到一定的距离,保持双眼单视。

也可以动用患者的调节去控制斜视。通过精细的视标刺激外斜视患者的调节,通过嘱内斜视患者使像模糊,放松调节。最终的目的是逐步减少棱镜或者球镜的量,在没有辅助下,保持双眼单视。

4. 融合性集合训练

融合性集合训练的目的是根据需要,增加集合的幅度。外斜视患者可训练融合性集合。用于融合性集合训练的工具包括可变矢量图、定量矢量图、镜面立体镜、同心圆卡、救生圈卡、自由空间融合卡、裂隙尺、同视机,以及训练软件等。不管使用哪种工具进行训练,须注意只有当视标被清晰看见时,才能训练融合性集合。因此须选择合适的视标进行训练。在训练过程中,需要询问患者看到的是什么。患者在家进行训练时,须确保训练已被患者清楚理解。

5. 改善集合近点

很多集合不足的患者往往会有视物模糊、字体跳跃、重影、头痛等症状。集合近点的改善通常能缓解这些症状。可通过训练平滑性集合、阶梯性集合、自主性集合,来改善集合近点。

平滑集合训练中,嘱患者注视一个调节视标,慢慢将调节视标移向鼻子。当患者放弃集合,意识到复视时,再慢慢移远视标,直到视标又变成单一的视标。重复以上步骤,嘱患者努力保持视标单一。

阶梯性集合训练,是嘱患者先注视远处,然后注视近处的视标。将近处的视标移向鼻子时,注视远处。重复训练,直到视标的位置已经移到融合破裂点附近。

自主性集合是在没有融合刺激的帮助下能够集合的能力。嘱患者注视一个精细的目标。当达到集合近点后,移开这个精细目标,让患者努力在同一个位置保持集合。通过训练,患者最终能够自主且独立地集合。

全英文扩展内容: 视能矫正师
Extended Reading: Orthoptist

The word orthoptic comes from the Greek words orthos, meaning'straight', and optikos, meaning'relating to sight'. Orthoptists are allied health professionals who specialize in the study of eye movements, eye alignment and binocular vision. Orthoptists can be employed in hospitals, private practices, low vision and rehabilitation settings, community health areas, clinical research centres, universities and within the ophthalmic sales industry. They usually work with a team of consisting mainly of ophthalmologists and sometimes optometrists, paediatricians, neurologists, occupational therapists, remedial teachers and educational psychologists, providing non-surgical treatment of visual disorders such as amblyopia, strabismus and diplopia. The non-surgical treatment may include glasses, prisms, patching regimes or vision therapy.

Orthoptists need to specialize in a variety of areas including children's vision, eye movement disorders, low vision care and rehabilitation, general eye disease, cataract care, retinal disorders, neurological vision disorders, laser eye surgery and corneal conditions, driver vision, sports vision, clinical research, education.

In addition to professional knowledge and ability, there are some essential skills for an orthoptist to build a successful career, such as communication skills, observation skills, problem-solving skills, and teamwork and collaboration skills. Orthoptists work with a patient population that ranges from babies, children to seniors. Most of them are children. They need great communication skills to explain different conditions and treatments to the patients and sometimes the parents. Excellent observation skills to detail help orthoptists notice changes in a patient's eye health. Orthoptists may work with patients who have multiple eye conditions and they need problem-solving skills to handle difficult or unexpected situations in the workplace. Orthoptists often work with a team of ophthalmologists, optometrists and opticians. It is essential to have excellent teamwork and collaboration skills to be a tight-knit group and provide the best care to patients.

How to become an orthoptist? In our country, you must obtain a bachelor's degree in Optometry, which takes four or five years and involves theoretical knowledge learning and practice. In Australia, you need a bachelor's degree in orthoptics, which is a four-year course of full-time study, consisting of three years of undergraduate study and one year of Honours. It is also recommended to register with the Australian Orthoptic Board and become a member of Orthoptics Australia. In UK, you must first successfully complete an approved degree in orthoptics. The undergraduate course takes three to four years to complete. After completing the degree, you'll need to register with the Health and Care Professions Council (HCPC) before you can start practicing. Nowadays, orthoptists undertake extended roles, which has made it clear that core competencies need to be more explicit and the boundary between core and extended roles needs to be more precisely defined in a formal document setting out the profession's core priorities. What do we expect new graduate orthoptists to do? An online survey of all practicing members of the British & Irish Orthoptic Society was carried out by Horwood. There were 35 questions across 5 domains (professional behavior, foundation knowledge and theory, investigation, management and research and literature skills) covering the range of orthoptic practice. Orthoptists were asked about the breadth and depth of knowledge required. The results showed that orthoptists are frequently required to exercise considerable autonomy and responsibility for patient care from very early in their careers across many domains, often in the least-supervised environments. More experienced orthoptists value the wider medical aspects of orthoptic practice more highly. It is clear that training must prepare graduates for a high level of professional autonomy from the earliest stages of their careers. The study may have implications for orthoptist education in the world.

（刘陇黔）

附录　我国斜视分类专家共识（2015年）

一、隐斜视

二、内斜视

（一）先天性（婴儿型）内斜视

（二）共同性内斜视

1. 调节性内斜视

(1) 屈光调节性内斜视

(2) 非屈光调节性内斜视（高 AC/A 型）

(3) 部分调节性内斜视

2. 非调节性内斜视

(1) 基本型

(2) 集合过强型

(3) 分开不足型

3. 微小内斜视

4. 周期性内斜视

5. 急性共同性内斜视

（三）继发性内斜视

1. 外斜视手术后

2. 知觉性内斜视

（四）非共同性内斜视

1. 麻痹性内斜视

2. 限制性内斜视

（五）伴有眼球震颤的内斜视

三、外斜视

（一）先天性外斜视

（二）共同性外斜视

1. 间歇性外斜视

(1) 基本型

(2) 分开过强型

(3) 集合不足型

(4) 类似分开过强型

2. 恒定性外斜视

（三）继发性外斜视

1. 内斜视矫正手术后以及内斜视自发转变为外斜视

2. 知觉性外斜视

（四）非共同性外斜视

1. 麻痹性外斜视

2. 限制性外斜视

四、A-V 型斜视

1. V 型外斜视

2. V 型内斜视

3. A 型外斜视

4. A 型内斜视

五、垂直旋转性斜视

（一）上斜肌麻痹

1. 先天性上斜肌麻痹

2. 后天性上斜肌麻痹

（二）外旋转性斜视

主要见于后天性双侧滑车神经麻痹

（三）下斜肌功能亢进

（四）上斜肌功能亢进

（五）下斜肌麻痹：临床少见，多单眼发病

（六）单眼上转不足（双眼上转肌麻痹）

（七）限制性垂直性斜视：甲状腺相关眼病、眼眶爆裂性骨折等

六、特殊类型斜视

（一）分离性斜视

（二）间歇性外斜视合并调节性内斜视

（三）先天性眼外肌纤维化

（四）Duane 眼球后退综合征

（五）Möbius 综合征

（六）Brown 综合征

（七）甲状腺相关眼病

（八）慢性进行性眼外肌麻痹

（九）重症肌无力

（十）眼眶爆裂性骨折

七、中枢性麻痹性斜视

八、眼球震颤

参 考 文 献

［1］ 赫雨时. 斜视. 天津：天津科学技术出版社，1982.

［2］ 赵堪兴. 斜视弱视学. 北京：人民卫生出版社，2012.

［3］ 中华医学会眼科学分会斜视与小儿眼科学组. 我国斜视分类专家共识（2015 年）. 中华眼科杂志，2015：51（6）：408-409.

［4］ 中华医学会眼科学分会斜视与小儿眼科学组. 斜视相关术语的英文缩写规范. 中华眼科杂志，2015，51（7）：241-243.

［5］ 张伟，赵堪兴，李月平. 新中国斜视与小儿眼科学科建设和诊疗技术发展历程. 中华眼科杂志，2020，56（3）：161-165.

［6］ STEINMAN B A，GARZIA R P. Foundations of binocular vision. New York：McGraw-Hill，2000.

［7］ American Academy of Ophthalmology. Basic and clinical science course section 6，pediatric ophthalmology and strabismus. San Francisco：American Academy of Ophthalmology，2022.

［8］ LAMBERT S，LYONS C J. Taylor & Hoyt's Pediatric Ophthalmology and Strabismus. 5th edition，Amsterdam：Elsevier Inc，2017.

［9］ VON NOORDEN G K，CAMPOS E C. Binocular vision and ocular motility：Theory and management of strabismus. 6th edition. St Louis：Mosby Inc，2002.

［10］ HUBEL D H，WIESEL T N. Receptive fields of single neurons in tbe cat's visual cor-tex. J Physiol，1959，148（3）：574-591.

［11］ HUBEL D H，WIESEL T N. Functional arcbitecture of the macaque monkey visual cortex. Proc R Soc Lond B Biol Sci，1977，198（1130）：1-59.

［12］ LURIA S M. Stereoscopic and resolution acuity with various fields of view. Science. 1969，164（878）：452-453.

［13］ PIEH C，GOEBEL H H，ENGLE E C，et al. Congenital fibrosis syndrome associated with central nervous system abnormalities. Graefe's Arch Clin Exp Ophthalmol，2003，241（7）：546-553.

［14］ JIANG L，DEMER J L. Magnetic resonance imaging of the functional anatomy of the inferior rectus muscle in superior oblique muscle palsy. Ophthalmology，2008，115（110）：2079-2086.

［15］ 焦永红，赵堪兴，王振常，等. 正常人眼球运动神经的 MRI 影像解剖. 中华眼科杂志，2009，45（3）：219-224.

［16］ DEMER J L. Neuroanatomical strabismus. Berlin Heidelberg：Springer，2010.

［17］ CHAUDHURI Z，DEMER J L. Sagging eye syndrome：Connective tissue involution as a cause of horizontal and vertical strabismus in older patients. JAMA Ophthalmol，2013，131（5）：619-625.

［18］ TUZCU E A，BAYAROGULLARI H，ATCI N，et al. Magnetic resonance imaging findings of the abducens nerves in type 1 Duane's retraction syndrome. Semin Ophthalmol，2014，29（3）：142-145.

［19］ TAN R J，DEMER J L. Heavy eye syndrome versus sagging eye syndrome in high myopia. J AAPOS，2015，19（6）：500-506.

［20］ SUH S Y，LE A，CLARK R A，et al. Rectus Pulley displacements without abnormal oblique contractility explain strabismus in superior oblique palsy. Ophthalmology，2016，123（6）：1222-1231.

［21］ PATEL J R，GUNTON K B. The role of imaging in strabismus. Curr Opin Ophthalmol，2017，28（5）：465-469.

［22］ CLARK R A. Orbital imaging in strabismus. J Binocul Vis Ocul Motil,2018,68（3）:87-98.

［23］ KIM N,KIM J H,KIM J S,et al. Möbius syndrome:Clinico-radiologic correlation. Graefe's Arch Clin Exp Ophthalmol,2018,256（11）:2219-2223.

［24］ 梁祎,王乙迪,常青林,等. MRI 在特殊类型斜视病因诊断中的应用研究. 中华眼科杂志,2019,55（5）:361-368.

［25］ 郝瑞,张伟,赵堪兴. 上斜肌麻痹性斜视的上斜肌磁共振成像形态变化分析. 中华眼科杂志,2019,55（1）:20-24.

［26］ WILSON M E,EUSTIS H S Jr,PARKS M M. Brown's syndrome. Surv Ophthalmol,1989,34（3）:153-172.

［27］ HELVESTON E M,MERRIAM W W,ELLIS F D,et al. The trochlea. A study of the anatomy and physiology. Ophthalmology,1982,89（2）:124-133.

［28］ WRIGHT K W. Brown's syndrome:diagnosis and management. Trans Am Ophthalmol Soc. 1999,97:1023-1109.

［29］ WRIGHT K W. Superior oblique silicone expander for Brown syndrome and superior oblique overaction. J Pediatr Ophthalmol Strabismus,1991,28（2）:101-107.

［30］ VON NOORDEN G K,OLIVIER P. Superior oblique tenectomy in Brown's syndrome. Ophthalmology,1982,89（4）:303-309.

［31］ SUH D W,OYSTRECK D T,HUNTER D G. Long-term results of an intraoperative adjustable superior oblique tendon suture spacer using nonabsorbable suture for Brown Syndrome. Ophthalmology,2008,115（10）:1800-1804.

［32］ WHITMAN M C. Axonal Growth Abnormalities Underlying Ocular Cranial Nerve Disorders. Annu Rev Vis Sci. 2021,7:827-850.

［33］ OYSTRECK D T,KHAN A O,VILA-CORO A A,et al. Duane retraction syndrome:clinical features and novel mutations. Ophthalmology,2012,119（9）:1916-1919.

［34］ VERZIJL H T,VAN DER ZWAAG B,CRUYSBERG J R,et al. Möbius syndrome redefined:a syndrome of rhombencephalic maldevelopment. Neurology,2003,61（3）:327-333.

［35］ NEAG E J,SMITH T J. 2021 update on thyroid-associated ophthalmopathy. J Endocrinol Invest. 2022. 45（2）:235-259.

［36］ DAGI L R,VELEZ F G,ARCHER S M,et al. ,Adult Strabismus Preferred Practice Pattern. Ophthalmology,2020,127（1）:182-298.

［37］ BARTALENA L,KAHALY G J,BALDESCHI L,et al. ,The 2021 European Group on Graves' orbitopathy（EUGOGO）clinical practice guidelines for the medical management of Graves' orbitopathy. Eur J Endocrinol,2021,185（4）:G43-G67.

［38］ HERTLE R W. A classification of eye movement abnormalities and strabismus（CEMAS）. Report of a National Eye Institute Sponsored Workshop from the Committee for the Classification of Eye Movement Abnormalities and Strabismus（CEMAS）,2001:l-56.

［39］ DELL'OSSO L F,DAROFF R B. Nystagmus and saccadic intrusions and oscillations In:Glaser JS ed. Neuro-Ophthalmology. 3rd ed. Philadelphia:Lippincott,Williams and Wilkins,1999:369-401.

［40］ WANG Z,DELL'OSSO L F,JACOBS J B,et al. Effects of tenotomy on patients with infantile nystagmus syndrome:Foveation improvement over a broadened visual field. J AAPOS,2006,10（6）:552-560.

［41］ HELVESTON E M,ELLIS F D,PLAGER D A. Large recession of horizontal rectus for treatment of nystagmus. Ophthalmology,1991,98:1302-1305.

［42］ 黄丽娟,李宁东. 先天性特发性眼球震颤的致病基因和基因位点. 中华眼视光学与视觉科学杂志,2021,23（1）:69-72.

［43］ SCHLOSSMANN A,PRIESTLEY B S. Role of heredity in etiology and treatment of strabismus. Arch Ophthalmol,1952,47:1-20.

［44］ AURELL E,NORSELL K. A longitudinal study of children with a family history of strabismus:factors determining the incidence of strabismus. Br J Ophthalmol,1990,74:589-594.

［45］ KRUGER J M,MANSOURI B,CESTARI D M. Cestari. An Update on the Genetics of Comitant Strabismus. Semin Ophthalmol,2013,28（5-6）:438-441.

［46］ MATSUO T,YAMANE T,OHTSUKI H. Heredity versus abnormalities in pregnancy and delivery as risk factors for different types of comitant strabismus. J Pediatr Ophthalmol Strabismus,2001,38（2）:78-82.

［47］ ZIAKAS N G,WOODRUFF G,SMITH L K,et al. A study of heredity as a risk factor in strabismus. Eye（Lond）,2002,16（5）:519-521.

［48］ WANG Y,CHEN X-J,JIANG T,et al. Expanding the phenotypic spectrum of mutations in LRP2:a novel candidate gene of non-syndromic familial comitant strabismus. J Transl Med,2021,19(1): 495.

［49］ LI J,MA Y,ZHOU W,et al. Novel variants identified in a three-generation family with concomitant exotropia. Exp Ther Med,2022,24(5): 688.

［50］ ALTICK A L,FENG C Y,SCHLAUCH K,et al. Differences in gene expression between strabismic and normal human extraocular muscles. Invest Ophthalmol Vis Sci,2012,53: 5168-5177.

［51］ HEIDARY G,ENGLE E C,HUNTER D G. Congenital fibrosis of the extraocular muscles. Semin Ophthalmol,2008, 23(1): 3-8.

［52］ THOMAS M G,MACONACHIE G D E,CONSTANTINESCU C S,et al. Congenital monocular elevation deficiency associated with a novel TUBB3 gene variant. Br J Ophthalmol,2020,104(4): 547-550.

［53］ JURGENS J A,BARRY B J,LEMIRE G,et al. Novel variants in TUBA1A cause congenital fibrosis of the extra-ocular muscles with or without malformations of cortical brain development. Eur J Hum Genet,2021,29(5): 816-826.

［54］ DENTICI M L,MAGLIONE V,AGOLINI E,et al. TUBB3 E410K syndrome: Case report and review of the clinical spectrum of TUBB3 mutations. Am J Med Genet A,2020,182(8): 1977-1984.

［55］ KERRISON J B,VAGEFIFI M R,BARMADA M M,et al. Congenital motor nystagmus linked to Xq26-q27. Am J Hum Genet,1999,64: 600-607.

［56］ OETTING W S,ARMSTRONG C M,HOLLESCHAU A M,et al. Evidence for genetic heterogeneity in families with congenital motor nystagmus(CN). Ophthalmic Genet,2000,21: 227-233.

［57］ HOFFMANN S,BECKER A,HOERLE S,et al. Autosomal dominant congenital nystagmus is not linked to 6p12, 7p11,and 15q11 in a German family. Am J Ophthalmol,2004,138: 439-443.

［58］ CABOT A,ROZET J M,GERBER S,et al. A gene for X-linked idiopathic congenital nystagmus(NYS1)maps to chromosome Xp11. 4-p11. 3. Am J Hum Genet,1999,64: 1141-1146.

［59］ TARPEY P,THOMAS S,SARVANANTHAN N,et al. Mutations in FRMD7,a newly identified member of the FERM family,cause X-linked idiopathic congenital nystagmus. Nat Genet,2006,38: 1242-1244.

［60］ MACONACHIE G D,GOTTLOB I,MCLEAN R J. Risk factors and genetics in common comitant strabismus: A systematic review of the literature. JAMA Ophthalmol,2013,131(9): 1179-1186.

［61］ KRUGER J M,MANSOURI B,CESTARI D M. An update on the genetics of comitant strabismus. Semin Ophthalmol, 2013,28(5-6): 438-41.

［62］ GUTOWSKI N J,BOSLEY T M,ENGLE E C. 110th ENMC International Workshop: the congenital cranial dysinnervation disorders(CCDDs)Naarden,The Netherlands,25-27 October,2002. Neuromuscul Disord,2003,13(7-8): 573-578.

［63］ SINGH A,PANDEY P K,AGRAWAL A,et al. Congenital cranial dysinnervation disorders. Int Ophthalmol,2017,37 (6): 1369-1381.

［64］ KUSHNER B J. Strabismus. Springer,2017.

［65］ CRUZ O A,REPKA M X,HERCINOVIC A,et al. Amblyopia Preferred Practice Pattern. Ophthalmology,2023,130 (3): P136-P178.

［66］ LEVI D M. Rethinking amblyopia 2020. Vision research,2020,176: 118-129.

［67］ 刘陇黔. 视觉训练的原理和方法. 北京: 人民卫生出版社,2019.

［68］ 刘意,张洪波. 双眼视与低视力. 郑州: 郑州大学出版社,2012.

［69］ LI S L,JOST R M,MORALE S E,et al. A binocular iPad treatment for amblyopic childre. Eye,2014,28(10): 1246-1253.

［70］ FU E,WANG T,LI J,et al. Video game treatment of amblyopia. Survey of Ophthalmology,2022,67(3): 830-841.

［71］ SPRUNGER D T,LAMBERT S R,HERCINOVIC A,et al. Esotropia and Exotropia Preferred Practice Pattern. Ophthalmology,2023,130(3): 179-221.

［72］ ANSONS A M,DAVIS H. Diagnosis and Management of Ocular Motility Disorder. 4th ed. Wiley-Blackwell,2014.

［73］ SPOOR D K,HILES D A. Occlusion therapy for exodeviations occurring in infants and young children. Ophthalmology,1979,86(12): 2152-2157.

［74］ Pediatric Eye Disease Investigator Group. The clinical spectrum of early-onset esotropia: experience of the Congenital Esotropia Observational Study. Am J Ophthalmol,2002,133(1): 102-108.

索 引

4[△]基底向外三棱镜试验 4PD base-out prism test 62
A-V 型斜视 A-V patterns 100
Allen 图形视标 Allen pictures 50
A 型肉毒毒素 Botulinum toxin A, BTXA 72
Bagolini 线状镜 Bagolini striated lenses 59
Bielschowsky 歪头试验 Bielschowsky head tilt test 56
CAM 视觉刺激仪 CAM vision stimulator 147
Duane 眼球后退综合征 Duane's retraction syndrome, DRS 91, 124, 159
Fick 坐标轴 Fick's axes 30
Frisby-Davis 看远立体视觉图 Frisby-Davis distance stereotest, FD2 64
Frisby 立体视觉图 Frisby stereotest 64
Graves 眼病 Graves' ophthalmopathy, GO 126
Hess 屏 Hess screen 56
Hirschberg 法 Hirschberg test 51
Kappa 角 Kappa angle 70
Krimsky 法 Krimsky test 51
Lang 立体视觉图 Lang stereotest 63
Lea 视标 Lea symbols 50
Listing 平面 Listing's plane 30
Möbius 综合征 Möbius syndrome 124
Panum 融合区 Panum's fusional area 8
Parinaud 综合征 Parinaud syndrome 135
Parks 三步法 Parks three-step test 56
Randot 立体视觉图 Randot stereotest 63
Randot 随机点立体视觉图 Randot stereotest 63
Randot 远立体视觉图 distance Randot stereotest 63
Titmus 立体视觉图 Titmus stereotest 63
TNO 立体视觉图 TNO stereotest 63
Worth 四点灯试验 Worth four-dot test 58

B

爆裂性眼眶骨折 blowout fracture of the orbit 90
背侧中脑综合征 dorsal midbrain syndrome 135
被动牵拉试验 forced duction test 57
病理性近视 pathologic myopia 143
病理性抑制 pathological suppression 17
部分调节性内斜视 partially accommodative esotropia 85
部分时间遮盖 part-time occlusion 144

部位标记	local sign	5

C

颤动	tremor	33
垂直分离性斜视	dissociated vertical deviation, DVD	53, 81, 118
垂直三棱镜红色滤光片试验	vertical prism red filter test	59
垂直斜视	vertical strabismus	116
垂直旋转斜视	cyclovertical strabismus	116
垂直直肌	vertical rectus muscles	26
磁共振成像	magnetic resonance imaging, MRI	127
粗糙立体视	coarse stereopsis	10
促甲状腺素受体	thyroid stimulating hormone receptor, TSHR	126

D

代偿固视反射	compensatory fixation reflex	40
单眼固视综合征	monofixation syndrome	62
单眼运动	duction, monocular movement	33, 54, 70
第二斜视角	secondary deviation	71
第二眼位	secondary positions	71
第三眼位	tertiary positions	71
第一斜视角	primary deviation	71
第一眼位	primary position	71
定位固视反射	orientation fixation reflex	40
动态立体视	dynamic stereopsis	10
动眼神经麻痹	oculomotor nerve palsy	108
独眼	cyclopea eye	6
对比敏感度	contrast sensitivity	141

F

非调节性内斜视	nonaccommodative esotropia	85
非共轭运动	disconjugate movement	33
非交叉立体视	uncrossed stereopsis	10
非交替抑制	nonalternating suppression	17
非自主性眼球运动	involuntary eye movements	39
分开	divergence	33, 70
分开不足型内斜视	divergence insufficient esotropia	86
分开反射	divergence reflex	40
分离性斜视综合征	dissociated strabismus complex, DSC	118
复视	diplopia	16

G

格雷夫斯眼病	Graves' ophthalmopathy, GO	89
共轭运动	conjugate movement	33
共同性内斜视	comitant esotropia	82
光学相干断层扫描	optical coherence tomography, OCT	142

H

海丁格内视刷	Haidinger brush	147
恒定性外斜视	constant exotropia	95
恒定性斜视	constant tropia	71
恒定性抑制	constant suppression	18
红色滤光片试验	red filter test	59
"活板门"骨折	trapdoor fracture	129
后徙术(或称后退术)	recession	168
后像疗法	afterimage therapy	146
滑车	pulley	116
滑车神经麻痹	trochlear nerve palsy	110
黄斑立体视	macular stereopsis	10
黄斑双眼单视	macular binocular vision	62
黄斑外双眼单视	extramacular binocular vision	62
混淆视	confusion	16

J

基本型内斜视	basic esotropia	85
急性共同性内斜视	acute acquired comitant esotropia, AACE	86
集合	convergence	33, 70
集合反射	convergence reflex	40
集合过强型内斜视	convergence excess esotropia	86
集合近点	near point of convergence, NPC	35
集合远点	far point of convergence	35
计算机断层扫描	computer tomography, CT	127
加强牵拉试验	exaggerated forced duction test	58
甲状腺相关眼病	thyroid-associated ophthalmopathy, TAO	89, 126
甲状腺眼病	thyroid eye disease, TED	89, 126
假性内斜视	pseudoesotropia	78
假性外斜视	pseudoexotropia	79
假性斜视	pseudostrabismus	78
间歇性外斜视	intermittent exotropia	93
间歇性斜视	intermittent tropia	71
交叉立体视	crossed stereopsis	10
交替抑制	alternating suppression	17
交替遮盖试验	alternate cover test	53
角膜映光法	corneal light reflex test	51
拮抗肌	antagonist	31
近反应	near reaction	34
近感性集合	proximal convergence	35
近感性双眼异向运动	proximal vergence	33
近距离立体视	near-distance stereopsis	10
经验单视圆	empirical horopter	8
精细立体视	fine stereopsis	10
静态立体视	static stereopsis	10
局部立体视	local stereopsis	10

K

看近梯度法　　　　　　　　near-gradient　　　　　　　　　　　　　　　　　57
看远梯度法　　　　　　　　far-gradient　　　　　　　　　　　　　　　　　　57
可视范围　　　　　　　　　field of view　　　　　　　　　　　　　　　　　 39
客观斜视角　　　　　　　　objective angle, OA　　　　　　　　　　　　　　60

L

理论单视圆　　　　　　　　theoretical horopter　　　　　　　　　　　　　　 7
立体视觉　　　　　　　　　stereopsis　　　　　　　　　　　　　　　　2, 141
立体视锐度测定　　　　　　stereoacuity testing　　　　　　　　　　　　　　62
轮廓立体视锐度测定　　　　contour stereoacuity test　　　　　　　　　　　 62

M

麻痹性斜视　　　　　　　　paralytic strabismus　　　　　　　　　　　　　106
米角　　　　　　　　　　　meter angle, MA　　　　　　　　　　　　　　　35

N

脑桥旁正中网状结构　　　　paramedian pontine reticular formation, PPRF　　135
内侧纵束　　　　　　　　　medial longitudinal fasciculus, MLF　　　　　　136
内斜视　　　　　　　　　　esotropia　　　　　　　　　　　　　　　　　　78
内旋　　　　　　　　　　　incycloduction　　　　　　　　　　　　　　　 70
内隐斜视　　　　　　　　　esophoria　　　　　　　　　　　　　　　　　 79
内转　　　　　　　　　　　adduction　　　　　　　　　　　　　　　　　 70

O

偶发性抑制　　　　　　　　facultative suppression　　　　　　　　　　　　18

P

旁中心注视　　　　　　　　paracentric fixation　　　　　　　　　　　　　141
配偶肌　　　　　　　　　　yoke muscles　　　　　　　　　　　　　　　　32
漂移　　　　　　　　　　　drift　　　　　　　　　　　　　　　　　　　 33
平滑追随　　　　　　　　　smooth pursuit　　　　　　　　　　　　　　　34
平移　　　　　　　　　　　translatory movement　　　　　　　　　　　　 30

Q

前庭眼反射　　　　　　　　vestibulo-ocular reflex, VOR　　　　　　　　　 34
丘脑性内斜视　　　　　　　thalamic esotropia　　　　　　　　　　　　　135
屈光不正性弱视　　　　　　refractive amblyopia　　　　　　　　　　　　140
屈光参差性弱视　　　　　　anisometropic amblyopia　　　　　　　　　　140
全基因组关联分析　　　　　genome-wide association study, GWAS　　　　　159
全天遮盖　　　　　　　　　full-time occlusion　　　　　　　　　　　　　144
全外显子组测序　　　　　　whole exome sequencing, WES　　　　　　　　159

R

融合	fusion	2, 8
融合发育不良性眼球震颤综合征	fusion maldevelopment nystagmus syndrome, FMNS	151
融合反射	fusion reflex	41
融合性垂直异向运动	fusional vertical vergence	59
融合性分开	fusional divergence	59
融合性集合	fusional convergence	35, 59
融合性异向运动幅度	fusional vergence amplitudes	59
弱视	amblyopia	139
弱视筛查	amblyopia screening	148

S

三棱镜度	prism diopter, PD	51, 71
三棱镜交替遮盖试验	prism and alternative cover test, PACT	53
扫描视觉诱发电位	sweep VEP	49
扫视	saccade	33
色滤光片疗法	red filter treatment	147
闪光视觉诱发电位	flash-VEP, FVEP	142
上斜肌功能亢进	superior oblique overaction, SOOA	118
上斜视	hypertropia	116
上转	supraduction, elevation	70
生理性复视	physiological diplopia	11
实际空间	actual space	5
实体立体视锐度测定	entity stereoacuity test	64
视差性双眼异向运动	disparity vergence	33
视动性眼球震颤	optokinetic nystagmus, OKN	47
视动眼反射	optokinetic reflex, OKR	34
视觉方向	visual direction	5
视觉空间	visual space	5
视能矫正师	orthoptist	72
视能矫正训练	orthoptics	72
视频眼震电图描记法	videonystagmography, VNG	154
视频游戏	video gaming	176
视网膜对应点	corresponding retinal points	7
视线	line of sight	5
视野	field of vision	39
双 Maddox 杆试验	double Maddox rod test	54
双眼单视野	field of binocular single vision	57
双眼单视圆	horopter	7
双眼分视训练	dichoptic training	176
双眼视觉	binocular vision	1
双眼同向运动	version	55
双眼运动	binocular movement	33
双眼注视偏好试验	binocular fixation preference test	48
双眼总和视觉诱发电位	VEP binocular summation	49
水平分离性斜视	dissociated horizontal deviation, DHD	81, 118
水平直肌	horizontal rectus muscles	25

水平注视麻痹伴进行性脊柱侧弯	horizontal gaze palsy with progressive scoliosis, HGPPS	124, 159
随机点立体视锐度检查	random dot stereoacuity test	63
缩短术（或称截除术）	resection	171

T

梯度法	lens gradient method	57
条件反射	conditioned reflexes	40
调节	accommodation	34
调节反射	accommodation reflex	41
调节性集合	accommodative convergence	35
调节性集合调节比	ratio of accommodative convergence to accommodation, AC/A	35
调节性内斜视	accommodative esotropia	83
调节性双眼异向运动	accommodative vergence	33
调节滞后	lag of accommodation	57
调整缝线	adjustable sutures	74
同时知觉	simultaneous perception	1
同视机	synoptophore	60
同向运动	version	33
同向运动	version, conjugate movement	70
瞳孔距离	pupil distance, PD	35
头部晃动	head oscillations/nodding	152
头位中心视觉方向	head-centric visual direction	6
图形视觉诱发电位	pattern visual evoked potentials, pattern-VEP, PVEP	48, 142

W

外斜视	exotropia	78
外旋	excycloduction	70
外隐斜视	exophoria	80
外转	abduction	70
微扫视	microsaccade	33
微小内斜视	micro-esotropia	87
无条件反射	unconditioned reflexes	39

X

下斜肌功能亢进	inferior oblique overaction, IOOA	81, 117
下斜视	hypotropia	116
下转	infraduction, depression	70
先天性多发性关节挛缩	arthrogryposis multiplex congenita, AMC	160
先天性感觉缺陷性眼球震颤	congenital sensory defect nystagmus, CSDN	151
先天性感觉性眼球震颤	congenital sensory nystagmus, CSN	151
先天性脑神经异常支配眼病	congenital cranial dysinnervation disorders, CCDDs	91, 124, 159
先天性内斜视	congenital esotropia	81
先天性特发性眼球震颤	congenital idiopathic nystagmus, CIN	151, 161
先天性眼球震颤	congenital nystagmus, CN	151
先天性眼外肌广泛纤维化	congenital fibrosis of the extraocular muscles, CFEOM	159
先天性眼外肌纤维化	congenital fibrosis of extraocular muscles, CFEOM	124
先天性运动缺陷性眼球震颤	congenital motor defect nystagmus, CMDN	151
先天性运动性眼球震颤	congenital motor nystagmus, CMN	151

显斜视	tropia, heterotropia, manifest deviation	70
显隐性眼球震颤	manifest latent nystagmus, MLN	153
显著性	saliency	39
限制性斜视	restrictive strabismus	106
协同分开	synergistic divergence	125
协同肌	synergist	31
斜肌	oblique muscles	26
斜视	strabismus, squint, deviation	70
斜视性弱视	strabismic amblyopia	140
心理视觉反射	psycho-optical reflexes	2, 40
形觉剥夺性弱视	form deprivation amblyopia	140
旋转分离性斜视	dissociated torsional deviation, DTD	118
旋转中心	center of rotation	30
选择性观看	preferential looking, PL	48

Y

压抑疗法	penalization	146
眼眶爆裂性骨折	orbital blowout fracture	128
眼倾斜反应	ocular tilt reaction, OTR	133
眼球的旋转中心	center of ocular rotation	30
眼球运动	eye movement	30
眼位中心视觉方向	ocular-centric visual direction	6
眼震电图描记法	electronystagmography, ENG	153
一个半综合征	one-and-a-half syndrome	136
依从性	adherence	145
胰岛素样生长因子 -1 受体	insulin-like growth factor 1 receptor, IGF-1R	127
异常角	angle of anomaly, AA	61
异常视网膜对应	abnormal retinal correspondence, ARC	18, 59
异向固视反射	vergence fixation reflex	40
异向运动	vergence	33, 55, 70
抑制	suppression	17
隐斜法	heterophoria method	57
隐斜视	phoria, heterophoria, latent deviation	70, 71, 78
隐性眼球震颤	latent nystagmus, LN	153
婴儿型内斜视	infantile esotropia	81
婴儿性眼球震颤综合征	infantile nystagmus syndrome, INS	151
硬性角膜接触镜	rigid gas permeable contact lens, RGP	144
拥挤现象	crowding phenomenon	141
远距离立体视	far-distance stereopsis	10
运动性融合	motor fusion	9

Z

再固视反射	refixation reflex	40
展神经麻痹	abducens nerve palsy	88, 112
张力性集合	tonic convergence	35
张力性双眼异向运动	tonic vergence	33
折叠术	plication	171
遮盖 - 去遮盖试验	cover-uncover test	52

遮盖性弱视	occlusion amblyopia	145
遮盖治疗	occlusion therapy	144
诊断眼位	diagnostic positions	71
整体立体视	global stereopsis	10
正常视网膜对应	normal retinal correspondence，NRC	59
正位视	orthophoria	52, 70
知觉显著性	perceptual salience	40
知觉性融合	sensory fusion	9
知觉学习	perceptual learning	176
直肌后退术	recession of a rectus muscle	72
直肌截除术	resection of a rectus muscle	73
中间带	null zone	152
中心凹立体视	foveal stereopsis	10
中心凹注视时间	foveation time	152
中央抑制	central suppression	17
重力反射	gravitational reflex	40
重眼综合征	heavy eye syndrome	90
周边立体视	peripheral stereopsis	10
周边抑制	peripheral suppression	17
周期性内斜视	cyclic esotropia	87
主导眼	dominant eye	70
主动肌	agonist	31
主动牵拉试验	active forced-generation test	58
主观斜视角	subjective angle，SA	61
注视	fixation	33
注视和追随	fixation and following	48
注视麻痹	gaze palsy	135
注视性眼球运动	fixational eye movements	33
注视野	field of fixation	34, 39
转动	ocular rotation	30
自主性眼球运动	voluntary eye movements	39
最佳矫正视力	best-corrected visual acuity，BCVA	139